The Transforming Power of Affect

A Model for Accelerated Change

中文版导读

从 AEDP 1.0 到 AEDP 2.0

戴安娜·弗霞

在我为本书中文版写下导读的今天（2022 年），我会这样介绍 AEDP：AEDP 是一个以疗愈为导向的、从大脑到身体的心理治疗模式（它在系统性的行动中实现了积极的神经可塑性）。

从解除孤独、处理压倒性的情感体验，到处理创伤性的情感和疗愈性情感，这些情感曾一度对处于孤独中的个体来说过于沉重、无法处理——这些都是 AEDP 中包含着的疗愈目标，这些目标都产生于 AEDP 对情绪痛苦出现的理解，即"心理疾病"的产生来自个体在面对无法承受的情感时不得不处于自己不情愿和不想要的孤独状态。AEDP 是一个包含高度合作精神的体验性的疗愈模式，它寻求为患者创造新的体验：

▼让患者感觉自己得到了理解；

▼过去被忽视的情感真相，此时让患者感觉得到了表达和见证；

▼让患者感觉到一种正向情感体验的整合，把健康行动倾向和资源联结到患者的根本自我上。

AEDP 治疗师始终以疗愈目标为导向，寻求对矫正性情感体验的促进，从而让患者感到足够的安全，能够让之前被防御遮掩的自体的一些核心部分来到前台，在充分的工作中得到处理，然后重新整合到他们的情感的资料库中。创造和培养新的情感体验，尤其是新的、修补性的或疗愈性的情感体验，是 AEDP 的目标与工作方式。

AEDP 转化工作的实践之所以能够得到蓬勃的发展，是因为它扎根于正向的、来自身体的、结合对依恋关系的知识的、主体间投入的疗愈关系；AEDP 寻求机会去复制"亲缘识别（kin recognition）、安全型依恋、社会生物现象、神经边缘系统的共鸣、哺乳动物的抚育，以及早期生物发展这些社会和生物现象"（Loizzo，2017，p.188）。AEDP治疗师的立场的特点是积极的情感投入，来自身体的二元正念（dyadic mindfulness）状态（Fosha，2013b），强烈的"在一起"（being with；Pando-Mars，2016），以及基于患者的立场，基于他们对自我的深刻了解（即他们的"真实感"）所做出的支持性的倡导。

AEDP 的疗愈性导向是它的"北极星"。这个基础性原则指导了 AEDP 的理论和具体的临床工作，即疗愈是一个与生俱来的、生物的过程，在所有个体身上都具备。AEDP以疗愈为导向，以变化为基础的元心理学（metapsychology）反映了一个对多种研究成果的无间的、生物的、全面的整合（Fosha & Yeung，2006），其中包括神经可塑性研究、情感脑神经科学、依恋理论、对心理发展中二元互动的研究、人际神经生物学、情感理论、记忆重组研究、转化现象研究、正念内观实践，以及其他体验性的、存在主义的和身体的创伤治疗，还有截至目前 20 多年内来自世界各地的日益增长的 AEDP 治疗师们的实践工作。

近年来，许多心理治疗流派尝试着把各自的操作步骤化写成说明书，从而扩大它们对治疗人群的影响，帮助它们得到严格的研究数据。然而，在 AEDP 的工作中，我们的焦点是时时刻刻的情感协调和追踪，我们相信每一个独特的治疗师 – 患者的二元关系都会共同创造出新的、独特的疗愈过程。由此可以推断，写成操作步骤化说明书这种方式与 AEDP 的精神是不契合的。要想为 AEDP 提供严谨而准确的坚实证据，就必须继续从事来源于它的精确的转化现象学的研究。我们有一个基于现象学研究发展出来的干预工具系统（参见本书第 9~12 章），可以为治疗师提供选择。这个干预工具系统是以疗愈为导向、以转化过程的现象学为精神的、关于治疗过程的时时刻刻的临床实践指南，是AEDP 系统化的临床工作的基础。它让治疗师能够在转化过程中找到明确的方向，以疗愈导向和现象学共同作为地图和指南针。

作为一个变化的模式，AEDP 自身也经历了演变，这一点和之前描述的互为影响的螺旋向上的过程是非常吻合的。AEDP 忠于"案例研究建立理论"的研究模式（Fishman，2011，p. 405），帮助数量与日俱增的治疗师群体在过去的 20 多年里能一起去发展这个转化的模式；AEDP 大幅修正了之前的一些心理治疗理论，摒弃了将"心理疾病"作为解释和理解的中心概念的方式，将"疗愈"作为思考的起点。这个反复的、不断演进的转化理论，以这样的方式来为临床实践提供知识：新的现象的呈现（以及对它们的重要性的深入理解），反过来又会刺激理论的发展，从而能解释这些新的现象，提供新的临床干预技术，而这又会催生新的现象，进而对理论的发展提出新的要求。这个过程镜映了 AEDP 模式的历史演进过程：它是一个基于现象、基于非线性的动力系统（nonlinear dynamic systems）的理论。

作为一个转化的理论，AEDP 包括以下四个元素。

▼ **以疗愈为导向的元心理学，即基于自然产生的变化机制的心理治疗理论**。正如在"转化"这个概念中所表达的，转化被理解为我们的一种天然生成的、与生俱来的动力倾向，在我们的内在持续地起作用，导向疗愈和自我矫正（Fosha，2008）。

▼ **基于身体的（embodied）、积极肯定的、带着关系修补功能的疗愈性的治疗师在场**，目标是"在压倒性的情感浪潮面前消除患者的孤独感受"（Fosha，2003，p.245）。

▼ **一种体验性的方法**，针对与依恋关系创伤和情绪痛苦相关的身体状态和深度情感，一起工作直至完成，帮助它们转化成为安全联结、具有生命复原力和健康安好的适应性资源。

▼ **一种转化性的方法，即元治愈性过程**。它是一种与转化性体验系统性地工作的方式，往往能够自然地导向更深、更广层次的转化，以及生命能量和活力的螺旋上升式发展。这些由元治愈性过程带来的螺旋上升式发展又会进一步催化一种高度整合的、拓展性的新的自体和二元状态。

我把在本书中描述的 AEDP 称为"AEDP 的第一代具象"（简称"AEDP 1.0"）；之后的发展，尤其是自 2008 年之后的发展称为"AEDP 的第二代具象"（简称"AEDP 2.0"）。

AEDP 2.0：转化和转化性变化的四个状态模型

与其他以心理疾病为基础的传统心理治疗模式不同，AEDP 扎根于转化（Fosha，2008），由此为以疗愈为方向的工作搭建了基础的架构。作为神经可塑性投入治疗行动的体现，转化力清楚地指向每个人都与生俱来的、朝向疗愈和自我修补的驱动力（Yeung & Fosha，2015）。转化力是"在我们每个人的内在本就存在的驱动力，它推动着我们去成长、去疗愈、去自我实现，以及去保存和维持我们内在的人性，甚至当我们面对内在和外在的压力时，为了自我的存活，我们需要去回避与他人的联结，去收缩和隐藏我们的根本自我，去屈服于非人性的和孤立的境遇"（Fried，2018）。"转化力"一词，作为我们内在的、天生的驱动力设置，指向疗愈、成长和自我矫正的方向（Fosha，2008），为 AEDP 的疗愈导向和"从一开始就有疗愈"的模式做了命名。在安全的境遇中，这个驱动力会来到前台，时时刻刻都由正向的情感和身体反应做出清楚的标志（Hanakawa，2021）。这些正向的情感和身体体现出来的标志，也被称作"活力情感"（Stern，1985），能帮助治疗师在疗愈过程中明确地知道自己的工作正处于正确的轨道上。治疗师由此可以变成转化的侦探，时时刻刻追踪患者的情绪起伏；还可以更进一步地去寻找，并优先关注那些自然疗愈过程的显现。

另外一个重大的变化是，AEDP 的转化现象学从一个包含三个状态的模型变为包含四个状态的模型（Fosha，2009a，2009b）。AEDP 的转化现象学对不同元心理治疗过程都具有不断细化的描述，且每种元心理治疗过程都具有自身独特的转化情感。

以下的转化图（见图 1）阐明了四个状态中每个状态的特征性现象，是对这个不断进化的转化现象学的最新的描述。我会用文字去描述这个图形，在描述的过程中，我会重点关注那些没有在 AEDP 1.0 中表达过的内容。

状态一

关于状态一的描述会发生一些变化，这些变化体现了"转化力"这个概念的正式来临：状态一描述了因防御和一些抑制性情感（比如，焦虑、羞耻、内疚）的强势存在而造成的一些现象。这些曾经是状态一的整个故事[①]，但现在只是半个故事，由图 1 中左边的方框（实线方框）代表；状态一的另一半故事，由图 1 中右边的方框（虚线方框）代表，它是转化驱动力的显现，我们能在复原力、健康、疗愈的动力、联结的能力等的微光和发现中看到（有时候不只是微光和发现），而且从一开始它就会体现在患者的表现中。

状态二

关于状态二的描述，我们没有显著的改动。图 1 中列举了个体在建立了安全感后，解除了防御，从而可能会出现的所有不同类型的核心情感体验。在这些体验得到完整的处理直至完成时，可以实现状态的改变，其标志为突破以后释放和宽慰的情感，复原力和每种情感含有的适应性行动倾向得到释放。

状态三

2009 年（Fosha，2009a，2009b），我提出了状态三，并在之后不断对其加以阐述（Fosha & Thoma，2020；Fosha，Thoma，& Yeung，2019；Yeung，2021）。状态三描述了转化性的体验得到系统性的、体验性的工作处理后（即通过成功的元治愈性过程后）

---

① 这里的意思是，状态一有两个同时出现的现象（"故事"），一个是防御（"故事"），另一个是转化力（"故事"）。——译者注

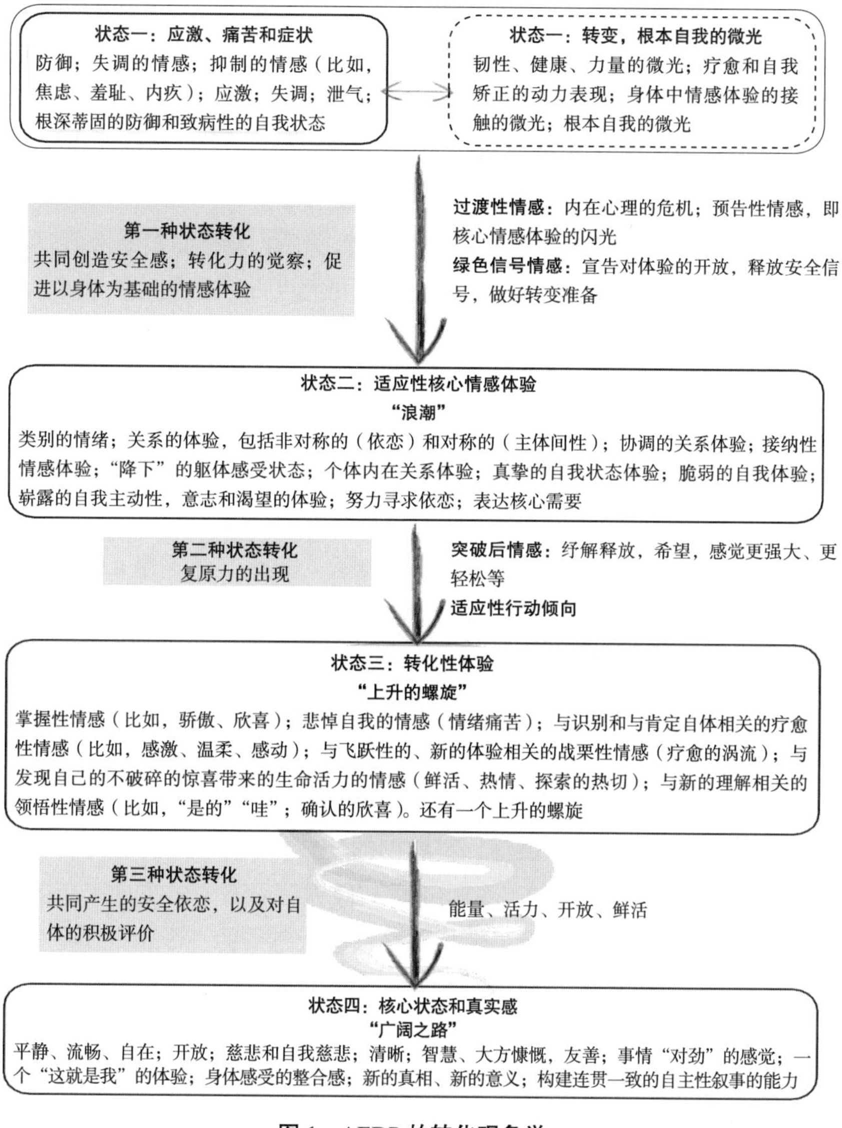

状态一：应激、痛苦和症状
防御；失调的情感；抑制的情感（比如，焦虑、羞耻、内疚）；应激；失调；泄气；根深蒂固的防御和致病性的自我状态

状态一：转变，根本自我的微光
韧性、健康、力量的微光；疗愈和自我矫正的动力表现；身体中情感体验的接触的微光；根本自我的微光

过渡性情感： 内在心理的危机；预告性情感，即核心情感体验的闪光

绿色信号情感： 宣告对体验的开放，释放安全信号，做好转变准备

第一种状态转化
共同创造安全感；转化力的觉察；促进以身体为基础的情感体验

状态二：适应性核心情感体验
"浪潮"
类别的情绪；关系的体验，包括非对称的（依恋）和对称的（主体间性）；协调的关系体验；接纳性情感体验；"降下"的躯体感受状态；个体内在关系体验；真挚的自我状态体验；脆弱的自我体验；崭露的自我主动性，意志和渴望的体验；努力寻求依恋；表达核心需要

第二种状态转化
复原力的出现

突破后情感： 纾解释放，希望，感觉更强大、更轻松等

适应性行动倾向

状态三：转化性体验
"上升的螺旋"
掌握性情感（比如，骄傲、欣喜）；悲悼自我的情感（情绪痛苦）；与识别和与肯定自体相关的疗愈性情感（比如，感激、温柔、感动）；与飞跃性的、新的体验相关的战栗性情感（疗愈的涡流）；与发现自己的不破碎的惊喜带来的生命活力的情感（鲜活、热情、探索的热切）；与新的理解相关的领悟性情感（比如，"是的""哇"；确认的欣喜）。还有一个上升的螺旋

第三种状态转化
共同产生的安全依恋，以及对自体的积极评价

能量、活力、开放、鲜活

状态四：核心状态和真实感
"广阔之路"
平静、流畅、自在；开放；慈悲和自我慈悲；清晰；智慧、大方慷慨，友善；事情"对劲"的感觉；一个"这就是我"的体验；身体感受的整合感；新的真相、新的意义；构建连贯一致的自主性叙事的能力

图 1　AEDP 的转化现象学

所呈现的现象。

截至目前，我们确认了六种不同的元治愈性过程[①]，每种都会唤醒具有各自特点的转

[①] 2009 年时，我总是说元治愈性过程和它们的转化性情感的种类是不定的，当时有四种得到了确认；2013 年时，这个数量变为五种（Fosha, 2013；Russell, 2015）；如今（2022 年），基于不断发展的临床经验和其他研究者（Iwakabe & Conceicao, 2015）的研究，我们将其确认为六种（Fosha, Thoma, & Yeung, 2019）。

化性情感。

▼ **掌握的过程**。这个过程会唤醒掌握性情感，是一种"我做到了"的感受，在恐惧和羞耻被解除的同时，会萌发愉悦、骄傲和自信的感受。

▼ **悲悼自我的过程**。伴随着情绪痛苦这一转化性情感，带着痛苦但同时又具有解放性的悲悼，是对个体的苦难和丧失的同情、怜惜之情。

▼ **超越疗愈变化的危机**。这个过程会唤醒战栗性情感，包括恐惧或兴奋、惊吓或惊讶、好奇或兴趣，甚至是正向的脆弱感 [①]。这些情感会在骤然面对快速的转化性改变时出现。

▼ **对自体和自体的转变做出肯定性识别的过程**。这个过程会唤醒疗愈性情感，包括对他人感激和温柔的感受，自我内在被感动、被触动，以及情感涌动的感受。

▼ **面对崭露中的转化感受到惊讶和喜悦的过程**。这个过程会唤醒具有生命活力的情感，包括愉悦、生机勃勃、兴奋、有动力，以及探索的热情。

▼ **接收新的理解的过程**。这个过程会唤醒领悟性情感，有一种"是的"和对奇迹的"哇"的敬畏、惊讶，体现出个体逐渐认识到了这个转化性的变化及其发生的重大意义。

状态四

本书对核心状态有大量的描述，这既是一种平静、整合的状态，又是一个自然崭露的和体验相似的思维状态——幸福感、对周围的同情怜悯、对自我的同情怜悯、智慧、慷慨大方、挥洒流畅、清晰、愉悦，这是正念和静观练习努力的方向。新的理解和关于自体的核心真相的崭露："这就是我"的觉知是核心状态中的一个通常会存在的部分。这里有一种对一致性、连贯性、完整性和精髓本质的内在体验。在状态四中，在疗愈过程中呈现出来的具体化的新的事物的意义，新的事实和新的自我意识能得到整合，形成一个更强大的自我（Fosha，2009a）。在这个"把握的状态"（state of assurance；James，1902）中，个体将会建立自信，并由此做出有效的行动。核心状态中的成果之一，是有能力建立一个一致的、连贯的自传性叙事。如果个体拥有这种能力，那么在他面对创伤时，我们就能预测他的生命复原力极有可能会发挥作用（Main，1999）。

除了"转化力"的概念，在 AEDP 2.0 中逐渐变得更加重要的是对生命活力和能量的

---

① 脆弱感通常被视为一种弱者的表现，因此为了遮掩这种弱者的表现，我们可能会以逞强的方式作为一种防御。然而，在一个我们信任的人的面前表现自己的脆弱，需要一种勇气。换言之，有勇气去表现自己的脆弱，便是一种正向的脆弱感。——译者注

聚焦，以及对具有好胃口①的天性的转化现象进行的聚焦。

当以转化力为基础的驱动性的努力得到实现时，是会带来能量和活力的……"转化力"这一概念的核心是它具有好胃口的天性。"大脑……不是一个没有生命的容器，等待我们去填充，而是一个活生生的、有着好胃口的生物，一个有合适的营养保证和经过锻炼之后能自行成长和变化的生物。"（Doidge，2007，p.47）我们之所以会努力实现转化，是因为我们天性如此。当我们这么做时，就会感觉很好。又因为我们感觉很好，所以我们想要做更多。大脑被驱动着从经验中学习，在学习中会产生变化，因为可塑性和驱动力是互相联结的（Doidge，2007）。而正向情感，即转化努力的发动带来的回报，会照亮这个路径。无论我们是谈到多巴胺和乙酰胆碱的分泌，还是催产素的释放，抑或是杏仁核在恐惧状态中的抑制调节转变为探索状态（来自与 Schore 的个人交流），大脑都会记载这个体验的正向特点，并会寻求再次进入它。在这个过程中，我们改变了、成长了（Fosha，2009a）。

AEDP 寻求改变时刻（moments of change）的发生，同时围绕着改变时刻的发生来组织。这些"向着更好方向的改变"的改变时刻，或者疗愈的时刻、转化的时刻（我会交替使用这些词汇），都是积极的神经可塑性在临床行动中的表达。如变化过程学习小组（Stern et al.，1998）所定义的那样，相遇时刻（moments of meeting）是 AEDP 优先对待和进行工作的一种正向变化的时刻。由于这些时刻具备转化力量，因此它们都是非常有价值的（Lipton & Fosha，2011），而且被认为是影响转化的关系上的必要前提。与此同时，在 AEDP 中，还有很多其他的正向转化时刻被认为是非常重要的。以下列举了部分正向转化的时刻：

▼ 涉及类别性情感的变化时刻（状态二在起作用）；

▼ 疗愈的时刻（状态三在起作用）；

▼ 根本自我"这就是我"的体验的时刻（状态四在起作用）；

▼ 涉及身体内的迁移变化的时刻，或神经系统的能量管理变化的时刻（可能发生在转化过程中的任何阶段）；

▼ 真相呈现的时刻（状态四在起作用）。

我们发现，在多次临床相会中聚焦转化体验往往能释放又一轮转化的发生，在这个过程中，正向变化能得到有力的巩固和深化，继而拓展为一个能产生延续势头的疗愈的螺旋。元疗愈处理过程会呈现为一个非线性的、无限的转化螺旋，不断地向上运动

---

① 原文用的是 "appetite" 一词，有 "自然寻求满足" 的意思。——译者注

（Frederickson，2013；Frederickson & Joiner，2018），使这个系统具有越来越多的能量和活力（Fosha，2009a，2009b）。每一份新的体验，一旦在安全型依恋的环境里面得到探索，就会成为新一轮探索的平台。每一个新的伸展，都会成为下一个伸展的平台。

当新的追寻和体验伴随着正向情感时，它们会把更多的能量带入这个系统，为这个螺旋式的转化再次充电。当我们练习自身新的能力时，它们会成为我们有机的一部分，让我们在一个新的平台上立足，从而跃向下一个平台。就像我以前所写的："这些正向情感的转化过程其天然本性就是递归循环的，多的会带来更多的。这不是一个饱足止步的模式或压力释放的模式，而是一个'有好胃口'的模式。在进行的过程中会产生欲望。我们越去做让我们感觉很好的事情，就越想去做更多。"（Fosha，2009b，p.202）根特（Ghent）也写过与之相似的内容：

就像驱动力机制会培育新能力和新功能一样，新能力也会在一个甚至更加复杂的发展螺旋中唤醒新的驱动衍生物……这个新能力的获取本身就是一种扰动，会破坏现存的驱动力组织的稳定性。新能力的运用能够在多大程度上提供愉悦和满足，消除痛苦和折磨，以及在多大程度上促进生存，也会相应地抵御压抑性的外界因素，让一个新的需要得到执行，让其能力得到发展。功能性的能力会获取一个新的部分——去执行这个能力的需求和扩大它的范围的需求（Ghent，2002）。

就这样，疗愈性转化和崭露现象的衍生循环会为新的转化循环和新的现象创造机会，它们又会带来新的能力，这些能力会进一步充实和提高思维 - 行动技能（thought-action repertoire）。从拓展和建设理论（broaden and build theory）的角度（Frederickson，2013，2014）来说，这种蓬勃成长以及能力和活力的提升都是非常有意义的发展（Fosha & Thoma，2020）。

AEDP 关于转化过程的丰富和细致的现象学展示了一个圆弧形，它自然地把苦难和生机联系在一起，把创伤和超越联系在一起，把停滞和流动联系在一起。随着临床经验的日积月累，这个模式取得了新的发展。我们也越发体会到，对正向情感体验的处理能够在很大程度上助推这个过程——不仅疗愈了创伤和情感的痛苦，还提升了生命复原力、整体的好状态，以及蓬勃成长。

将现象学作为手册化治疗趋势的一种替代方案

最后，我想谈谈现象的特质，以及一个描述性的现象学研究角度如何能够建成以实证为基础的坚实模式，从而作为手册化治疗趋势的一种替代方案。一个描述性的现象学研究角度，正如它曾帮助达尔文和威廉·詹姆斯创造奇迹一样，也能继续为我们的专业发展做出贡献，以及为我们和脑神经科学家卓有成效的对话提供基础。

我们看到，为了努力获得心理治疗有效性的研究证据，手册化治疗似乎成了一种趋势。然而，在临床研究中预先设计出来的脚本和例行的规则，往往无法与治疗师在临床实践中真正看到的案例的复杂性相匹配。尽管无论是它们的用途还是有效性都遭到了有力的批评（Wampold，2017），但是它们仍然继续保持着所谓"严格性"和"系统性"的魔咒般的光环。手册化治疗有其存在的价值，尤其是在心理治疗服务处于低资源、高需求的环境中，但若在这里展开对这个问题的复杂性的讨论，就会超出本文的范畴和我的专长，故不赘述。同时，即使我们的目标是去跟随"手册"，这些"手册"也会严重限制治疗师的能力——在鲜活的时刻回应一个真挚的、身心投入的心理治疗过程中自然而然呈现的复杂性和微妙细节。维持"手册"的努力，其实是针对实验可靠性、可证明性、系统性和严格性的努力，换句话说，是为了被认可的实证地位一说。

将 AEDP 应用于无数的治疗双方的经验表明，转化力，这个指向疗愈的内在驱动力，这个核心情感体验处理直至完成而产生的转化性力量，在一个共鸣的、关怀的、肯定的、修补性的、以依恋关系为导向的治疗关系中，会导向迭代的、螺旋般不可预测的演化变换。在一个包罗万象的疗愈导向提供指南的情况下，这些每时每刻都会发生的变换所依赖的是治疗师对患者做出的时时刻刻的贴近和共通，针对患者不断演进的对自我和他人的体验，以及患者与治疗师在他们独有的时时刻刻崭露的互动中一起开创的那些部分。这个治疗师和患者的具身化的、关系和情感的"共舞"，在一个又一个的 AEDP 案例中得以展现，是不可能被简单压缩成一个脚本或条目般的手册的。与此同时，虽然共通的状态、共同的创造、真挚感受和自发的率性是重要的、值得颂扬的，但我们又该如何看待严格性、准确性和重复性这些指标呢？被认可的实证地位又如何呢？

这里需要的恰恰是一个谨慎的、从实证中获取的、描述性的现象学。每一位患者和治疗师如何实现目标，对于每一对二元关系和每一个时刻都将是不同的；同时，AEDP 中的每对二元关系都会一致地展现出一种连贯的临床现象，都能以转化现象学来获取一种系统性的认识。由于我们在治疗工作中，以及在督导和教学中广泛采用录像（Prenn & Fosha，2017），因此我们积累了大量的音像证据来支持这个现象学，使它能够在一个又一个患者、一对又一对二元关系、一种又一种的文化中准确地描述转化的过程。①

以疗愈为核心的现象学具有的敏感度为 AEDP 临床工作和概念理解带来了更多的知识。其中的一个方面是它验证和扩充了情感的现象（Darwin，1872；James，1890，1902；Tomkins，1962），目前包括：

▼ 接收性的情感体验（Fosha，2017b；Russell，2015）；

▼ 关系现象（Frederick，2021；Lipton & Fosha，2011）；

▼ 积极的神经可塑性（Hanson，2017）和级联式的转化过程（Fosha，2009，2013；Frederickson，2013；Iwakabe & Conceicao，2016）相关的正向情感现象。

由于这样的现象处于脑神经科学和临床过程的交汇点上，因此在 AEDP 的研究和实践中，对描述性现象学的持续投入能够为临床工作者、情感脑神经科学研究者、发展过程研究者之间的对话提供强有力的支持。这些对话往往围绕着情感、依恋关系和转化，可攻破阻碍进步的领域，平息术语之争。

当患者体验到一个来自其生命核心的、对于生活和联结的、新苏醒的需要时，属于神经生物根本自我的、多巴胺调整的通道就会开启（Panksepp & Northoff，2009；Fosha，2013，2021）。关系和情感的深层聚焦的工作会在一个深刻的、尊重的、自我披露的、肯定的，以及情感支持的治疗关系环境中得到开展。对于转化体验的元治愈性过程是治疗师关注的焦点，具体来说，在关系上的元治愈性过程将启动这个明显的转化现象。确实，这个转化现象标志着患者独特的、不可否认的蓬勃生气。

AEDP 治疗师对于现象学的执着意味着朝向这个模式的基本指导原则的、持续不断的重新校准，一次又一次地返回那些在这个工作中奠定所有疗愈的北极星般的机制。这些基本指导原则包括以下几点。

▼ 疗愈的导向，优先针对转化而不是聚焦病理。

▼ 有意识的、正向的、共情的、证实的、支持情感的，以及有选择地进行自我表露的治疗师的在场，包括治疗师所做的一切事情，使患者感觉自己被看见、被尊重、被照顾。

▼ 把为患者解除孤独和时时刻刻地共建安全感作为工作中心。

▼ 对体验的坚持不懈的聚焦，以每时每刻的身体和情感的标志作为指导，聚焦内容包

---

① 据我所知，截至我写下这段文字的 2022 年，AEDP 已在很多文化环境中得到采用并获得了一致的疗效，这些文化环境包括北美洲（加拿大、美国）、南美洲（阿根廷、哥伦比亚、巴西）、亚洲（中国、日本、菲律宾、以色列）、欧洲（法国、意大利、葡萄牙、西班牙、瑞典）。在上述国家和地区文化中，AEDP 的转化现象学为 AEDP 朝向有效成果的转化过程提供了相同的、可以被复制的、有效的指导。

括依恋体验、关系体验、情感体验、转化体验、接收性的情感体验（注意，在每一个词组里的关键词都是"体验"）。

▼ 元治愈性过程的重要性，在这里特指元治愈那些朝向好的方向变化的体验中所带来的正向情感。这个元治愈性过程会敦促有需要和有驱动力的活力和能量的螺旋。接下来的元治愈性过程会从对自我的正向评价和对自我及他人的慈悲怜爱之心中获取信息，由此巩固和深化疗愈的变化和新的自传性叙事的产生。

AEDP 治疗师的治疗指南是由其疗愈取向的精神、为正向关系的立场的努力，以及转化现象学构成的，它们构成了指向 AEDP 北极星的三角。

不管是在 2000 年还是 2022 年，所有的这些价值观都可以在 AEDP 中体现，使 AEDP 作为一个治疗模式能够在一个又一个不同文化中被欣然接纳，也让我们有机会带着"没有羞耻感的严格"①（Fosha, 2015; quoted in Prenn & Fosha, 2017），去发现我们共同的人性本质是超越其他任何因素的——肯定这个共同点，会让我们产生美妙、喜悦和庆祝的感受。

AEDP 最核心的部分，是与生俱来的适应性变化过程的激发，我们假设它符合人类的共性，不拘于世界上任何一种文化。与此同时，在人们的经历体验中，文化扮演着一个重要的角色。因此，我也希望能不断探索 AEDP 在不同文化环境中的运用，由此让这本书能够最大可能地为你所用。

为了实现这个目标，我邀请了我多年的学生叶欢博士基于她和一位中国患者的中文治疗过程为本书增写了案例，与我的这篇中文版导读一同放在本书的别册中。在过去多次的观摩过程中，我很欣赏她和讲英文的患者们的工作过程。同时，看到和读到（加上了中文对话字幕的录像）她和华裔患者们的 AEDP 治疗工作也让我很感动，因为这体现了与运用英文的治疗工作同等的突破力量。通过见证叶欢的治疗工作，我意识到在我生活和工作的文化以外的另一个很不同的文化环境中，这样的工作可以体现出相似的有效性和强大的力量。我衷心希望你也会喜欢她为本书新增的内容，希望你也能感觉到 AEDP 的疗愈现象也是中国患者能在 AEDP 中疗愈的现象。

欢迎亲爱的中国读者来了解 AEDP 的转化模式！

---

① 为了更好地帮助你理解这句话，请先回顾《礼记·中庸》中"知耻近乎勇"一句。可见，谦虚对中国人来说是一种美德，而公开的自我肯定也许会被认为近乎无耻。然而，AEDP 严格的研究与它广泛地被不同文化接受，是值得自我肯定的，故 AEDP 会为自己严格的学术研究要求，毫无羞耻感地进行自我肯定，又或者说是一种对严格研究的当仁不让态度。——译者注

案例

和一位来自中国的来访者的疗愈工作：
石头终于落地的感觉

叶 欢

在学习、实践和教授 AEDP 的过去八年里，我会常常遇到这样的问题：

▼ 由来自美国纽约的犹太人戴安娜·弗霞创立的 AEDP，如何能够在它出生的土壤以外保持推广的价值？

▼ 在中国的文化环境中，AEDP 需要做出什么样的调整？

在我翻译这本书的过程中，恩师戴安娜建议我从自己的工作中选择一个案例加入进来，尤其是和来自中国的来访者的工作案例，同时做一些 AEDP 在中国文化适应性的讨论。她特别提到了探索 AEDP 在不同文化环境中的适应性，这样的努力在本书以前的其他语言译本里已经成为惯例（比如西班牙语译本、日语译本）。当时我刚刚结束和一位居住在中国的来访者的工作，注意到与她的工作过程清晰地体现了 AEDP 的模式和工作脉络，而且来访者的创伤背景和心路历程在国人中也很有典型性，于是我把它写下来，希望借用这个材料和读者们一起探讨交流。

写这个案例的另一个写作心愿，就是为大家提供一个包含 AEDP 2.0 的案例，如戴安娜老师在中文版导读中所说。在我的体会和写作里面，AEDP 2.0 大多和 AEDP 1.0 相符合，同时对 AEDP 的干预和其中的意义呈现得更加清晰和具体。当然，这个 AEDP 2.0 也有一些新增补的内容，比如更加详细的元处理工作。我希望这个案例能够为戴安娜老师在中文版导读中提出的那些新增补的部分提供一个案例上面的具体佐证。

在这个案例的写作过程中，我特别用语言描述了来访者和我的身体语言，以及我们交流中的半语言信息，比如"嗯""啊"。我希望能通过这些细节更加全面地再现治疗过程，帮助各位去"身临其境"。另一方面，这些描述也适宜地展现了我在学习 AEDP 以后的工作特点，即对身体语言的每时每刻的追踪，换句话说，让"身体及其语言正式地参与治疗性对话"（本书第三部分导论）。在指导我的下一步干预方向上，来访者的身体语言占有的分量常常比具体的语言更多。而我的身体语言（包括语速的放慢和变得轻柔、"嗯""啊"之类的语气词、面容表情的交流，以及深呼吸）都是我进行干预的重要部分。就像脑神经研究学者艾伦·斯科尔（Allan Schore，2012）所说，近几十年来，我们面临着一个心理治疗的范式转换，即理解心理治疗更多需要的是右脑和右脑之间的交流，是情感的、非语言的交流。而 AEDP 正是要开拓和发展在治疗室里右脑和右脑交流，去共同调节和处理情感，消除孤单感和建立安全感（Fosha，2000）。

这里我要感谢我的来访者的慷慨，她愿意把自己的体验工作过程在这本书中分享给读者。当然，我的整个案例的写作全文也经过她的审阅认可，我也适度修改和隐去了一些细节，并用"A"这个化名来代替她的名字，以保护她的隐私。

我想先对来访者 A 做一个简单的背景介绍。在和我联系的几个月前，A 的父亲去世了。多年以来，A 的积极、乐观、能干、"有泪不轻弹"的表面状态忽然坍塌。A 在这样的两种状态中摆荡：要么被情绪淹没，长时间痛哭；要么精神恍惚、身体麻木，对周围的人和事感觉疏离。她的一位多年的好友（也是我的学生）介绍她找到了我。

见到 A 后，我很快就观察到，A 多年来习惯性的防御机制的功能是压抑负面情感，有时甚至会扩散至隔离全部情感。在第三次治疗中，她用了英文"Iron Man"来形容在五六岁时面临家庭变化（这也是她防御机制产生的源头）的自己。"Iron man"，即"钢铁侠"，是美国电影中一位刀枪不入的英雄。听到她的描述，看到她的表情，我仿佛看到那个孩子小小的世界里面的天崩地裂——唯一依赖的母亲的关注和照顾忽然转向其他方向，父亲的到来非但没有弥补孩子的失去，反而令她感觉更加的疏离、孤单，以及恐惧。能够"刀枪不入"地承担外界的压力和家庭依恋的丧失，这个五六岁的孩子一方面表现出了出色的韧性和生存能力，一方面也牺牲了她做孩子的自然天性，隔离了她丰富的情感世界和自身依恋的需要。这个在当时可能是有必要的，甚至是最佳的适应环境的生存方式。在她后来开创更大的生存空间之后，这种方式却继续阻碍了她去进行情感沟通、建立人际亲密，使得孤单和压抑的阴影挥之不去。因此，让她能够重新接触到自己的情感，认识、容纳、尊重、表达自己的情感和依恋的需要，是贯穿我们工作的主线。

在两个月的时间里，来访者一共进行了六次治疗，每次 90 分钟。以下的案例实录分别为第二次和第五次的治疗过程。在选取内容的过程中，我重点想要呈现两点：一是对于创伤的工作，二是元处理的工作。

我想特别提到的是，整个治疗过程都是在网上进行的。虽然我们身处不同的国度，有着时间和空间的差异，但网络让我们建立了方便、顺畅的联结，就我的体验而言，这种工作方式并不逊于面对面。而且，因为我们的联结完全是在两个屏幕之间建立起来的，所以我感觉自己对来访者的面部以及其他我能看到的身体部分都是高度关注的，来访者也能从我的面部和身体上部感受到我的在场状态。这样的联结体验被证实是高强度、有效的。我们其他的一些 AEDP 老师（Lipton, 2023; Prenn & Haliday, 2020）也分享过相似的经验，即 AEDP 特有的人际联结模式适用于网络上的心理治疗。

第二次治疗

在这次治疗一开始，来访者就告诉我，在第一次的治疗之后的当天和第二天她感到很疲劳，受到了很大的震动。之后的几天里，她注意到之前那种"完全控制不了"的悲伤感受"好了很多"。悲伤的情感的程度从淹没性变为相对可以调控。这在我看来是一个非常好的信号——之前她独自在孤单中无法承受的情绪痛苦现在变得可以承受，这是一个巨大的转变。这表明她有效地接收了我所提供的共同承担和调节，在两个人的关系中共同去应对。这也意味着我所用的 AEDP 治疗模式对来访者来说是"对症"的。在来访者的症状得到缓解后，她的安全感随之增加。而且来访者在治疗中对自身情感的开放和体验是这个好的转变的发生的重要来源，这一点帮助来访者增加了对治疗师以及这个对她来说相对比较新的治疗模式的信任，巩固了我们的治疗同盟。

接下来，来访者提出自己的无力和压抑的感受，并联系到了一些过去长期的抑郁症状，以及自我否定和苛责的习惯。我们探索了一些外在因素对她情绪状态的影响，包括新冠疫情、失去亲人的悲伤等。渐渐地，我们转向她早年积累的创伤，以及她在创伤中所采取的"我只能独自坚强，没有他人会同情和帮助我"的对关系和自我的内在工作模式（Bowlby, 1973）。在这里，她回忆起一个具体的场景：在她十几岁时，半夜被母亲摇醒，让她去外面找母亲也不知所踪的父亲。外面下着大雨，她感觉到这是"一个天大的难题"。治疗师选择这个场景试着切入创伤工作，很快发现这个创伤的场景激发的情感感受代表着的是来访者一系列的、不断重复的早年经历：她被放到一个位置，去承担一个远远超出她的年纪也超出她身为孩子这个身份的任务。她感受到父母的困惑、恐惧、悲伤，以及他们的防御和焦虑；但与此同时，她自己的情绪痛苦则得不到看见和帮助。她只能选择隔离自己的情感来保持个体的功能，去照顾依恋对象的需要和期望。

场景重塑第一轮：看到自己，表达依恋的需要

案例

来访者：（我）从小是没有人照顾，没有，没有人会体恤你的那个，那个感受。（皱眉）而且就是（他们）给的这个东西，这个强加的东西，天大的难题（哽咽）……你说……［注意到来访者的用词含义模糊、重复、主语不清楚，在第一句中用第二人称"你"来指代第一人称"我"，这些都反映出她的内在心理工作过程的艰难，一边寻找词汇来描述一件以前从未用语言表达过的事情，一边在容纳在她这个表达中和情感材料接触到以后带来的情绪痛苦。］

治疗师：嗯。

来访者：根本没有……

治疗师：是啊。

来访者：根本无力支撑那些东西……（闭眼，呼吸缓慢下来，自我调节）但你还要撑着。

治疗师：嗯，嗯。

来访者：（表情悲伤，眼光暗淡，用纸巾擦泪）没有选择，好像，没有选择。［第二状态中，愤怒、悲伤、绝望的情感体验陆续呈现出来。］

治疗师：（手轻轻握拳，表情关切）所以那个十几岁的孩子，十三四岁的孩子……

来访者：对。

治疗师：拿着伞走到雨中，来回奔跑的那个孩子，……（语气放慢）那种无力，那种绝望……对吗，你能告诉我（声音变得喑哑）她有的是什么样的一个感受吗？［用声音的质地去贴近来访者，传达来自一位情感在场的他人的悲伤和心疼。］你能看到她吗？［重复之前来访者分享的具体细节，引导来访者展开体验，同时以治疗师的共情唤起来访者的情感。］

来访者：（深深吐气）就是那个害怕呀。［来访者贴近核心情感——恐惧，并为其命名。］

治疗师：（手抚脸颊，表情悲悯）害怕。［语言重复，非语言共情，让来访者感受到陪伴和支持。］

来访者：（目光向上，嘴唇下撇）无助啊。［接近无助、无望的非适应性的情感体验，深入创伤痛苦。］

治疗师：嗯……［以半语言的声音来陪伴和情感共调。］

来访者：孤单啊。［另一层孤单的致病性情感体验。］

治疗师：（语速缓慢）嗯……嗯……呀……呀……［注意到来访者目光转移，与治疗师没有接触，同时说到孤单的感受，警觉这是一个来访者孤单情境的重演，所以有意用一个持续的、坚持的，同时又不过度侵入的、半语言的声音回应，来提醒来访者此时治疗师的在场，给予来访者情感支撑。］在这个时候没有任何人在她身边，可以听到她的感受……

来访者：（缓慢点头）

治疗师：但是，如果这时你能够想象，你在她身边，成年人的你，还有我……［尝试与创伤中的来访者建立联结，化解其致病性的孤独。］

来访者：（深深吐气，痛苦的表情）

治疗师：……在她身边，她会说什么？［鼓励来访者当年在创伤情景中没能做出的，现在新的自我和咨访关系支持的表达。］

来访者：（脸上流露出更多的痛苦感受，沉默几秒）她可能会说，你们帮帮我吧，要不然你们就，就带我走吧！（闭眼，流下眼泪）［在对痛苦感受有了充分的体验之后，来访者回应治疗师的邀请，在现在的依恋关系支持的情境下，清楚地表达了自己的需要，突破之前的压抑和失去联结。这里是一个深刻转化的良机，同时要求她的依恋环境能够有足够的回应。］

治疗师：（声音柔和缓慢，带着悲悯）噢，噢，嗯，嗯，是呀，是呀……［用半语言的简单声音来让对方感觉被听到，强调治疗师的陪伴，此时既是一同深入，也是一起调节这个情感的强烈涌动。］

来访者：所以，她那个时候一直携带这个东西，她内心其实是压抑的。（闭上眼睛，表情暗淡）好多年一直是压抑的、服从的，独自承担。［来访者明晰地感受到之前的防御模式以及它给来访者带来的代价。］

治疗师：嗯，因为她看不到其他的路，看不到母亲能够有力量承担，也看不到父亲或者家里的其他任何人能够承担。这是她唯一的生存办法。

来访者：（微微点头，脸上是一种凝固般的悲伤）［确认她的防御，提供对防御的正向的理解］是，是。而且后来还变本加厉——因为他们一直夸她，她很好，她很优秀，她很能干，这些东西让她没有退路。［来访者对当年自己的困境做出清楚深刻的总结。］

治疗师：啊，啊……所以，这时候，A，你再看到那个很痛苦、很无助，那个在雨中奔跑的孩子——同时她也很聪明地知道，她只能靠自己——啊（深深叹息），你再看到她，我很好奇你看到了什么？（深深叹息）［治疗师选择把焦点转回到之前的相对具体、动力结构集中的创伤场景上面来进行探索。治疗师一方面以共情的身体语言引导来访者对当年的自己做进一步的觉察，另一方面又对来访者的智慧的力量做了具体的肯定。此时，治疗师有声音的吐气叹息，这是治疗师在体验来访者受到创伤痛苦时，在自我空间和二元空间里做出的有意识的调节。］

　　来访者：（在悲伤中沉默了 10 秒）我看到她咬着牙，那样地咬着牙呀！［接受治疗师邀请，深入到内在肺腑的体验。进一步进行情感工作的绿灯信号。］

　　治疗师：咬着牙，嗯，嗯。

　　来访者：是呀，她要靠自己，也只能靠自己。（目光尖锐，同时带有悲伤，语气干脆简洁）［对当时现实的清楚认知，同时以一种现实角度体验到当时的孤单无助；韧性的力量开始显现。］

　　治疗师：我只能靠自己，嗯……不管多么绝望、无力、悲伤、痛苦，我都只能靠自己。［此时的治疗师镜映了来访者的感受，自然地以第一人称表述。］

　　来访者：（默默点头）

　　治疗师：嗯，嗯……（怜惜的表情）是呀，是呀……我在感受这个（手掌按在胸口）。［把治疗师的共情用语言和身体动作外显地表达出来，共同调节痛苦的感受，化解孤单。］

　　来访者：（摇头）就觉得……（低头拿纸巾，擦拭涌出的泪水）［悲伤宣泄而出，防御不再被阻碍。］

　　我们的治疗处于 AEDP 治疗过程中第二状态，创伤情景（包含着深度的情感细节）正在重现。在治疗师的共情的支持下，来访者不再对情感隔离防御，而是充分接触到了创伤中自我的痛苦，并显露出这份痛苦中很大的一个部分是来自依恋关系的创伤——由于依恋对象父亲的缺席，以及母亲无力调节自己的婚姻和情绪痛苦，直接促成了年少时的来访者陷入一种孤单和痛苦的处境；且陷于痛苦中的孩子，又因缺失父母的在场和调节的帮助，感受到了又一层的孤单、无力和绝望。此时，治疗师需要积极地干预，以帮助来访者获得新的、正向的、矫正性的体验，这是创伤治疗过程的核心。换句话说，治疗师需要防止一个创伤治疗中常见的问题，即来访者在回忆中只是单一地重复体验过去的痛苦，得不到纾解，甚至会遭受再度创伤。治疗师的干预致力于从体验上让来访者感觉到有一个情感在场的依恋对象，让来访者感觉自己的情绪痛苦能够得到有效的调节，不再被孤独、无力这样的非适应性情感淹没。

　　具体地说，在这个过程中，治疗师以全副的感情和认知能力在时时刻刻追踪和伴随来访者，以语言和非语言的方式表达她的投入和陪伴，以帮助来访者化解孤单一人的感受。接收到治疗师的努力的来访者，在痛苦面前不再孤独和无力，而是有动力去对自己的创伤进行持续、深入的工作，包括清晰地命名和表达自己的情绪痛苦。同时，因为来访者当年没能得到回应而放弃了正常的、安全的依恋需要，所以此时她能够直接地、不带羞耻或焦虑地直接说出"你们帮帮我吧／带走我吧"，表明她能够主动寻求帮助，而不是陷于封闭压抑或是解离崩溃的状态中，从 AEDP 的角度来说，这是在外界的苦难面前最佳自体的呈现，带着转化的微光。一旦得到足够的支持，这个微光就会指向深度的、突破性的重大转化。

场景重塑第二轮：表达的需要被看到，悲伤流动和宣泄

案例

治疗师：嗯……那么我很好奇……我觉得，这个孩子其实对她周围状况的判断非常清楚，她在尽她的最大的力量……

来访者：（点头，有震动的表情）

治疗师：去承载……啊……［对来访者复原力的微光再次做出了外显的肯定。］同时我也很好奇，如今多年以后，已经成年的你基于你现在的阅历和经验，基于你现在所看到的、知道的东西，我很好奇你会跟她说什么。［唤起此时来访者的成年部分的自我为早年的自我提供支持和陪伴，以场景重塑的方式敦促（请见本书第 12 章）成年自我担任疗愈性他人的比较三角工作。］

来访者：（沉默约 20 秒，偏头，思考状，然后语气干脆）我想对她说，我很欣赏你，你确实蛮厉害的。［此时来访者通过内在的处理过程，实现了对自己的肯定，对年少的自己产生了骄傲的正向情感，并且清楚地告知早年的自己。从之前遭到内化的批评和苛责，感觉沉重和无力的自体，到此时这个清楚有力和肯定自己的自体，这个过程有一个飞跃的变化。］

治疗师：（郑重的表情，强调地点头）嗯，嗯……（慢慢点头）

来访者：确实是这样的。

治疗师：很欣赏你，你很厉害，啊……［通过重复来让来访者再次听到，再次体会这个肯定。］

来访者：是的，而且还经历了一些精彩的事情。［肯定感受的自然扩展，对之前的无力感是一剂解药。］

治疗师：（舒展笑容）嗯……是呀，是呀……你看到了她的力量、她的精彩。

来访者：（点头）

治疗师：啊……（用两根手指指向眼睛，然后左右来回移动，微笑）她这个时候能够看到你吗——这个多年以后的，她会变成的你？［有意用动作和具体语言将现在和当年的两个不同的体验部分分离开，为年少部分获取现在自我的正向情感资源建立开口。］

来访者：（用纸巾擦泪）

治疗师：（缓慢地）这个时候，她能够看到听到你吗？［用缓慢的节奏来尝试接近来访者年少部分的体验视角。］

来访者：（深深吐气，眼睛下垂，沉默约一分钟）

治疗师：嗯，嗯……（身体慢慢前倾）［给予来访者空间，同时保持关切。］

来访者：里面好像突然间有一点触动，（闭上眼睛，然后睁开）一点感动……当说到她长大时候的样子，我就想到她大学的时候的那个状态。（眼光下垂，表情肃穆）但是跟我的那个距离，真的让我感觉就是其实我好像从来没有重视过她，我也从来没有好好看过她。［一个新的发现——放开持续多年的隔离，更深一层的，自我的存在被无视的创伤，自然地浮出水面。来访者也注意到这是一个双重的创伤——当年的自体被无视的悲伤和孤独，以及当年的自体没有付出应有的关怀的失落。在这个创伤被揭示的过程中，一个双重疗愈的良机得到启动：一方面，今天的自体能够启动对自己的爱惜关怀，弥补当年因为外在的忽略和内化的忽略给自己带来的缺失；另一方面，当年的自己能够收到一个有愿望、有能力的依恋对象的看见和修补。］

治疗师：啊，啊……［加入，同时声音缓慢，保持与来访者情感节奏的协调。］

来访者：（纸巾擦泪，啜泣）

治疗师：有时候变成一种习惯，她都没觉察到。你没有觉察到，她也没有觉察到——因为她习惯不被人看到。［指出来访者这种被忽略状态的历史渊源。］

来访者：（不断点头，表情沉重）

治疗师：她的痛苦，她的绝望，她的挣扎，甚至她的辉煌的时刻，都不被人看到。［以治疗师的直觉选择聚焦年少部分"不被看见"的痛苦体验，促进位于自我 - 他人 - 情绪三角底端的核心情感的流动和拓展。］

来访者：（面部表情逐渐软化，悲痛涌上，闭上眼睛，泪水涌出，低头拭泪）［防御被突破，又一波的核心情感悲伤地、大幅度地顺畅流动。］

治疗师：所以这个时候我想你……（柔声）真正地看到了她在雨里面——那么悲伤、那么绝望的她……有没有可能，她会抬眼睛看到你，知道你在看着她［把来访者自体之前的和现在的"看见"行为用语言外显出来，尝试让来访者当年的那个受到创伤的自体接收这个新的经验。]

来访者：（低头，然后抬头深呼吸，又一波深度的悲痛的流动，然后头慢慢低下。）

治疗师：是呀，是呀……（柔和地、悲悯地）知道我也在看着她，我非常、非常感谢有这个机会看到她。[把治疗师的"看见"和关爱也用语言外显出来，尝试让当年受到创伤的自我获得一种新的关系体验。]

来访者：（闭眼哭泣，手撑住额头）

治疗师：嗯，嗯……嗯……嗯……（表情悲悯，语气轻柔）我好想跟她待着，就在她的身边……嗯，嗯……

来访者：（哭泣，再一波的眼泪流出，泪珠顺着脸颊滚落，然后深深地吐气）[在关爱的他人面前，痛苦和悲伤得到充分表达和宣泄的空间，此时痛苦的表达是大幅度的，也是有起伏、有调节的。这些都标志着来访者的核心情感得到了充分感受和有效处理。]

治疗师：嗯……如果她允许我的话，就在她身边，拉着她的手，啊……[治疗师依赖自身的关爱本能尝试着提供一种新的依恋体验，希望能让来访者感受到治疗师和她共担痛苦。这样的被看见和被关爱对于来访者来说可能是一个全新的领域，是治疗师的一次冒险。治疗师在同时也密切追踪着来访者的反应。]

来访者：（泪水流出，吐气，擦泪）

治疗师：（双手在胸前做拥抱的手势）还会想拥抱她。（深深的、有声的吐气，让来访者可以听到）[加大幅度，以外显化的语言、动作和呼吸来表明自己的在场。]

来访者：（深深吐气，仍然在擦眼泪，但是身体动作变得生动和干脆，微微点头）[悲伤的浪潮慢慢退去，自我调节和他人支持的效果显现，疗愈性情感开始崭露。]

治疗师：告诉她，她是一个多么了不起的孩子……好心疼她。[继续提供关爱的在场。]

来访者：（眼睛仍然紧闭，听到治疗师说到"心疼"的时候快速地点头）是……我就想告诉你，真的让你受苦了。[对治疗师同情和怜爱的接纳，自己明确地表达出对受到创伤的自我的怜爱和接纳。]

治疗师：让你受苦了……喔……喔……嗯……嗯……她是什么样的感受，听到你，看到你？……可能也听到我，看到我……嗯……[以重复和拓展性提问来尝试把新的接受性体验"调大音量"——提供矫正性体验是第一步，只有受到创伤的自我能够接收，才能达到完成。]

来访者：她好像是真的……（眼睛睁开，向上看）都不敢相信会有一个人看她。["好像"这个词标志着她处在突破的边缘。]

治疗师：是呀，是呀。

来访者：她可能都不敢相信那是真实的。

治疗师：嗯，嗯嗯，是呀。基于她这么多年的经历，这太超出她的经验范围了，嗯……［确认她的"不敢"反应，同时暗示她的"不敢"可能是因为受到过去经验的限制。］

来访者：（点头）但是这个感觉是好的，就是说，至少不是觉得孤单。［自然地转向体验中可以接纳的正向的部分。］

治疗师：嗯……

来访者：是，就是那个漆黑的夜嘛，终于有人来了。［进一步具体和形象化。］

治疗师：有一个人，可能不确定她是谁……啊……这个不是那么孤单的感觉是怎么样的。她怎么知道的，不是那么孤单？［治疗师深感欣慰，通过重复和询问来聚焦正向体验的具体化和深化。］

来访者：（用纸巾擦泪）不是，我就是说当她能够看到……看到我们走近她的时候……嗯，虽然不敢靠近，虽然不敢说相信，至少她也，至少她也不觉得孤单了。

治疗师：嗯，哇，是呀，是呀……所以很自然地，因为她过去的经历，她有点害怕，她很小心，啊……但是同时她有一点信任。［肯定防御的存在，同时尝试绕过防御，鼓励来访者继续贴近希望和变化的一面。］

来访者：（肯定地点头）

治疗师：那这个不再孤单的感觉里面，有一点点信任（手贴在心口上，微笑）。［以语言和非语言的表达，尝试扩大来访者的信任和希望。］

来访者：（语气轻快干脆，频频点头）是。

治疗师：你能够尝试，你从她的眼睛里面看出去（手从眼睛向外伸出），你看到了什么？

来访者：她能看到一点希望吧！［语气仍然带着犹豫，同时清楚地命名希望。］

治疗师：一点希望，嗯哼。

来访者：就是不用再孤军奋战了，不用再一个人在那个害怕和无助里面。［清楚地表明孤单的解除；害怕和无助的致病性情感的强度不再能淹没她了。］

这里来访者解除隔离，与她早年的自我和她当年无法独自承担的痛苦做出了有效的联结。痛苦和悲伤一波波地呈现、流动，并得到处理。令这个过程顺利进行的一个重要因素是，她拥有一个在场和帮助的他人，这个他人能从情感上听见和看见她，并有心理资源去支持她，让她不被压倒。依恋理论的鼻祖约翰·鲍尔比（1980）曾说过，心理治疗的一部分工作，就是使来访者能够讲述那些过去不能对他人讲述，由此也一度不能对自己讲述的故事。过去的"不能讲述"，往往是因为故事涉及的情感太过强烈，让来访者无法独自承受；而当时需要支持来访者的依恋对象没有在场，或者即使身体在场，情感上也表现出疏离、忽略，或是无力和崩溃。在这里，治疗师的在场提供了一种 AEDP 式的、肯定的、理解的、爱惜的陪伴，同时分享了其情感承受和调节的资源。

　　另一个平行发生的好的关系体验，来自现在具有良好功能的来访者对当年的自体的共情和关爱，以及由此做出的修补行为。来访者的这个关系的功能在多年的隔离逐渐消解之后自然地闪现出来，在治疗师刻意地鼓励和具体关爱行为的示范之下获得了进一步的释放。因此，来访者得到的支持是双重的——不仅来自治疗师，还来自其自体的成人部分。可见，新的和好的依恋关系得以累加。在这里，来访者受到创伤的故事在这个累加的安全环境中得到接触和表达，让她对自己也对他人讲述出来。这个自传性叙事包含的强烈情感随之喷薄而出，同时被看见和被理解，也就是"既感受又处理，同时保持联结"（见本书第 3 章）。在强烈的悲伤和痛苦得到流动和处理的同时，治疗师特别引导来访者受到创伤的自体对新的安全型依恋关系的体验。这个体验从"不敢相信"到"是好的"和"不觉得孤单"，再到"信心"和"希望"即使微弱但自发地出现，新的安全型依恋和信赖也开始在来访者受到创伤的自体中慢慢着陆，获得内在肺腑的体验和认知。从情感层面上看，来访者度过了核心情感的悲伤和痛苦，离开了致病性情感的孤单、无助和绝望，正向情感希望开始出现。

继续场景重塑：安全型依恋的建立和表达

案例

　　治疗师：哇，哇，啊……这么说的时候，你的感觉是怎么样的？她的感觉是怎么样的？［治疗师为来访者这么快发生这种深度的变化感到钦佩；激动中的治疗师问出了两个虽然有联结但角度不同的问题，使得来访者不容易回应。］

　　来访者：（深深地出了一口气，擦泪）

　　治疗师：（深深地出了一口气）嗯……［自我调整，跟随来访者的节奏。］

　　来访者：好像有点……好像有点可以联结上的那个，（眼睛转向斜下方，内省的神情）联结上的那个，就是那个能够触到的那个，那个感觉……［在新的感受出现时，往往需

要时间和努力去找到可以描绘的语言。］

治疗师：嗯，嗯。

来访者：（点头）

治疗师：（用手贴在胸口）那个触到的感觉在哪里？

来访者：（深深吐气，目光向上，沉默）我就在想象，我怎么能够靠近她，能够跟她在一起啊？……是……

治疗师：嗯，是呀，嗯……她允不允许？允不允许……［继续内在对话场景重塑，引导来访者年少部分的体验和表达。］

来访者：（悲伤表情掠过，然后声音坚定柔和）现在好像，现在好像允许了，对，现在好像允许了。（闭上眼睛，仿佛聚焦想象）她能够确信，有人在，（吞咽动作，短暂停顿）知道你在受苦，对，有人看到你很孤单，对（神态放松，语声轻柔）。［缓慢的语速，简单的语言和重复，以及声音语气从迟疑到坚定，都显示了来访者一个真实的内在工作和正向变化的过程。］

治疗师：（慢慢地）这个人是一个……能够看到她的、善意的、怜惜她的人，嗯。

来访者：是的。而且是愿意等待很长时间的，（吞咽一口气）是可以跟她陪伴的，可以跟她去哭泣的，这样一个人。［对应少年自我的愿意接纳，成年自体的体贴、关爱的回应被自然地唤醒。］

治疗师：嗯，一直陪着她，愿意跟她的悲伤在一起，嗯，哇……

来访者：（默默点头，慢慢闭上眼睛，然后睁开）

治疗师：嗯，喔，喔，（闭上眼睛，然后睁开）所以在这个时候，她的反应是怎么样的？

来访者：（闭上眼睛，身体向后倾，然后睁开眼睛，身体向前向上挺直，眼睛向上看，语气干脆、笃定）她的反应是挺安心的。［少年自体清楚地接收，从身体上体认这个新的安全感受。］

治疗师：嗯。

来访者：是挺安心的。然后，似乎也有一点愿意去依靠的感觉。

治疗师：（柔和地，微笑地）啊，是呀，是呀。她不再害怕了。［镜映这个变化。］

来访者：（轻轻点头）嗯。

治疗师：啊……愿意去依靠，喔……

来访者：嗯……

治疗师：多么棒！

来访者：（点头，平静地）

治疗师：嗯……她怎样依靠，我在想象，她怎样表示——跟这个成年的你表示，表示说她说愿意，愿意依靠你。[继续引导来访者自我的两个部分的直接对话。]

来访者：她可能会说出很多她心里面的委屈，她可能会说出来她心里面有很多的抱怨，有很多的不舒服。她会愿意去说，她不会再，再去，（停顿了一下）咬着牙去挺了。[安全型依恋中产生新的适应性行为：既感受、表达和联结，又寻求新的处理。]

治疗师：（慢慢点头）呀……所以那些咬着牙去挺着的那些感受，那些痛苦，甚至为了生存（手掌向外）要隔绝，要让自己麻木的那些感受，她现在可以（手掌上翻，动作轻柔）让它们出来，分享给你，嗯……[用语言和动作来引导来访者进行更多情感的表达。]

来访者：（点头，眼圈发红，又一轮的悲伤涌上）[新一轮的悲伤得到释放。]

治疗师：那你会怎么做？[敦促新的依恋行为被看见，得到接纳。]

来访者：（低头，吸鼻子，看看四周，深深吐气）

治疗师：嗯，（微笑）你会跟她说什么？

来访者：（嘴唇紧闭，然后放松）我会跟她说，多谢你愿意相信我，愿意给我一个机会让我这么陪在你身边。[成年自体的表达尊重和感激的情感。]

治疗师：（深深地出了一口气，带着可以听到的声音）是呀，是呀，是呀，多么不容易。[从治疗师自己的体验出发来表达肯定。]

来访者：是。如果你愿意，那么我也很愿意去分担你的痛苦。[对情感直接的分担承诺。]

治疗师：嗯，嗯。

来访者：我很愿意去听你讲你受到的委屈，是的。我也可以带你暂时离开这个……（闭上眼睛，然后睁开）让你……感觉压力很大、很窒息的空间。

治疗师：嗯，哇哦，哇哦……嗯……那么，她能不能听见你、看见你？这个能够去承担，愿意去承担，而且有能力承担的成年人，正在她的面前？[在来访者的成年自我的共情和关爱的功能不断地在流畅的表达中加强的情况下，治疗师的工作在于帮助来访者年少的部分接收这个新的被看到、被接纳的关系体验。]

来访者：（眼睛紧闭，表情震动战栗，然后放松下来）[体验到年少的、受到创伤的部分处于变化的边缘：感受到成年自我的温暖和爱护后，首先激起的是战栗——一种在面对全新事物或体验时的惊讶和犹豫，然后开始接纳，继而带来信任和放松。]

治疗师：她听见和看见了什么？[引导对体验的深入。]

来访者：（沉默十几秒，泪水涌出，手抚额头）［此时，得到安全型依恋的体验往往会唤起以前缺失的悲悼。］

治疗师：嗯，嗯……（表情关注）啊，嗯……继续呼吸……有很多，嗯……［促进调节。］

来访者：（抬起头来，拿纸巾慢慢擦泪）

治疗师：嗯，嗯，嗯……

来访者：（深深吐气，眼睛向上看）［身体的调节和转换。］

治疗师：啊，嗯，嗯……

来访者：（闭上眼睛，表情平静）［一波悲伤痛苦过去了。］

治疗师：是呀……（深深吐气，表情悲悯）啊……嗯……嗯……嗯……

来访者：（擦泪，嘟起嘴深深吐气）很愿意，愿意让她牵着她的手……［孩子气的生动表情的出现，体现了来访者对年少部分的身体代入，也表现了她从悲伤痛苦到轻松释然的变化。］

治疗师：嗯嗯。

来访者：（声音渐轻，带着哽咽）走一程吧……这样子地（走）……［此时的哽咽来自感动，与之前的悲伤不同。］

治疗师：是呀。她愿意让你牵着她的手，（慢慢展开笑容）啊……［以镜映和治疗师自己的体验来一起深化这个突破的场景。］

来访者：（点头）嗯。

治疗师：喔，喔。

来访者：对。

治疗师：我好奇这一刻（双手交握），她能够牵着你的手，这是你有生以来的第一次，对吗？她感觉可以去信任，她愿意牵着你的手……当她握着你的手时，她感受到了什么？［探索和深化这个新的关系体验。］

来访者：（鼻子抽泣，默默地向前看，手扶着脸颊）［悲伤再次出现，因为此时此刻的"得到"也唤起了来访者对当年的失去和缺乏的记忆和悲悼。此时出现的悲悼自我是一种疗愈性的体验。］

治疗师：（表情悲伤）啊……嗯……［和来访者一同承担悲伤。］

来访者：（深深出一口气）感觉是，挺温暖的、挺有力量的。［疗愈性的悲悼自我体验往往很快得到缓解；此时好的感觉开始占主导。］

治疗师：嗯！能感觉到你手掌的温暖（双手相合）和力量。［强调身体的体验。依恋关系中的"触觉温暖"是从婴儿期开始的关于信任和安全的一个直接质感。]

　　来访者：（点头）嗯。

　　治疗师：（长出一口气，不断点头）啊，啊……嗯……

　　来访者：不管怎么样，我都会带着你。[成年自体部分自发地表达欢迎的信息，简单而坚实。]

　　治疗师：哇，哇。（笑容）

　　来访者：（带着思索，不断点头）对……对……

　　治疗师：我在想象当你说出这句话的时候，她也许会抬起眼睛看见你。[引导对正向信息的接收体验。]

　　来访者：（抬头向远方看，表情略带辛酸，轻轻地）是。[又一波的悲悼自我的疗愈性情感。]

　　治疗师：（着重地）这句话的真诚……和分量……[强调此时此刻的真挚和好的互动。]

　　来访者：（沉默，慢慢点头，深深吐气）

　　治疗师：嗯……是一个承诺。

　　来访者：所以她也感觉到很踏实啊。她也感觉到很踏实，对，很踏实。而且好像感觉从现在开始，不用再操什么心了吧……"我不用再担心什么，也不用再操心什么了，我没有什么事……"[年少部分扩大转化的体验，深入新的自我体验，从"我不用"因为他人的情绪痛苦而泯灭自我的感受空间，到微妙地回归到真实的自体的内在感受——"我没有什么事（需要担心的）"。]

　　在 AEDP 比较三角中，强调以新的、关怀的和有情感胜任力的依恋对象的在场，转化来访者在创伤中形成的自我和他人的工作模式，即从"我是不好的、无能为力的，他人是不关爱或者失职的"，转化为"我是好的、有足够能力的，他人是能够关爱的和有能力的"。这一节的工作正是这样的一个工作模式的转化的集中体现。需要特别强调的是，在这一节中提供安全依恋的他人，正是来访者自体的一部分。治疗师的工作除了给来访者提供直接的安全感受外，更多的是支持和催化来访者建立这个内在的安全依恋。

　　如果我们用建筑工程来比喻，那么此时就像是先搭好脚手架（在前一节中，来访者的成年自体作为其依恋对象的能力和心愿得以呈现，其年少自体对这个能力和心愿有了初步的看见和接纳），然后治疗师和来访者在场景重塑中一步步地搭建起了房子（即安全依恋）。这些搭建的细节包括：一个多年因隔离没有看见、没有表达关心的成年自体此时练习表达关心；一个在创伤中未曾接收到保护和陪伴的受到创伤的自体此时练习表达自己的需要，练习接收他人的回应和关爱；等等。这个搭建过程，是大脑和身体对新事物的学习过程。

在这里，我想特别讨论一下让受到创伤的自体接受好的体验的工作。从 AEDP 的角度去理解，依恋关系的创伤给个体带来的一个重大的、持久性的危害，就是令个体失去对他人的信任，对那时那地让个体感觉失望、背叛、遗弃的他人，以及对周围的其他人，甚至是对多年以后的此时此地爱惜她、能够有效支持她的人，也无法建立信任。AEDP 学院的两位老师杰瑞·拉玛尼亚（Jerry Lamagna）和凯瑞·格雷希尔（Kari Gleiser）特别专注于受过深度创伤并出现严重解离症状的来访者。他们（Lamagna & Gleiser，2007）观察到，来访者的创伤经历给他们留下的烙印（包括深度的不信任、情感失调、自我身份认同的解体、羞耻感等），往往给他们的生活带来了长期的阴影，使得受过创伤的幸存者难以接触到他们内在的资源，也难以从与他人的联结和支持中得到宽慰。戴安娜·弗霞老师（2001）曾写道："创伤最大的危害之一就是，它会让人们怀疑自己的快乐、开放、人际接触，以及自身好的状态。"受过创伤的个体可能会对负面信息（包括压力和不足）特别敏感，而对新的好的事物和关系过度谨慎甚至是拒绝接收，这会使其在无意中让自己长期陷于精神贫瘠和困乏的状态。此时，当获得一种好的体验时，由那个有资源的自我部分提供，在被受到创伤的自我部分的接收后，这个从付出到接收到的完整过程便是受到创伤的自我对好的资源的一种跨越性的看见和信任。具体来说，我们看到本节治疗中的来访者，其年少的受到创伤的自我开始能够看到，并且接纳这两个在场的、有情感胜任力的他人（即成年自我和治疗师）。那个无助的孩子现在和成年人建立了一种外显的、温暖的联结，接收了来自成年人分享的情感资源。这仿佛是过去陷于灰暗和绝望之中的受过创伤的自我，此时已经抬起了眼睛，看到了周围其他的色彩，也看到了远处地平线的曙光和希望。这给来访者受到创伤的自我的疗愈前景带来的是飞跃性的希望。

这个希望以及放松、释然的感受，也延伸到来访者成年的自体。从被年少部分的自我的接纳和信任中，来访者对其成年部分的自我也产生了更多的信任，过去苛责压抑的内在关系变得宽松和温暖。换句话说，来访者由此"能够容纳和体会他们自身好的感受、愉悦的感受、被爱的感受，并且能够受益于互动中接纳性的情感体验，即被看到、被理解，得到帮助、被爱惜"（Fosha，2001）。关于"情感接收力"的概念在本书第 7 章有详细的阐述，并探讨了治疗师如何有意识地促进来访者的情感接收力。

在经典的母婴实验里面（eg.Tronick，1989; Beebe, et al., 2010），展示了良性的母婴互动会建立一个共同的调控系统，帮助婴儿较好地适应和理解她在一个新的世界中的体验，促进其大脑的理想发展。失调和失去联结的母婴互动则可能会给孩子带来长期的心理健康的隐患。在前面以及接下来的工作中，面对过去的缺失，治疗师帮助来访者孜孜不倦地激发这个依恋系统中的良性互动。在这个天性驱使的、在安全情境下焕发的关系的修补和创新得到身体的体验，然后这些感受在认知层面得到整合和巩固后，来访者的大脑神经系统得到了一个新的机会去成长（Damasio，1999）。一个新的、安全的自体依恋关系逐渐变得丰满、具体和坚实。这正是 AEDP 工作的一个特点：在疗愈过去的痛苦的同时，也捕捉和建设积极和正向的空间。

继续场景重塑：在安全型依恋的互动中深化和扩大年少和成年部分的疗愈

案例

治疗师：啊，哇，哇。多么需要，多么需要能够放松下来，能够做自己，做一个孩子。嗯，喔……［看到新的安全感的建立，治疗师从体验和认知的角度同时做出见证，而且表达了欣喜。］

来访者：（擦泪）

治疗师：这个时候，能够从她的脸上、她的身体上（手势），怎么样能够看到她的这个"放心"？［鼓励在身体中深化正向情感的体验。］

来访者：（深深吸气，咳嗽，闭着眼睛，一手抚着脸颊，深深吐气，沉默约30秒，抬起头，语气轻快）好像是很开心、很轻松的样子。［疗愈性情感体验得到外显：自在、轻松、愉悦，是一种生命能量的呈现。］

治疗师：好像有笑容在脸上。

来访者：对。好像把很多的事情都抛到九霄云外了。

治疗师：嗯嗯。哇……

来访者：好像忽然就是，啊呀，（语气轻快）那些很讨厌的事情不存在了！

治疗师：这个"抛到九霄云外"（手扬起向外），对吗？有一种很爽、很有力量的感觉。［用语气和动作来加强对疗愈感受的体验。］

来访者：对的，有个……（用纸巾擦擦眼睛，同时语气轻快）不管它了，管它什么样子……对……就是"可以……可以迈着步子跟你走吧"，就是这样。

治疗师：哇，哇……让我想起你说过的那个四五岁的小女孩，（双手上扬）很快乐、很天真。［治疗师自发联想到之前的临床材料。］

来访者：是的，是的。（看着治疗师，干脆的口气，表情放松）我刚才看到的景象是，我穿着一条灯芯绒的工装裤,(看着治疗师)嗯,穿着一条灯芯绒的工装裤(手比画,带着轻快的笑声)拉着她往前走……就是,(向两边快速看看,双手推开)什么事都不存在了。那些事情都走吧,(一手扬开)都滚开吧。嗯,不管它了。[来访者和治疗师的直觉不约而同地转向更早的童年部分的疗愈和生命力的绽放,来访者身体/神经系统在全面收进这个转化,做出适应性的行动。]

治疗师:(微笑,一手握拳在胸前)真的是一种孩子的状态。

来访者:对,对。刚开始的时候我是有一些茫然的——那个茫然是对这么大的自己还不是那么确信,类似"她是可以的吗?她是那么有力量的吗?她能怎么样呢?我跟着她能怎么样?我跟着她会有什么结果呢"之类的。[清楚、流畅地接触和表达自我的对话。]

治疗师:是呀,是呀。

来访者:就有一些不确信。

治疗师:基于她过去的经验来说,这是非常自然的。

来访者:对。那么后来呢,就是跟那个大的在一起的时候,所以当时是这句话,就是说"无论怎么样……",(沉吟了一下,坚定点头)对,"无论怎么样,无论我们走到哪里,无论我们走成什么样,我都不会……(摇摇头)我都不会扔下你的,不会放弃你的,不会让你一个人……再硬挺了"(目光清晰看着治疗师,嘴唇紧闭然后松开)。[自体力量的光芒薪露,在关系上清晰的、切合实际的、坚定的自我陈述。]

治疗师:(喜悦点头)嗯,嗯,她听到这句话了吗?

来访者:对。她听到这句话的时候,好像似乎感觉到说……(沉吟几秒)她是可以的,是可以的,就是真的可以被接受,或者说可以去接受……(看着治疗师)这个邀请、这种感觉。[接收性情感体验。]

治疗师:(慢慢地,微笑着)喔,喔……很感谢这个孩子是很聪明、很有辨别力的,是吗?她,也是很小心的……

来访者:(慢慢地)对,对。

治疗师:同时她也愿意打开自己,嗯……(微笑)哇哦……(手掌抚胸)现在,这个成年部分的你,看到你在做出这样有力的承诺以后,你得到了她的信任……(不断点头)对吗?看到你能够做出这样的承诺,这个成年部分的你有什么样的感觉?[外显年少部分从行为中传递的肯定,尝试借此来疗愈和改变来访者成年部分对自己的批评和怀疑的习惯模式。]

来访者:(沉默,长长出了一口气)

治疗师：嗯……

来访者：好像也有一点点复杂。有一种舒服的东西，就好像是终于有一种石头落地的感觉了。[疗愈性情感在体验中的清楚质地：情绪痛苦的缓解和消除，带来舒服和解脱的感觉。]

治疗师：（眉毛上扬，然后绽开笑容）啊！（深深出了一口气）

来访者：就是总好像，哎呀，有一块石头终于落地了。（身体后倾）一块石头不知道在哪里……（有一句听不清）

治疗师：呀，是非常重要的，非常重要的。

来访者：一直很压抑的……现在就感觉有一块石头终于落地了，这样的感觉……对……

治疗师：哇！

来访者：还有一部分……

治疗师：嗯？

来访者：（轻笑）不知道，还有一部分好像是对我这个成年的自我的质疑……（点头）嗯。[这个质疑似乎阻碍了这个良性修复的过程。]

治疗师：嗯，好的……（手势）这个质疑是来自那个孩子吗？[尝试分辨这个质疑的来源，如果是来自这个孩子的，就表示这个依恋关系需要更多的修补；如果是来自成人部分，则可能是新的体验激发的焦虑和习惯性防御。]

来访者：（沉吟几秒）好像也不是……应该不是来自这个孩子。

治疗师：嗯……

来访者：应该不是来自这个孩子……这个声音来自哪里？（轻笑，然后面容变得严肃，像是在探究什么）"你可以吗？你行吗？你能把她带到哪儿去？"

治疗师：好，我也希望听到那个声音。啊……同时我，我们只剩几分钟了，时间不太多了……我想我能不能（身体前倾，语气变轻，慢下来）去听听——我想这一刻更重要的，是那个孩子——（手势从心的位置向下移动）你内在感觉那块石头落地，好吗？我想从那个孩子那里知道，她在这一刻有什么担心吗？她需要什么？[治疗师对来访者质疑的声音表示尊重，同时邀请来访者绕过防御，回到和孩子的联结工作上面。]

来访者：（注视治疗师，表情专注，身体前倾，然后向后，沉思状，然后深深吐出一口气）我觉得她很享受啦！[自然回到正向的情感体验。]

治疗师：啊，好。

来访者：应该说，那是她最渴望的东西……（偏头，思索地）她很享受啦！不再孤单了，有人会带着她，并且与她分担那些不容易，还有那些痛苦。还会告诉她："你不用管那些复杂的事情，你赶紧把它扔掉。那些都不是你该管的，（笑意，轻松地）你不用管。"然后她就开心了嘛。[愉悦体验。]

　　治疗师：（点头）是呀，是呀。所以这个孩子看到你，她信任你愿意并且能够替她承担，而且会一直承担。[引导来访者的成年部分接收孩子的信任和接纳，尝试取代过去那种批评和不信任的内在态度。]

　　来访者：对，对，对……她还有一种感觉，就好像是跟着这个成年的自己，就好像说："可以脱离苦海了吧！"（看着治疗师，慢慢点头）"你可以脱离那个环境了——那个让你压抑的或困住你的环境……我可以逃离这个地方，可以脱离这个地方……不要去管，也不要去想，这些本来就不是你应该承担的事情（点头，语气流畅，平静）。要是再给你什么压力，那么我可以和你一起去分担你的痛苦，你不用再去承担那么多了。"那个小的她应该会感到很轻松、很愉快。嗯，是的……（低头）其实我现在也更愿意停在这个部分，停在一个很好的感受上（点点头）。[用自发的适应性行动来有效地支持自己；自发地体认到好的感受的价值——"更愿意停留在这个部分"。]

　　治疗师：嗯，是的，是的。而且我知道，（慢慢地）这个孩子其实是非常有智慧的。

　　来访者：嗯。

　　治疗师：多年来的经历让她知道，有时不能跟母亲表达愤怒。她心里是有这种感受的，虽然没有说出来，是她心里面有一种直觉能让她清楚地了解，谁能承担，谁不能承担。[之前没有被提出来的可能的愤怒感受，现在治疗师尝试用一个空间去确认和处理。]

　　来访者：（点头）

　　治疗师：所以，这个时候她能够信任你（停顿，微笑）啊……好的，也许还会有其他怀疑的声音，但我觉得这个孩子的声音……

　　来访者：（脖子挺直）[正向自我体验的标志。]

　　治疗师：非常重要，她能够信任你。

　　来访者：（凝重地点头）嗯，（再点头）嗯。

　　治疗师：（微笑，手势在胸前）所以这块石头落地后，你有什么样的感觉？我对此很好奇，很想知道……[回去探索这个来自身体的、自下而上地转化的体验。]

　　来访者：（轻轻吐了一口气，沉思片刻，眼睛湿润）石头终于落地的感觉……哎，（身体伸展前倾，又吐了一口气，双手合住，扶在脸颊边，闭上眼睛）就好像我们刚开始的时候……我都不能够跟我自己建立深度的联结，好像我把自己丢掉了——丢掉了很多年。这块石头终于落地了，就是终于又把自己找回来了……那个小的、被丢失的自己，还有那个大一点的、不被重视、不被爱的自己。所以，多少年来一直是悬在那里、吊在那里的那块石头——啊，其实我也不知道那块石头是在哪儿，反正就是一个挺奇怪的东西（轻快笑声）。（看着治疗师）它落地了，就是我找回了我应该有的东西。[此时来访者身体有大幅度的伸展移动，以及自动的呼吸调整。她对过去和现在的状态自发地做出了对比和总结，一个新的自传性叙事在此产生。所有这些都标志着她这份新的体验在身体和大脑中进一步地调谐，就像是一个机器从一个或几个零件的变化开始，逐渐延展到整体的变化，以及对这个全面变化的调谐适应过程。]

治疗师：（微笑）嗯，哦，哦。

正如戴安娜老师在 AEDP 临床工作中观察到的（Fosha，2007），好的体验（包括正向的情感体验）是良性治疗过程的成果和标志，并会为下一步的疗愈和正向变化提供能量。这在 AEDP 中是一个被称为"螺旋上升"的不断转化的过程。在这个过程中，治疗师往往只需要进行识别和确认、有意识地深化、沉浸和扩大，并且移开防御、焦虑的阻碍或仅仅是因陌生感而引发的迟疑。这个过程会很自然地像水面涟漪一般，带来一波又一波的疗愈。在来访者说出"对成年部分的质疑"时，她突然产生了一个自我怀疑的反应。与此同时，来访者能够清晰地表达和分辨，然后接纳治疗师带着尊重的邀请去绕过这个阻碍。也就是说，这个防御在安全和良性环境的承托，以及来访者对自我和关系的体验有着良好的接触的情况下，得到了顺利的解除。疗愈和转变的过程得以继续。

来访者表达出一种"石头终于落地"的感觉。经过治疗师的捕捉和敦促，来访者进一步清晰化，这种多年累积的重压的感受，正是她无法独自处理而只能隔离的情绪痛苦的质感。此时在一种有效的支持关系中，其情绪痛苦得到了突破性的接纳和释放。这份"石头落地"的体验是自下而上的，是来自身体的，是如此地新鲜，来访者和治疗师的大脑的反思部分都在努力跟上这份体验，理解它、整合它。在后来回看的时候，治疗师更清晰地意识到，这份体验在当时标志着一种深刻的变化——过去的创伤性的情绪痛苦已经完成了一波疗愈和正常的情感新陈代谢，而不再是一个需要持续背负的压倒性的重担。

虽然在当时来访者和治疗师的左脑还没有完全识别出这个变化的深度，但是她们的右脑和身体都清楚无误地反映着这个变化。来访者感受到症状的消解（"把很多的事情都抛到九霄云外了""终于有一种石头落地的感觉了"），生命活力的迸发（例如，轻松、笑声），以及和自我的一种新的联结关系（"终于又把自己找回来了"）。从身体的标记到语言的表达，这个体验都有一种外显的、美好的质地。而作为二元关系中"另一元"的治疗师也感到深深感动，并感受到了喜悦和鼓舞，以及生命的能量。

脑神经科学家们认识到，大脑作为一个器官，不只在我们的生命早期，而是在我们的一生中都具备改变的生物基础（eg.amasio，2018；Doidge，2007；Siegal，2013）。当过去被隔离的深度情感在身体中得到完整的处理和释放时，正向的情感（例如，生命活力、希望、信心、清晰、力量、简单、愉悦等）得到激发，个体也会联结到一种"自我的真挚感"、生命的真实感和意义，以及美感（Fosha，2020）。这个符合人类自然成长倾向的转化，一旦启动，带来的是大脑深刻的变化（Beebe & Lachman，1994）。在治疗师能够识别这样宝贵的变化过程，争取机会让这个过程在大脑和身体中有几分钟或是更长的停留和温习，大脑的变化就会更加广泛和持久。

在这次治疗中，治疗师和来访者建立了安全的、疗愈性的内在（来访者和自体）和外在（来访者和治疗师之间）依恋关系，之后在第三次和第四次治疗中，来访者进入了更多的创伤疗愈工作，这与上述规律是吻合的。来访者回访了童年、少年和成年阶段经历的创伤，也涉及了一些她间接感受到的、由父母和家庭背负的创伤。其中，给治疗师留下深刻印象的一个具体场景，是来访者在四五岁时被母亲送到幼儿园，她看着转身离开的母亲背影，绝望地大哭。在治疗中，来访者重新体会到了当年的她在经历剧烈的分离恐惧时得不到有效调节的痛苦，同时帮助当年的孩子找到了语言来描述这个感受——"很孤单、很凉、很冰的感觉""整个上半身都是凉的，甚至背部……有一种贴不着的感觉，不知道往哪里贴去"。这些过去的痛苦在成年自体和治疗师的共情在场中得到了调节、释放、疗愈，不再影响来访者的现在的情绪和关系。她的工作功能得以恢复，和伴侣、儿女的关系也变得更加亲近。

以下是来访者第五次治疗的片段。

第五次治疗

片段 1：一开始，元处理上一次治疗中的好的体验

元处理工作是在一个好的变化发生了之后，治疗师引导来访者去回看这个变化是如何发生的，以及这个变化对来访者来说意味着什么。我们中国有句话："知其然，还需知其所以然。"类似地，如果一个变化发生了，就像是打开了一个新的脑神经通路，如果没有得到足够的关注和理解，这个通路就可能会模糊甚至消失，让大脑重走老路。我之前就有过这样的经验：在治疗中，来访者发生了一个很好的变化，但是一个星期以后待他再来的时候，我询问他，他回答说不记得了。如果我对此进行了充分元处理，那么往往不会再出现这种现象。

　　在 AEDP 的工作中，元处理可以在任何一个环节进行。在治疗结束以前的元处理特别能够起到一个总结的作用，帮助治疗成果得到巩固，让好的变化在治疗间隔期得到尽可能的延续。在元处理过程中，治疗师一方面引导来访者继续停留和体味这些新的好的体验（Yeung, 2021），包括与之前从未有过的体验或是相反的体验进行对照，一方面激发反思自我的功能（Fosha, 2000；Russell & Fosha, 2008）。这项扩大了正向转化的空间，帮助来访者深化核心状态的体验，使得这个转化的成果能够在治疗中甚至是治疗以后得到持续深化和巩固。

案例

　　治疗师：距离上一次见面，感觉已经有两三个星期了……

　　来访者：对，应该有三个星期了吧。

　　治疗师：（微笑，语速放慢）三个星期，嗯。

　　来访者：有三个星期，对，（向上看）嗯，觉得还都……（微笑）其实说起来，我又开始在回顾这三个星期了。

　　治疗师：嗯，也许从此时此刻开始，对吧，（微笑，手放在胸前）我们又在这个一起的空间，啊……也许我们可以一起去关注一下身体。［追随来访者的关注点，用"我们""一起"这样的词汇来提示同在的关系空间，同时把注意力导向身体和此时此刻。］

　　来访者：嗯，嗯。（点头，神色凝重，向上看，深深吐气，闭眼，肩部下垂）［回应治疗师，身体的反应体现出接纳和调节，这是对情感深入的绿灯信号。］

　　治疗师：嗯。（微笑，闭眼，睁开眼）嗯，是啊。我也还在感动，上一次我们见面的时候，是啊，嗯……（悲悯的表情）［让来访者感受到在咨询空间以外，她仍然存在于治疗师的"大脑和心灵中"。］

　　来访者：（静默，闭眼，点头）有三个星期，对。（向上看）

　　治疗师：我好奇在这个时候，你关注到身体里面，有什么样的感受（柔和地，眼睛闭上）。［用语言和肢体沟通提示对身体的关注。］

　　来访者：（睁开眼看看治疗师，微笑，又闭上眼睛，静默 15 秒，慢慢睁开眼睛，绽放笑容）嗯，我就是，身体是很放松、很平静的，嗯，身体是没有任何的，（向上看，微笑）嗯，波澜。这是我感觉挺吃惊的一个部分，因为今天其实我也还是挺忙碌的，也发生了一些事情，白天，对，（思索地）此时此刻，很好，对。［有调节的内在空间得到呈现，在意识中接收到这个新的、好的现象。］当我在此时此刻跟你建立联结的时候，（慢慢地，一边体会一边表达）我会有一个很清晰的东西，就是很钦佩的，还有羡慕的那个部分。我的意思说，怎么在之前仅仅有那么几次短暂的治疗，我的内在就会有一个很深的被看见呢？嗯，（表情凝重）很深的被看见，还和你有一个很深的、无间的——确实是无间的——联结（绽放笑容），嗯。（表情再转凝重）我就是很钦佩，你外在体现出的风格和态度是温和的、贴近的，但是你内在的那个有力量的部分，给我传递出的信息又是有爱的、支持的，而且充满能量——这也是让我羡慕、钦佩的部分。是的，这个是我跟你建立联结后，让我印象最深刻的、最感动的部分（手揉着鼻子和嘴巴，然后温柔地微笑）。[显然，来访者在一边想一边讲，完全投入了对自我体验和关系体验的探索、表达和整合的过程。来访者的人际状态是开放、大方、慷慨的，没有防御或焦虑，处于状态四核心状态。来访者对治疗师清晰地表达感激，也是核心状态的一个表现。]

　　治疗师：嗯，喔，喔。（绽放笑容，慢慢地、柔和地，手朝向胸前）听起来真是非常丰富呀。而且，我感到一个非常开放的、（目光向上）接纳的你，然后我也对自己有了一种很深的、不同的感受，我在头脑中对此有了一个理解。接收到你对我的接纳和肯定，也让我感觉非常（手指着胸前，喜悦的笑）舒服（感动的笑容）。[追随，全身心地见证来访者的状态；真挚地接纳来访的感激。]

　　来访者：（表情放松，同频微笑）[看到她的倾慕和肯定得到真诚的接纳，来访者表现出一个放松。]

　　治疗师：是啊。（微笑，慢）我好奇你说的这个"很深的被看见"是怎样一种感受呢？［深化正向感受。]

　　来访者：（深呼吸，思索表情，沉默 10 秒）是的，从感受来讲，（向右上方看，沉默片刻）好像就是很少有人能够触及的，或者是我很少有机会愿意去开放那个部分。[接触到内在的那个孤单的部分；在表达中也接触到自己主动选择的力量。]对，那是非常难得的，（点头）非常难得的 [成就感的体验]，（沉默几秒）就是在一起啊，（看着治疗师）在一起。[讲述依恋关系的体验，这个体验是好的，同时也可能是让人迷惑的，因为它对于来访是那么地"新"。]好像在一起又去经历了那个部分，回溯那个部分……嗯，很难用语言来表达，就是，很深的被看见，是一种很深的释放——（看着治疗师，语气清晰，干脆）对，是一种很深的释放。[用语言表达出疗愈的体验在身体内进一步得到深化和整合，此时声音的质地和语速也在传达一致的信息。]是的，而且好像经历了那样一段有人陪伴走过的历程后，（向上看）好像……好像我不会再觉得那是一种……（向下看，反思的表情）一种很深的悲伤，对，那不再是一段很痛的过往。（语速加快，语气干脆）对！那个新的体验（轻快、愉悦的微笑）和新的感受就是与以前不同了，以前那个部分是让我感到害怕的，或者说是，嗯，羞于启齿的，或者说是，啊，说这些又能怎么样嘛……

对，跟你一起去经历那件事后，让我感觉很落地、很踏实。[转化带来轻松、愉悦、充满活力的、稳定的情感体验，让来访者在与过去的对比中凸显了飞跃的巨变，并对自己和自己的变化做出了肯定性的识别。来访者此时在表达体验，也在用左脑理解这个变化是如何发生，也就是自发的元处理。]

治疗师：嗯。

来访者：（低下眼睛，反思）嗯，（抬眼和治疗师接触）嗯。

治疗师：（表情悲悯）所以这个部分——可能是你自己选择的，也可能是环境的原因——是被隔离起来的，并且隔离了很久……对吗？那么，现在那个不再悲伤、（手在胸前反复张开合上）不再羞耻，现在的那个部分，它，（绽放笑容）也就是那个部分的 A 的感觉是怎么样的？[此时治疗师关注到了那个强烈的对比，但是较多关注的是来访者受到创伤的过去，还没有足够跟上此时来访者的转变和来访者对自己的肯定性识别带来的积极体验。]

来访者：那个感觉的部分是，有一种很有力量的感觉，（眼睛周围肌肉微皱，强调的表情）对，那就是她内在也有的东西——也是我的一些东西。换句话说，就是我在这个阶段也在同时感觉到了父母给了我历练自己的机会，还有他们在我小时候就给我的鼓励、荣耀和夸赞。（表情暗淡）那种欣赏是他们一直为我骄傲的，不管他们有没有用语言来肯定和表达出来，但是我从他们的表情，或是从他们向外人的表达，就能感受到自己身上的那些东西是被父母欣赏的。[新的自传性叙事正在呈现，来访者以发现的眼光看到了自己的力量，感受到被他人看见和被爱，同时也在发现一些丧失、感受到哀伤。]一直以来，他们也是在鼓励着我……嗯……成长的。可能就是最近的这个……（深吸一口气）让我感受到自己力量的部分的出现，让我明白其实父母给予了我很多东西，我对这个部分心怀感恩的，（低头内省）而不是有责难的，（低头内省）负面的，那种被压迫，不是被压迫产生的一种……（此处治疗师听不清）（轻快地笑）。我不知道……我感到了欣喜、高兴……我不知道这是我整合出来的一个部分，还是说这个部分它本来就是存在的，我现在只是去重新体验了。在我把伤痛的这个部分解放后，就是我能够解放我自己、获得自由释放的时候，我突然能够感受到很多来自父母给予的很美好的东西（柔和微笑）。[来访者对创伤带来的痛苦做出深度处理，使其能够接触到痛苦之外的、更全面的、更多正向的情感和关系的体验；与之前隔离的自己的重新联结往往会让人有一种既陌生、新鲜，又熟悉、"似曾相识"般的感觉。来访者的状态保持平静、清晰，对他人产生慈悲心，对自己有真实感，这些都是核心状态的标志。]

治疗师：嗯，是的，听起来是很真实的。过去觉得压抑和缺失的那个部分，那个小小的 A，有时是非常棒的、非常有力量的，这份从你肌体里产生的力量需要你去适应。与此同时，你的关注听起来也在扩大，你关注现在自己正在吸收（双手从外向内移动）的那些其实一直被你记在心里的营养，还有那些肯定的和爱的部分，这让你有一种新的吸收的感觉……［现在治疗师跟上了来访者的新的变化，回应中肯定和突出这个"新"的正向变化。］

来访者：嗯，对的，这个部分就是在这几个星期里体会到的，是一种时不时会冒出来的那种很感恩的体会……嗯，当然了，还是有一个很强烈的东西还在里面，就是那个自我批评的声音，但它的强度好像没有以前那么大了，不过还是会有，（抱歉般的笑）时不时就会冒出来。就是最近，特别是这几个星期，我好像是处在一个停滞的状态里，这是我的一个不太好的体验，所以我就开始否定自己、怀疑自己。然后，我也想办法去调整这个部分，但还是有一种无力感。（眼睛看着治疗师，语气坚定，干脆）这是我最近的一个从行为到心理的变化……（眼睛向左上方看，反思）嗯，其实也不算是变化，是一直就有的，它还没有消退。［表达感恩的正向感受，然后清楚提出工作议题，带领治疗的方向，开放地寻求治疗师的帮助。没有防御和焦虑的迹象，在新的议题中继续呈现最佳自体状态。］

治疗师：你说一直就有……

来访者：嗯。

治疗师：这个感受大概是从什么时候开始的呢？有没有一个时间点？［探索议题的历史，寻求具体场景着落点。］

来访者：时间点……就是我，我……（眼光放低，抿嘴）应该是我上高中的时候。上高中那几年，压力很大。当时我上的是重点学校，还在重点班，（微笑）可以说全市的精英可能都在我们班里了……那几年，班里的同学一直很拼命。我感觉自己拼得很辛苦，但就算我这么拼我也不是个学霸，（微笑）没法冲到班级前 15 名。在那几年——当然，我之前跟父母的关系也不太好的——好像就是……（沉默）我一边努力着，一边知道自己不好、不行，无论怎样都拼不到班里的前 15 名里，是的……那时，我开始明显地感到自己特别压抑。每天放学后都不想回家，不知道回家后怎么去面对父母的脸啊……（微笑）［反思状态，和过去的情绪痛苦有一些防御性距离。正是这个多年的习惯性的防御使得她显得外表坚强、内心孤独，得不到帮助。］他们那严肃的、对我有更高要求的而且觉得我始终还不够好的脸。［清楚地呈现了多年的致病性的孤独和无力感的来源。］

治疗师：嗯……［半语言方式表达参与和共调。］

来访者：就是在那个时候，我对自己有一种谴责……嗯，其实也算不上是谴责吧，更确切地说是一种评价，就是觉得为什么你不够聪明，为什么你学得这么累、这么笨，为什么你那么辛苦还冲不到前面去（自我调节的笑），为什么别人就能那么好，就是……哎，就是那个时候我总是给自己挑毛病，看不到自己的好，也看不到自己努力的那个部分。就是因为我总觉得自己不够好，（看右上方，反思表情）所以一直到了上大学的时候，其实我也是竭尽所能了……父母在那时对我的要求是要德智体美劳全面发展，要七项全能，要怎么样怎么样……（停顿反思的笑）但是即使那样，我还冲不到最好，我反正就是有不好的地方，所以我一直带着这个东西到了今天。嗯，有时看到别人做的项目，就会说别人怎么做得这么好，我怎么就不好不好……这个说自己不好的部分，时不时地就占上风了，自己好的那个部分就看不到了。（自嘲地笑）你看，我说到这个部分的时候，就是还是会有一些（双手抬到眼边）眼泪在里面……

治疗师：（声音温柔，表情悲悯）嗯。

来访者：（扁嘴，悲伤从眼角扩大到了面部其他部分）像是一种虐待自己的感觉……

[这里来访者多次有微笑的表情，有一些自我调节和解嘲，同时和之前隔离和防御的笑有着细微的差别，来访者内在保持和情感的接触，并逐渐感受到对自我的悲伤，核心情感呈现和扩大。]

在这一次见面的一开始，治疗师就和来访者对其转化的好的体验进行了深化和元处理，由此带来的核心状态帮助来访者快速地进入了下一轮的工作。从确定工作方向到在过程中对治疗师的和来访者自身的情感和智力资源的采用，来访者都处于一个开放和有效的状态。

片段 2：在安全依恋的承托下，有效地处理创伤

来访者接下来联系到自己在成年后经历的创伤——母亲去世。年幼的时候，来访者和母亲的分离会激发其产生剧烈的痛苦和恐惧，以至于情感崩溃。在成长过程中，来访者学会压抑和切断对母亲的情感需求，以维持自己的生存和功能。来访者在成年后，逐渐建立了个体安定的空间，想要和母亲重建联结。然而，此时母亲猝然离世。来访者用了"从天堂到地狱"的语言，形象地表达了这个从希望到绝望的剧烈过程。治疗师理解到，这是超出个体承受限度的情感浪潮，需要人际关系的大力支持来让来访者不重复过去被淹没的状态。庆幸的是，来访者很快就联结上了之前和治疗师建立的安全依恋的资源。

案例

来访者：（悲伤，面部完全放松，流泪）此时此刻，我好像跟那个小的我有一个非常紧密的联结，这是一种比往常更强烈的感觉。［自发地建立一个与内在自我部分疗愈性的依恋联结。］

治疗师：呀……

来访者：（点头，坚实的肯定）就是……（听不清）

治疗师：告诉我，这个小的 A 是多大年纪？［寻求具体细节来深化这个新的关系的体验。］

来访者：就是 30 多岁的时候，30 多岁的时候……

治疗师：嗯，这个紧密（一只手反复捏紧）的联结是什么样的？我好像感觉你们两个在手握着手（闭上眼睛，手做出捏紧的手势），在你的景象里面是什么样的？［尝试内在对话场景重塑，唤起协调的关系体验在身体上的体验。］

来访者：（用纸巾擦眼泪，沉默 10 秒）

治疗师：嗯，嗯。

来访者：其实我是有一个冲动（向右上方看），我想去，真的想去，抱一抱她……是的。［作为有能力和在场的成年人，对于创伤中的早年自体部分自然地、直接地焕发出了爱惜和照顾的行为倾向。］

治疗师：啊……（释然地吐气）

来访者：（清晰，带着思考）我在这里真的很想说一句内疚的话——这么多年没有，没有好好去珍惜……（眼泪继续涌出）［认识到自己早年的缺失，以一个更年长的、更智慧的、更具有慈悲心的角度去看到，悲悼自我，主动修补自我内在的依恋关系。］

治疗师：嗯，嗯，是呀……（眼圈发红）［治疗师也被这个温暖的修补行为感动了。］

来访者：好像常常就是把你一个人丢在边上，只是看到了……但是没有看到你的里面……（哽咽，部分听不清）没有看到你的里面……［真挚的爱惜和歉疚，与早年因为防御而忽略自己的痛苦形成鲜明对比，为自己带来了一种新的疗愈性的关系体验。］

治疗师：所以，这个遗憾，对她缺失的……

来访者：（点头）

治疗师：对她缺失的那个部分，你很了解……

来访者：（点头）

治疗师：你想要给她什么？［给表达的情感命名，催化修补行动有一个更具体、更细节化的表达。］

来访者：（哽咽，悲伤，眼睛向下看，沉默，用纸巾擦泪）［情绪痛苦在继续流动。］

治疗师：嗯，这个现在的你能真正地了解她的痛，还有她的经历……［积极引导"分离"以及"分离"基础上的支持行为——"现在的你"对"当年的你"，即这个关爱的、智慧的、有资源、有希望的你，对那个缺乏自我和关系资源的、迷惑、绝望的你。］

来访者：（抽动鼻子，身体震动）［情感的流动依然强烈，但身体上少了一些压抑。］

治疗师：（柔和、缓慢地）你……这个今天的你……要给她什么？［坚持地推动，同时放慢，给予这个过程更多的空间。］

来访者：（沉默，然后深深吐气，皱眉，然后放松）［放松往往表示一波情感浪潮的过去。］

治疗师：嗯，嗯，这个拥抱里面……［改换引导的语言，同时更加缓慢和简单。］

来访者：（轻轻点头）我想说，我可以给你更大的空间。［适应性行动的突破性呈现——清晰、具体、简单、具有现实可操作性，有一种水落石出的感觉。］

治疗师：嗯……

来访者：嗯……你想休息就休息，不用太用力了。［落实到具体行为的调整，简单清晰。］

治疗师：不用太什么？

来访者：不用太用力了，啊……（长长的松一口气的声音）

　　在这一段工作中，来访者从丧失母亲的悲伤自然地转到了自体的情绪痛苦及其疗愈上，并且自发地借助新建立的内在安全依恋。这是一个重大的转化——母亲不再是唯一的安全和照顾的源泉，来访者有了内在的依恋和爱惜；而且来访者在有意识地使用这个机制，帮助自己去改变之前长期存在的自我苛责，更有效地面对现实生活中的压力。治疗师此时的工作，主要是帮助来访者识别这个过程的正向意义，协助她而不是挡道。

　　来访者在这个过程中是一边推进她的创伤工作，一边在体会和深化她已经发生的深刻转化带来的疗愈成果。放松、感动、自我感觉坚实的疗愈性情感，以及对自体的悲悼和怜惜的情感等属于状态三①的情感过程在这里都有所呈现。在接下来的片段 3 中，来访者在感觉奇迹发生时的战栗感、对自我成就的愉悦和自豪的掌握性情感、感觉"对劲"的顿悟性情感、生命里焕发的情感等状态三的情感过程，也都有不断地体现。它们带来的对自我和生命真相的新的体验和理解，又带来状态四的深度整合，形成了一幅彼此交

---

① 状态三是在近几年 AEDP 研究中发展的一个新的概念和架构，请参见戴安娜老师为本书写的中文版导读。它包含的一些现象在本书前面的一些章节中有所阐述，但它作为一个单独的状态及其具体特征在本书初版时并没有得到体现。

织渐进的美好图景。

片段 3：结束时，对整个治疗过程的元处理

从片段 3 到此时，大约过去了七八分钟。在这七八分钟里面，治疗师与来访者经过了几轮由来访主导的、治疗师跟随和催化的、内在安全依恋继续深化的过程。从身体的体会到头脑的理解，来访者都体会到了愉悦和生命力的焕发，同时还表达了一种目睹"奇迹"的感觉。此时，因为还有大约 10 分钟就到了结束的时间，所以治疗师选择进行集中的元处理，以帮助来访者的左脑去进一步理解和整合这个疗愈性情感体验。

案例

来访者：（深深地出了一口气，身体向后坐）对，很通畅的感觉，很舒畅的感觉……而且那个画面确确实实是，啊……两个人能够紧紧地拥抱，（向右上方看）那是温暖的、不容置疑的，对，有依靠，（强调地）也是有力量的（重重地点头）。［来访者提到的"通畅"和"舒畅"都属于疗愈性情感体验。来访者接纳治疗师之前的总结，对这个新建立的安全依恋有一种带着反思的清楚体验，并肯定性地识别自己的转化和内在关系的转化，状态清晰、轻松、平静，处于核心状态。］

治疗师：哇。

来访者：是的。

治疗师：我们就要到结束的时间了，还有几分钟。这一刻，这个新的体验就是你可以接纳进去……［提出总结性元处理的工作。］

来访者：（看着治疗师，微笑）

治疗师：在你看到自己能这么做时，你有什么样的感受？［把元处理的焦点放在自我的变化上。］

来访者：（深深吸气，向右上方看，沉默近 10 秒，吐气）我的感觉就是，这个真的是她需要的……也是她这么多年来一直缺失的东西。当然，可能是因为一直得不到，（看着治疗师）所以她也不会去主动寻求。［对当年的缺憾以及相应的防御机制有着清楚的、就事论事的体认。一个新的、合情合理的自传性叙事正在呈现。吸气和沉默中显现出一些对自我的悲悼。］

治疗师：她不会主动去寻求。

来访者：（摇头）对，但今天这样的一个……（向右上方看）这样的一个遇见，嗯（神色凝重，轻轻点头），是的……就是在回顾的过程中，在那一刹那，我确实感受

到……30 多岁的时候真的不容易。我真切地感受到了那种不容易，而不是一个惊天动地的故事——之前在描述的时候，我觉得它是一个惊天动地的故事（耸肩，笑）。好像那个故事都不是发生在自己身上的（笑，看着治疗师），就像是不知道从什么书里搞来的东西。但今天再经历这个故事，我真的体会到了那个 30 多岁的自己，她经历了那么多，背负了那么多……（声音微哑）而且，没有人能够体验她的体验，（语气坚实）嗯，没有人能够体验她。（向右上方看）所以，她习惯了这些年就是这么熬着、挺着。[带着慈悲心对自己当年所处的情景做出真切的、实在的、无防御的接触和体认，与之前持续多年的内在和人际的隔离状态做对比。]

治疗师：是呀。所以，在某种程度上说，真的是很……孤独的。[点明创伤的重要一部分——孤独；治疗师理解，孤独在被看见的同时，也得到了被解除的机会。]

来访者：（点头）

治疗师：这种超出常人的事情……

来访者：（向右上方看）其实她是多么需要有人同情，对吧？她是多么需要，有人能够一直在她身边……看着她、陪伴她。[清晰地接触到当年的依恋需要，并且对之做出肯定。]

治疗师：嗯。

来访者：是啊。

治疗师：是呀，是呀。

来访者：（音量骤然加大，清晰简单）可以找到这样一种联结的感觉，是的……这是一个新的发现，确实是一个新的发现。[新的认知带来"对劲"的畅快感受——顿悟性情感体验。]

治疗师：这真正能让你感觉到自己需要……[继续引导来访者对转变体验的沉浸和延展。]

来访者：对。

治疗师：而且被自己看见……

来访者：对。

治疗师：（点头，表情郑重）这是非常重要的支持……啊……哇……是呀……是呀。

来访者：（看着治疗师，和治疗师一起微笑，然后深深地并带着声音吐了一口气，嘴角浮现出轻松顽皮的微笑，双眼明亮，面颊呈现光彩）[在愉悦和轻松中。生命活力的焕发——鲜活生命力的情感体验。]

治疗师：看见你的笑容在嘴边。[外显正向情感的表达。]

来访者：挺好的一个……（哈哈哈地笑出声）历程，又走了这一段很好的历程。我现在脑中还闪现出了一个人，就是我的闺密，可以说她是我的一个见证人。嗯，她一直以来见证着我的这些经历。她是我的高中同学，我们的交往一直持续到现在。成年之后，她会和我一起，悲哀着我的悲哀，快乐着我的快乐，她会和我一起同呼吸，有时候……我想到她的时候，我就对这个部分很感恩……（擦眼泪）是的，她的样子在刚刚突然浮现在我的脑中，我感谢她，她是我的一个见证，也是我的一个同在。[对过去自传性叙事中关于"孤独"部分的细节矫正，对被陪伴的感动和感激的表达，呈现感激的疗愈性情感体验。同时也保持平静、清晰、流畅的状态。]

治疗师：你真的非常感谢她能陪伴在你身边，使你不是完全地孤单。

来访者：对，嗯，嗯……也谢谢你。本来我可能以为，（向右上方看）嗯……我虽然有一点点期待，但我还是不知道……嗯，要做什么工作。我也没有什么目标，也不知道要做什么处理……但是完全没有想到走到这里，还有这个自我的关心之中，（表情轻松，坦然，愉悦）有惊喜。[对治疗师的肯定和感激，惊讶的战栗性体验，轻松、流畅的自我表达"这就是我"，坦然、清晰。]

治疗师：啊，我也没有料想到。与此同时，我还在想，是你的情感、你的智慧引导着我们，对吗？从这种往往对自己要求非常高的甚至算是苛求的状态，引导到你自己的一些经历，我觉得算是跟这种倾向相关的经历。我很好奇的是，如果我们下个星期再见面，那么在这期间，你的这个带着一种新的、能看见自己和支持自己、能给自己空间的态度的自我会做什么？[回到一开始的主题，柔和地推进这个转化去解决来访者提出的具体问题。]

来访者：（点头）嗯，听你这么说，我也感到很好奇了。（笑出声）对，对……[轻松、乐观的态度，之前的难题在现在看来已经不再是难题了。]

此时，治疗到了结束的时间，来访者好奇心的出现，符合一个处在安全依恋中的个体自然焕发的对外界探索和想要玩耍的兴趣。从本次治疗一开始，来访者就处于一种对治疗师和自身保持开放、联结的状态，然后在深度体验中回访一段创伤经历，继续创造了自身内在的新的安全依恋并从中得到疗愈，最后回到了和本次治疗一开始时相似的核心状态，同时也是一种更加充沛、显著的生命力焕发的核心状态。充满光彩的根本自我此时崭露出来，带着一种源于内在的、身体和心灵在过去和现在都"对劲""通畅""协调"的感受体验。这种体验的质地是美妙的，也是极具感染力的。此时的治疗师也和来访者一同跨越了之前的创伤感受，处于一种对称的核心状态体验，感受到深度的感动、愉悦和活力。

在这次治疗之后，我和来访者又有了一次治疗，然后按照原计划暂时终止了治疗。一年以后，我邀请来访者进行了一次一小时的治疗回访。我在回访中了解到，来访者的转化带来的成果在持续并扩大。她不再受过度哀伤或其他抑郁症状的困扰，对工作和家庭关系的处理，她也比一年前感到更轻松、满意。从治疗时间上来讲，这名来访者需要的时间是短于我经验中的平均值的。不过，在回想来访者的心智功能、她自始至终大幅度投入治疗的状态，以及对我很快达致的信任和开放的关系，我对她可以在短短六次治疗中取得这样令人钦佩的成果也不感到意外。

回看我们的工作，我理解到，来访者是一名在生活中有着高功能的个体。正因为她的韧性和智慧，使得她能够借助心理治疗突破早年的依恋创伤带给她的局限。以当年的社会环境去看，她的父母其实也算不上是失职或忽略的父母。回溯当时的历史大环境，中国经历了半个多世纪的颠簸和动荡，家庭和个人的命运常常会面对难测的挑战。在我的想象中，来访者当年尚还年轻的父母因工作而远迁他乡，远离各自原生家庭的支持，更有很长的一段时间是两地分居。在这种情况下，他们很难建设一个持续安定的家庭环境，无暇在忙于生存之外再去关注他们自己的情感需要和孩子们的情感需要。同时，他们很可能还承载着自己的早年的创伤和缺失，还有和自己的父母经历战乱苦难的丧失忧惧。几代人的创伤以及其中形成的防御模式得不到足够的疗愈和调整的空间，转而会阻碍他们和孩子进行亲密的联结。一方面，他们可能做到了从自己生命经验中来看的最好，包括把自己生命中的防御和维生的功能模式教给了孩子们；另一方面，在孩子们很自然地习得了以情感隔离或焦虑作为自己的生存方式，这会限制他们随着新的环境因素变化的能力。这就是代际创伤的遗传和延续。

从这个角度来说，我们这代人是相当幸运的，在个体满足基本生存和安全以外，还能有空间去探寻其他需要（包括带有个人特色的情感需要、自我的生命意义等）。脑神经科学、发展心理学、心理治疗研究的进展也指出具体的路径，去帮助我们有意识地探寻，系统性地支持符合个人天性的发展，从"摇篮到坟墓"。换句话说，在资源困乏、缺乏稳定和安全的环境之中，个体建立防御机制、把生命能量的付出限制在基本生存的方面，甚至把这样的模式直接和/或间接地传递给孩子（例如，对忽略隔离悲伤、痛苦，对学习、工作在短时间内表现出高度的敏感和焦虑），这些都可能是个体对当时环境适应性的表现。相对地，在宽松、安全和多元的环境之中，关注个体的情感需要，寻取和建立支持个人特质发展的依恋关系和其他人际环境，是个体对环境的最好适应，也是更令人欣慰的。

　　再次，我想回到开篇提到的"文化异同对心理治疗的影响"这个话题。从博士时期的临床工作开始，我在美国这个多元环境之中会接待有着不同文化背景的来访者，他们有着不同的国籍、语言、文化价值观和习惯、肤色、教育背景、社会阶层、性别身份、性取向、宗教等，因此对这个论题的思考和探讨是我每天的必修课。就我多年的体验来说，关注人的肢体语言和情感反应，往往能有助于快速建立友善的和真挚的联结。在学习了 AEDP 以后，我的个人摸索得到了具体和系统的成长方向。一方面，AEDP 的时时刻刻追踪帮助我去发现来访者在情感体验、关系需要和相应的表达方式的独特性；另一方面，AEDP 疗愈和转化的地图也指导我去捕捉和建立安全型依恋，发挥情感的转化能力——这其实也是人类共同的发展规律。这些理解和工作帮助我在接受过传统西方心理治疗训练的基础上，能够有意识地应用我的直觉来对应丰富多元的人际互动。有不少同学和同事问过我在中国或是华人群体中应用 AEDP 的经验。一方面，在这里讨论的中国文化因素，本身就是一个多元、多层面的概念，涉及地域、阶层、代际等因素，无法简单概括；另一方面，基于前面的案例和我自己积累的一些其他案例，我观察到一些初步的特点。比如，在核心情感的体验和表达方面，我的一些中国和华裔来访者相对来说不太容易体验自己愤怒的情感，尤其是当愤怒的对象是父母和 / 或其他早期依恋对象时。得益于 AEDP 对情感工作的大方向的清晰，以及细节上的包容性和灵活性，我有时会先引导来访者对悲伤、悲悼、恐惧等其他核心情感进行接触和表达，从而间接软化来访者对愤怒的防御，最终实现对创伤中自体感受的全面开放。对于这个过程，我的理解和观察是，当一个人能够允许自己愤怒时，他也为自己打开了真挚去爱的空间。再如，在进入核心状态之后，在表达自我的活力的同时，我来自中国和华裔的来访者除了看到自身的力量和复原力外，对身边他人以及自己和他们的关系往往也能迅速地以新的、理解性的视角去看待，并由此导向对他人的谅解和接纳。比如，我在本文中介绍的案例中，来访者在核心状态中很快进入了对父母新的、正向的理解和联结感，"让我明白其实父母给予了我很多东西，我对这个部分心怀感恩的，而没有责难的"。然后，自然地，"在我把伤痛的这个部分解放后，就是我能够解放我自己、获得自由释放的时候，我突然能够感受到很多来自父母给予的很美好的东西"。在传统的以个人为中心的心理动力治疗中，这个现象有可能被当作自我对外界压力的过早妥协，或是防御的表现。然而，在 AEDP 对核心状态的现象描述和理解中，涵盖了超出个体内在疗愈的人际疗愈范畴，包括人际联结感、对他人的共情慈爱心、对治疗师的感激等。这种对疗愈现象的理解是很广泛的，包括个人的幸福和发展离不开人际关系的健康——这其实也传达出了一个乐观的信息，即个人的疗愈的涟漪往往波及亲近的人际关系，甚至大的社会层面的疗愈。

　　我希望我的工作体会能够在我们不断成长的中国 AEDP 治疗师群体之中激发相似的兴趣，也能唤起本书读者的好奇和探索。这种对现象的探索和学习过程，吻合 AEDP 对于促进人类成长和疗愈的开放的、务实的精神。

情感的转化力量

AEDP的疗愈之路

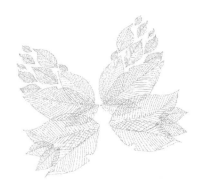

［美］戴安娜·弗霞（Diana Fosha）◎ 著

［加］叶欢（H. Jacquie Ye-Perman）
◎ 译
徐勇

［加］杨兆前（Danny Yeung）◎ 审译

The Transforming Power of Affect

A Model for Accelerated Change

中国人民大学出版社

·北京·

图书在版编目（ＣＩＰ）数据

情感的转化力量：AEDP的疗愈之路 /（美）戴安娜
·弗霞（Diana Fosha）著；（加）叶欢
(H. Jacquie Ye-Perman)，徐勇译. -- 北京：中国人
民大学出版社，2024.4
书名原文：The Transforming Power of Affects: A
Model for Accelerated Change
ISBN 978-7-300-32661-0

Ⅰ. ①情… Ⅱ. ①戴… ②叶… ③徐… Ⅲ. ①精神疗
法 Ⅳ. ①R749.055

中国国家版本馆CIP数据核字(2024)第059072号

情感的转化力量：AEDP的疗愈之路

［美］戴安娜·弗霞（Diana Fosha）　 著

［加］叶　欢（H. Jacquie Ye-Perman）　 徐　勇 译

杨兆前　审译

QINGGAN DE ZHUANHUA LILIANG : AEDP DE LIAOYU ZHILU

出版发行	中国人民大学出版社			
社　　址	北京中关村大街 31 号		**邮政编码**	100080
电　　话	010-62511242（总编室）		010-62511770（质管部）	
	010-82501766（邮购部）		010-62514148（门市部）	
	010-62515195（发行公司）		010-62515275（盗版举报）	
网　　址	http://www.crup.com.cn			
经　　销	新华书店			
印　　刷	天津中印联印务有限公司			
开　　本	787 mm×1092 mm　1/16		**版　次**	2024 年 4 月第 1 版
印　　张	23.25　插页 1		**印　次**	2024 年 4 月第 1 次印刷
字　　数	442 000		**定　价**	119.80 元

赞　誉

在心理治疗涉及的所有主要心理过程中，情感是最后得到重点研究的部分。在这本《情感的转化力量：AEDP 的疗愈之路》中，充满了作者戴安娜·弗霞对情感的功能和如何通过情感达到持久变化的丰富且深刻的理解。戴安娜认为，情感是依恋关系成长的土壤；她展现了在养育过程的互动中所出现的疏漏与伤害如何给人们带来无法承受的痛苦，而人们只有在心理治疗中去直面这些痛苦才能真正获得疗愈。戴安娜很好地应用了精神动力学三角理论关于冲突和情感过程的阐释，带领我们通过治疗过程实录去区分防御性情感和适应性初级情感，并提供了促进情感体验的策略技巧。仅凭这最后一点，就让本书非常值得阅读。

莱斯利·S. 格林伯格博士（Leslie S. Greenberg，Ph.D.）
情绪聚焦疗法（EFT）创始人，《情绪聚焦疗法》（*Emotion-Focused Therapy*）一书作者

戴安娜·弗霞博士在短程心理治疗的理论和技能领域做出了独特且巨大的贡献，大幅度扩大了其前身——阿尔伯特加速共情疗法（Alpert's accelerated empathic therapy）。她富有诗意的文字更增加了《情感的转化力量：AEDP 的疗愈之路》一书的可读性。如果能让令她深受启发的唐纳德·温尼科特（Donald Winnicott）重生，写一本基于当代发展的短程心理治疗的书，那么大抵也就是如此。

戴维·马伦博士（David Malan，D.M.）
英国精神分析师

那些挟持心理治疗的商业保险集团要求我们必须妥协，让我们接受那些收效甚微的改变和缓解，或者只是治疗由某些委员会决定的名单上的所谓"疾病"。现在，在《情感的转化力量：AEDP 的疗愈之路》这部杰出的著作中，作者戴安娜·弗霞博士为我们展示了我们真正可以做到的事情——在短时间内，如何回归心理治疗的人性化，以及回到情感与关系的核心层面。对于所有希望投入情感与人性核心的治疗师来说，这本书都是一种鼓舞、一个方向。当我们具备足够的勇气和技能时，就能抵达那些在我们所有的患者身上都能看到的情感与人性的核心。

保罗·瓦赫特尔博士（Paul Wachetel，Ph.D.）
纽约市立大学临床心理学教授

《情感的转化力量：AEDP 的疗愈之路》这部精彩的著作为我们展示了一个创造性地融合了情感理论、母婴关系研究、依恋关系的理论与研究，以及精神分析和体验传统的原理和策略。作为思维缜密的心理治疗指南，本书在注重情感的同时也时刻关注着承载着诸多情感的关系矩阵。最终的成品是由思考和治疗原理交织而成的丰富织锦，启迪并鼓励着来自不同领域的治疗师。

杰里米·D. 沙弗安博士（Jeremy D. Safran，Ph.D.）
纽约市新社会研究学院心理学教授，《精神分析与精神分析疗法》
（*Psychoanalysis and Psychoanalytic Therapies*）一书作者

**The Transforming Power
of Affect**

A Model for Accelerated
Change

推荐序

杨兆前　医生（Danny Yeung, M.D.）
AEDP 学院教授、AEDP 国际发展委员会主席
《治愈的本能》一书作者

我们正在阅读的这本《情感的转化力量：AEDP 的疗愈之路》，是一部经典的革命性的心理治疗著作。

还记得我初读本书的英文版时，是在一个星期内一气呵成地读完的——从书的首页细读、慢读至书的最后一页。在阅读的整个过程中，我的心里都充满着这样的感受：因精彩的洞见被吸引，因谜团被化解而赞叹，因能够习得痛苦何以被转化而感恩！戴安娜·弗霞博士以优美的文笔、深入浅出的论述，不仅让我们领悟什么是加速的动力治疗及如何操作，如何在临床过程中落实应用已被科学验证的依恋理论及母婴发展性理论，还整合了转化现象的研究及与静观传统。更重要的是，本书充满了丰富的、革命性的心理治疗思维。由于篇幅的关系，容我在接下来简明扼要地提出四个能够立足于心理治疗史的典范式转化。

典范式转化一：治愈性的思维模式

治愈性的思维模式，对应并且革命性地突破了以病态性的视角来观察接受心理治疗的来访者。我至今还依稀记得，在我就读医学院时第二年的首要科目就是病理学，即发病的现象与过程是如何产生的。随后我们学习的与精神科相关的课程都是以如何区分及诊断精神疾病现象的类别为主的。在医学院的课程设置中，从来没有一门科目教授治愈

现象及过程。更糟糕的是，最近，已从医多年的我被邀请到某学院心理咨询系教授硕士班，教务长竟然要求我教研究生如何解读《精神疾病诊断与统计手册》！换言之，现代心理咨询的主流思维竟依然停滞于将来访者病态化，令人不胜唏嘘。

然而，本书的核心理念则突破了将来访者病态化的思维，甚至把被治疗的他人从来访者的角色回归到作为一个人的原貌。治愈的奥秘就蕴藏在情感当中。情感是我们与生俱来的身心现象，是弥漫整个宇宙的创生力内蕴在人类生命之中的宝贝，只要我们当下在身体内体验核心的情感并适切地表达，藏于情感内的转化力量就能立刻发挥出来，使心理创伤得以治愈，使生命得以提升和更新，将痛苦的经历转化成幸福的体验。与此同时，治愈的过程是有迹可寻的。就如从状态一的自我防御及转化力现象，转化为状态二的不适应性情感及适应性情感现象，再转化为状态三中呈现的正向①情感现象，最终转化至状态四的真相感、真我感及无数奇妙的心理素质，其中各种细微的现象，本书均有详细说明。

典范式转化二：破解治愈之谜

本书的另一个创见在于，揭示了心理治疗的核心问题：为什么心理困扰能够得到深度的转化？所谓"深度"，需要从脑神经科学的角度来解释。自童年起，重复心理创伤被刻骨铭心地记录在我们的内隐记忆（implicit memory）中。必须要强调的是"被记录"的现象，即不是我们要刻意地把伤痛的事情记住，而是强烈地亦是被动地、如计算机病毒一般地将其下载到我们的大脑网络中。心理治疗的过程就像大脑手术一般，深入大脑网络的软件中，去修正这些处于大脑网络中的关于创伤的内隐记忆。

如何修正大脑网络中的内隐记忆？要想了解这个问题，就要先理解为何以认知为基础的治愈路径的效益只流于冰山的上角？原因在于，要进入冰山底部的深度内隐记忆就必须以身体性的核心情感（core affect）为路径。治疗师只要能与来访者共同创建一个安全的场域，时时刻刻地审时度势，感知调应来访者在当下体验的核心情感并适切地表达出来，这样蕴藏在其核心情感中的治愈本能就能立刻启动，大脑中的内隐记忆便能得以修正，让来访者获得浴火重生的经历，甚至呈现奇妙的天人合一体悟，把人性原有的荣美重新揭示出来。

---

① 在这里，"正向"并不表示一定快乐，而是一些让患者具体体会到"对劲"和"真实"的感受，就像是把墙上一幅挂歪了的画调整到它变正为止。

典范式转化三：元治愈性过程的创新

绝大多数的心理治疗，在来访者的痛苦情绪得到处理并获得舒缓的感觉后，便认为是功德圆满。然而，本书叙述了一个创新性的元治愈性过程（meta-therapeutic processing）。

所谓"元治愈性过程"，就是在负向情感经过治疗的过程（如消化般的现象）被处理后，将会呈现另一种新的身心状态，其中蕴藏的都是正向情感或正向的发展现象。在治疗中，负向情感被处理后，再度处理出现的正向情感，这便是元治愈性过程。

为什么元治愈性过程这般重要？元治愈性过程的价值是什么？元治愈性过程的关键便是被处理的各种正向情感，让来访者发挥蕴藏在这些正向情感中丰富的韧力，用以直面并超越当下的逆境及挑战。与此同时，亦增强和协助来访者创建大脑及精神资源。并且，在重复的元治愈性过程中，最终呈现的身心状态是一种至真、至善、至美、至圣的境界。

换言之，本书精准地描述了一幅内心转化的路线图，也提供了一个内在价值的指南针，为当今迷失了的"空心人"创建一条清晰的转化出路！

典范式转化四：真我和真他的奥秘

"真我"[①]一词，自少年时期起，我已听过无数次，诸如我们需要"活出真我""重寻真我"，以及我们需要区分"角色与真我"之类的。可惜，始终令我感到迷惘的是，我并不了解真我是什么，或者我们可以通过什么途径找到真我。然而，在我细读本书时，有关真我的奥秘让我有一种顿悟式的破解感。

第一，戴安娜老师通过临床案例的逐字稿分析治疗过程中时时刻刻的互动，让作为读者的我有如身临其境般见证了整个过程。与此同时，关于戴安娜老师与来访者对话，她还标明了说话背后的每种干预技能，让我们清晰地看到来访者在最终进入状态四并做出真我宣告："这个就是我！"必须强调的是，这个真我是一种现象的体验，而不是一种任意莽为的现象，因为状态四连带着的是自我怜悯及怜悯他人的素质。

第二，也是戴安娜老师精辟的创建，真我体验的渲染必须有一个真他[②]来孕育。所谓"真他"，并非什么圣人，而是指一位"他人"，能够时时刻刻地感通觉润来访者的核

---

① 真我（true self），又称"真实自我"。

② 真他（true other），又称"真实他人"。

心情感需要，催化来访者能体验表达原本被掩盖的真实情感的刹那。

在本书中，戴安娜老师用"真他"的观念及详细的技能描述为我们揭开了关于真我现象的奥秘，是革命性的洞见。

最后，本书英文版的出版，以及戴安娜·弗霞博士创立的加速的体验性动力学心理治疗（accelerated experiential dynamic psychotherapy，AEDP），使得遍布世界多个国家和地区的治疗师受益良多。如今，本书简体中文版得到叶欢博士及徐勇博士的精准传神的翻译，为汉语世界的心理治疗历史写下了光辉篇章。

译者序一

叶欢　博士（H. Jacquie Ye-Perman，Ph.D.）

AEDP 学院客座教授、AEDP 多元文化委员会委员、AEDP 认证督导师

> 殊不知文无新旧之分，惟有真伪之别。凡出于个人真知灼见，亲感至诚，皆可传不朽。因为人类情感，有所同然，诚乎己者，自能引动他人。
>
> 林语堂，《本来的自由》之《论文》，1933

　　2009 年，我在一次督导课上看到戴安娜·弗霞老师在美国心理学会大师介绍中她现场工作的录像，霎时间颇感震撼，由此奠定我对 AEDP 的一路追求。2014 年，我带着恩师戴安娜，还有杨兆前老师，来到我成长的故土——中国。短短 5 天的课程，看到同学们眉目间的喜悦，更有同学赠四字"上善若水"，便在内心决定要翻译戴安娜老师的这本书，真正为同学们呈现 AEDP 的来龙去脉，才算完成使命，不愧对同学，也不愧对恩师。

　　期间偶遇两位贵人。第一位是我同样在 2009 年，在美国团体心理学年会的两天体验团体中惊喜地发现的一位中国人——来自上海的北方大汉徐勇老师。之后在大会人群中再次相遇，带着已经熟知的感觉向他提起 AEDP。他顿时两眼发亮，然后一力主持 AEDP 在上海的培训，更为讲义提供翻译。这次能够和他一同翻译这本书，借助他过去在一些经典翻译中的积淀，幸何如之！

　　第二位是本书的编辑郑悠然女士。几年前，她曾邀请我为另一本有关 AEDP 的书籍《与情绪和解》作推荐序，由此结识。在翻译本书的过程中，她对我翻译工作的督促让我感觉有一个具体的目标，使我能在夜深人静、孩子们入睡之后，可以提起精神工作哪怕半个小时，日积月累亦有不小收获。戴安娜老师的写作风格非常精炼优美，在翻译中我

有时关注反映英文的原貌，但是有失中文的流畅自然。有赖悠然的提醒，我可以做出一些矫正。也感谢慷慨投入的杨兆前老师，为译稿做审译。

最衷心感谢的是，写出这本书的戴安娜老师，把凝聚她多年心血的书籍的翻译工作托付给我。在历时几年的翻译过程中，让我有机会去第六次、第七次地阅读本书，反复咀嚼，使我的临床工作、教学和督导都由此受益。"真知灼见，亲感至诚"，时时以之为师为友，是生命中的喜悦。

在本书的简体中文版中，我受戴安娜老师邀请写了一些内容，放在本书的别册中。在这里，也多谢文中提到的来访者①，她能以如此的慷慨之心分享她的深刻的疗愈工作和生命历程。

在成书的今天，也感谢我的外子通一的支持，包括他从英文的角度做我的"一字师"。感谢我的孩子帕舞和诵琳给我带来每一日生命的喜乐和责任。最后感谢我的父母亲——伊文和源芳。在我的生命过程中，也有和他们产生隔阂和分歧的时候。不过，我今天能够清楚地看到，倘若没有他们的日日年年做好的父母，没有他们对自身真挚感受和独立思想的执着，就没有今天的我。

---

① 因为笔者早年的临床训练遵从美国咨询心理学的人文传统，称工作对象为"来访者"，这里我仍沿袭这个传统，与戴安娜老师称工作对象为"患者"有不同。不过，从 AEDP 临床工作内容和功能上来看，这两个称谓之间没有本质的区别。

译者序二

徐　勇

上海市精神卫生中心精神科副主任医师

　　将《情感的转化力量：AEDP 的疗愈之路》一书翻译成中文，能让更多的中国心理咨询师、治疗师从这本书中学习 AEDP，更有效地帮助广大的患者，可以说是我的一个夙愿。这本书的简体中文版马上就要和读者见面了，我深感欣慰。

　　在我 30 多年的临床心理治疗工作中，有一个问题一直困扰着我：在心理治疗中，帮助患者获得治疗性改变的作用机制到底是什么？

　　在临床工作中，我主要使用的两种心理治疗方法是精神动力学治疗和认知行为治疗，尽管它们在理论和方法上是非常不同的两种心理治疗，但它们都强调认知层面的工作——精神动力学治疗强调领悟，认知行为治疗强调功能失调的认知的改变。尽管在精神分析的发展过程中，早期的精神分析师（比如，桑德尔·费伦齐）已经主张要强调情绪体验，而不仅仅是对患者症状来源的认知上的理解。弗兰兹·亚历山大更是提出了"矫正性情感体验"的概念，他认为，"仅仅回忆起一件令人可怕或沮丧的事情并不能改变这种体验的影响，只有矫正性的体验才能消除旧的影响"。然而，这种观点似乎并没有成为精神分析或精神动力学治疗的主流，这多少导致了国内的精神动力学取向的咨询师、治疗师（当然也包括我）在临床工作中更多的是在帮助患者理解"症状的来源"，而在面对患者的情绪、情感时，无论是强烈的还是温和的，是消极的还是积极的，往往不知所措，既不知道如何理解这些情感的意义，也不知道如何做出恰当的治疗性干预。

　　我非常感谢叶欢老师、杨兆前老师和本书的作者戴安娜·弗霞老师，让我有机会接触和学习 AEDP。我感到困扰我多年的问题得到了解答。《情感的转化力量：AEDP 的疗愈之路》一书阐释的是一种改变的情感理论，强调的是体验，正如戴安娜老师说的，AEDP "最重要和最具决定性的一个方面是，它是体验性的。在安全依恋的背景下，对重要情感的体验是治疗中及生活中情感转化的首要的动因"。本书阐述了一种与传统心理治疗不同的基于情感的转化模式理论（以疗愈为导向的元心理学），一种新的治疗师的立场，以及一系列的 ADEP 治疗的基本原则和技术。我相信这本书会让中国的心理咨询师、治疗师对心理治疗的疗愈机制和过程获得全新的认识，但要真正地掌握 AEDP，那么无论是理论还是技术，我们还必须接受体验性的 AEDP 的培训，这样才能真正地体验和理解情感转化力量的强大和美妙。

　　非常荣幸能够和叶欢老师、杨兆前老师一起合作完成这本书的翻译工作。他们二位都是非常有经验的 AEDP 治疗师，为本书翻译的专业性提供了保障。在此，我也要向本书的责任编辑郑悠然女士表示诚挚的感谢，她认真负责、精益求精的职业精神，以及她提出的众多的建议和意见，使得本书的翻译更加完善和专业。

The Transforming Power of Affect

A Model for Accelerated Change

中文版序

亲爱的简体中文版的读者们:

能够为我的书——《情感的转化力量:AEDP 的疗愈之路》的简体中文版写下这篇序,令我万分欣喜。终于能借此机会,让我通过诸位熟悉的母语来与你们分享我关于 AEDP 的工作,这让我感到既荣幸又欣喜。

本书包含了 AEDP 的精华——它的核心和灵魂、它的科学理论,以及它的现象考察和实践操作,包括以下内容。

▼ 疗愈的导向,以及 AEDP 基于转化性变化现象的基础理论,即转化现象研究,它不是以心理病理学为核心的。

▼ 一个有意识地抱持正向的、带着关怀和情感投入的治疗师在场的立场,它坚实地扎根于依恋理论和研究,以及针对养育者和孩子之间的互动所做的发展心理学的研究。这个关于依恋研究和主体间性(intersubjectivity)的探索,为支持一个有意识的正向立场提供了坚实的基础。

▼ AEDP 对于心理疾病的本质性理解,它与个体在面临压倒性的情感体验时处于不情愿和不想要的孤独处境有关。因此,化解孤独是 AEDP 疗愈工作的中心。

▼ 以一种共情的、非面质的模式来应对防御和调节焦虑,这也是 AEDP 治疗师在患者处于状态一时需要做的工作。

▼ 聚焦与关系和情感经验有关的外显的、体验性的工作 ["把内隐的(implicit)变为外显的(explicit),把外显的变为体验的" [1]]。

▼ 时时刻刻追踪细节性的、外显化的转化过程现象,并以此为干预,做出即时性的

---

[1] 也可以说是 "把隐含的变为明晰的,把明晰的变为体验的" 或 "把暗在化的明在化,把明在化的变为体验的"。——译者注

指导。

▼二元情感调节，即患者以前害怕无法承受的情感，此时在一个肯定的、情感投入的、支持情感体验的关系提供的安全环境中能够得到处理。这是一种重要的临床技能，治疗师可以有效改善患者过去害怕的过于强烈甚至是压倒性的、无法单独处理的情感。

▼情感的适应性的、转化性的力量作为体验类别中的一种，它是适应性的、广泛的、与生俱来的。它既是 AEDP 体验性情感工作的基础，又是查尔斯·达尔文（Charles Darwin）、威廉·詹姆斯（William James）、西尔万·汤普金斯（Sylvan Tomkins）、安东尼奥·达马西奥（Antonio Damasio）等学者讨论情感处理过程的理论基础。

▼每种情感都包含着对应的适应性行动倾向。基于这个科学情感理论，AEDP 强调情感处理达到完成的重要性，即它们的适应性行动倾向得到了释放，在之前与未得到处理的情感同样处于失联状态的个体的复原力也在此时得到释放。

▼重视分辨两类情感：转化性的情感（适应性的、广泛的、与生俱来的），需要得到转化的情感（防御性的情感、失调的情感、致病性的情感）。

▼重视元治愈性过程，把它作为一种持续处理转化体验的技术，正如我们会孜孜不倦地处理情感体验一样。

▼重视转化中释放的正向情感的体验，这种体验不亚于我们对创伤中的情感和情绪痛苦（emotional pain）持续不断的体验。

▼"核心状态"（core state）这一概念，是在转化过程中最基本的整合状态中的高潮部分，是左脑和右脑、体验和反思、情感和认知，都整合在一起的时刻。这种深刻、丰富的整合能形成核心状态，从核心状态中的平静和特定视角来看，个体对真实的感受，能够使个体形成一种新的、连贯的、有机协调的自传性叙事（autobiographical narrative），从而巩固那些疗愈性的增益，并带来同情和自我同情的自然呈现，以及智慧、流动和自在的感受。

自 2000 年本书英文版出版至今，AEDP 作为一种心理治疗的模式，在国际上获得了人们的持续关注。我们也可以将这个模式本身视为一种转化模式——它也在成长、发展、不断产生新的内容，也就是说，它本身也得到了转化。同时，我们在理解大脑和神经系统如何处理情感和关系联结的过程方面也取得了重大进展（Panksepp，Porges，Schore，Siegel）。我们对于神经可塑性的理解也发生了巨大的飞跃（Doidge，Hanson，Lazar）：从某种程度上说，积极的神经可塑性恰恰是 AEDP 关心的，即把积极的神经可塑性加上蓬勃成长（flourishing）背后的活力和能量的螺旋上升，会化成一种系统性的、时时刻刻都在发生的临床行动。关于在情感苦难的疗愈过程中，蓬勃成长如何得到支持继而转向前台，我们有了深刻的理解（Frederickson，2013）。这一系列不断取得进展的积极心理学的研究工作，使我们对于 AEDP 针对正向情感工作的价值产生了更深的理解，即这项工作能让大脑思维、心理空间和自我得到拓展和修建。这个正向情感的拓展和修建理论也帮助我们更深入地认识到，在 AEDP 中，有意识地以依恋关系为指导的治疗师的在场模式，以及系统性地对转化体验进行元治愈性过程，不仅支持了蓬勃成长，还提升了个体的复原力。

除了大脑科学、发展心理学和神经可塑性的研究工作外，也有丰富的文献和四本关于 AEDP 的书籍出版面世—— 一本关于复原力（Russell，2015），一本关于 AEDP 模式的临床督导（Prenn & Fosha，2016），一本关于治疗中的时时刻刻的追踪（Hanakawa，2020），一本关于 AEDP 近几年的最新进展（Fosha，2021）。还有一份名为《转化》（*Transformance*）的期刊，它也是 AEDP 的期刊，其中也有对 AEDP 治疗的系统性的案例研究（Markin et al.，2017；Medley，2018；Pass，2010；Simpson，2015；Vigoda Gonzales，2018），以及对元治愈性过程的干预分析研究（Iwakabe & Conceiçao，2016）。一个随机性设计的实验对以 AEDP 原则为指导的互联网心理治疗进行测试，发现其对焦虑和抑郁的改善有中等到优异的疗效（Johansson et al.，2013）。在一个与其类似的互联网上针对社交焦虑症的治疗中，也发现了采取 AEDP 原则所获得的优异疗效。如今，我们又有了对 AEDP 临床疗效的实验数据支持（Iwakabe et al.，2020），以及对治疗结束以后分别在 6 个月和 12 个月保持疗效的数据支持（Iwakebe et al.，2021）。

在这篇序的最后，我还想与你分享和强调一些关于 AEDP 在本书出版后新增的且不断更新的 AEDP 要素：

▼ 转化，疗愈性的导向以及与脑神经可塑性的关联；

▼ 四个状态的转化模型，而不是三个状态；

▼ 新的状态三的诞生（核心状态变成了模型中的状态四）；

▼ 针对六种元治愈性过程做出的清晰阐述。

diana fosha, ph.d.

戴安娜·弗霞
于美国纽约市

前　言

　　视频中的患者是一个聪明、英俊的男人。他的生活处于崩溃的边缘；在他嘲讽、含糊、漠然的态度之下，便是这种令人窒息的绝望。面诊的治疗师哈比卜·达凡卢（Habib Davanloo）单刀直入地问道："你能不能告诉我，你在什么问题上感觉被困扰，希望就什么问题得到帮助？"患者没有看治疗师，而是瞪着天花板，回答说："啊，我，我不是很清楚。关于问题出在哪里，我只有一个模糊的概念……我甚至不知道，这些难题会不会是每个人都会遇到的，是属于人生的一部分。"治疗师指出他表达得很含糊，但患者继续说："我想讲的是，嗯，它变成一个更有合理性的事，有一个原因是……我有一个难以专注的毛病……但是，我可是用了很多很多年才意识到我有这么一个毛病的。我的意思是，我几乎这一生都在黑暗中跋涉。这同时又让我想到另一个问题，那就是也许我在情感上有问题。"（Davanloo，1990，pp. 9–10）

　　我脑中浮现出"精神分裂"和"神经脆弱"这样的词语，我感觉我眼前的这位患者，即便是面对一位技术高超的治疗师，也会需要进行长年的工作来治疗。出乎我意料的是，仅仅在两个小时里，在这位患者和这位不屈不挠的治疗师强度很大的交流中（甚至有时是非常直接的、极具挑战性的面质），患者的人生故事便以清晰、强烈、鲜明的方式惊人地呈现了出来；患者的眼神清亮，目光坦然，在狂怒和痛哭后产生了深度的转化。[①]

找寻理论依据的心理治疗模式

　　尽管当时我接受了多年精神分析治疗培训的浸染，但还没有什么资料能帮助我理解这样一种高效的治疗。关于我所见的，我得从头学起。很快，我开始从师于达凡卢。随

---

① 这是达凡卢与一位德国建筑师患者的案例（Davanloo，1990，pp.1–45）。

着时间的推移，在经历了很多个人和职业上的蜕变后，这个基于情感的转化模式，以及指导该治疗模式的 AEDP 学派初现雏形，继而不断成长。

这个基于情感的转化模式的诞生，离不开我早年应用短程动力心理治疗（shortterm dynamic psychotherapy，STDP）模式的经验。本书第二部分会详解 AEDP 的理论模式和干预技术，它不是 STDP 的一个成长分支，而是直接体现了 STDP 的核心。在这里，临床的治疗经验指导了理论的形成：在我体察到核心情感转化自我的能量后，我意识到这正是我需要寻求解释的关键所在。因此，本书的第一部分着眼于提供一个理论基础，来阐述这个在情感相通的二元关系中由情感驱动的转化过程。

在与达凡卢工作的过程中，我从第一手的经验中学习到了被身体直接体会到的情感的强大能量。在他卓越而独特的治疗工作中，我看到深层次的、大幅度的、持久的变化，可能在很短的时间内快速发生。我意识到，过去很多关于患者太脆弱的说法往往是在为无效的治疗方式开脱。脆弱不应该被当作一个先前的假定，更不应该用于限制治疗行为——作为一种临床诊断，它可能会在治疗师与患者互动的体会中被观测到，但不是在与患者互动之前就被认定了。后来我才慢慢意识到，患者（其实可扩大至所有人）在情形各异的、不完美的抚育环境中长大，如果能够保持一种直觉去筛选什么对自己来说是真实可信的、什么对自己来说是值得拥有的，就会具备一种能够忍受高度异常环境并在其中汲取最佳的可能资源的能力。因此，心理治疗师在治疗中表现出的自我约束往往是多余的，甚至会产生副作用。无论是患者还是其心理现象，都已被证实是很有动力和复原力的；对于训练有素的治疗师来说，不作为和避免采取行动的做法所带来的害处，往往大于直接干预所带来的害处。

当我沉浸在达凡卢完全暴露式的训练中时，我无法再回到过去那种基于过程笔记和一对一的督导的学习方式。过去的禁忌被一而再、再而三地打破：心理治疗过程无法再在内心的密室深藏，录像机会时时在场目击；一对一督导的舒服私密不在了，整个小组都会在场目击；可以自我保护的过程笔记不在了，因为整个工作过程都会完全被录像记录下来，不再经过我个人认知、表达方式和个人特质的过滤。一方面，这让我感受到完全暴露在人前的痛苦；另一方面，这又让我内心激荡雀跃——我感觉到"被看到"。终于，一个人可以真正地去学习了！

随着时间的推移，我逐渐清晰地意识到，达凡卢的具有攻击性的介入方式适合他的沟通模式，但并不适合我的。而且，当一个很有疗效的治疗方式在操作中呈现出来时，它往往没有得到充分的诠释。除了大师与弟子之间的口耳相传外，我们缺乏有效的渠道来将这些技能传播出去。传统精神分析的理论架构，一种广为接纳的驱力－超我理论，虽然指导了达凡卢的 STDP，但远远无法真正解释他的治疗为何会有这样的魔力，可以屡次唤醒激进和深度的转化现象。

随着 STDP 的发展，我和一些接受类似训练的同行们越来越感到不安（Alpert，1992）。我们本希望既能保留达凡卢治疗有效性的精华部分（即从与患者第一次见面的那一刻起，就能快速接通 [1] 并发挥身体体验的强大力量），又能发展出一种更易于接受的沟通联结方式，来保持这个深度的情感工作。渐渐地，通过调协、情感分享、肯定赞赏、自我表露等，我开始从之前激烈的挑战和施压的方式，转换到全然地共情和情感融入的方式（关于共情的治疗立场在 STDP 这个家族中的历史渊源，请参见附录一）。在以"对患者全然接纳"为标志的治疗立场的承托下与患者建立联结（Osiason，1995），在为接触核心情感现象创造了条件的同时，也为患者和治疗师双方带来了新的担忧：只有情感充分融入的治疗师，才能觉察出患者夹杂在爱、肯定和美好的感受中的恐惧。

这些现象召唤着元心理学（metapsychology）[2] 的演进，来从理论上理解这个在实践中体现的、治疗师从情感投入的立场促使情感工作释放的力量，并阐述这个深度转化的现象的根源所在。本书的使命就是深入分析上述两点。在这里，临床的经验指导了理论的形成和演进，"做什么"和"怎样做"又引导了"为什么"的问题。

弗洛伊德基于咨询室里观察到的病理现象推导出了心理发展理论，临床心理分析以前所未有深入的方式解释了心理停滞的现象，但当谈到转化和成长时却一时语塞；与此相反，了解精神分析的依恋关系学者和临床发展心理学家们深入研究母婴互动关系，他们的工作聚焦于心理变化的现象。一方是基于情感的变化模式，另一方是依恋理论和即时的母婴互动研究，二者不约而同地发展，平行且互补，带来了令人惊喜的成果。接下来，我将在介绍完情感的概念后，充分讨论依恋关系和相互情感协调中时时刻刻的波动变化的重要性，然后以此为基础来讨论心理治疗的技能。

基于情感的转化模式和 AEDP

情感的转化力量是巨大的。与其他转化过程不同的是，情感所推进的转化过程关系不是渐进的、慢慢累积的，而是剧烈的、快速的，尤其是当这一过程被精神动力治疗的深度和彻底的工作推进时。这一临床的经验塑造了基于情感的转化模式，后者进一步明确和解释了情感的力量，并在肯定和鼓励的心理治疗关系中释放了这一能量。与之类似

---

[1]　接通（get to it），带有接驳某种能力的意思。——译者注

[2]　又被译为"后设心理学"，是指以心理学自身为对象的深层理论研究，故亦被称为"心理学的心理学"。——译者注

的是，虽然依恋关系的形成和运转分属完全不同的时间段，但也有很大的变化性：我们对自体身份的认识和表达反映了我们从婴儿时期开始的人际关系的历史。当我们把情绪过程和依恋关系有机地联系在一起时，情感的爆炸性的转化能量就能在一个联结的过程中被有技巧地接纳，带来最大化的、持久的疗愈效果。本书的任务就是阐述一个基于情感的转化模式，一个临床治疗的立场，以及一系列相关治疗技术，从而可靠地实现这样的疗愈效果。其中核心的治疗问题是，治疗师如何才能提供一个有联结的环境，以使情感体验的转化性能量促使患者的根本自我得到展现和成长？

情感和依恋关系在日常经历中是持续的、普遍的、具有先导性的议题；它们以独特的纹理和质地，细腻地渗入我们的所有行为中。终此一生，我们都在调节和回应与情感和依恋关系有关的种种问题。正因为如此，一个关注情感和依恋关系的心理治疗方式具有广泛转化的潜力：它进入我们体验中的纹理之内，也就是我们的情感生活的所在。

很多心理病患是因焦虑、羞耻感、孤独感（孤独感又为恐惧和羞耻感提供了土壤），以及由此引发的情感资源的断裂和隔离所致。AEDP 的目标就是要逆转这个过程。传统的精神分析善于追踪童年经验是如何在成年后的日常生活中和移情过程中重现的；这是很重要的一步，非常有助于我们理解防御机制产生的原因。而在基于情感的转化模式中，我们的重点是要给情感解锁，给患者提供一个机会，使他能够在情感的深河中游弋，并使用以前无法获得的资源来创造新的经验。这个情感的转化模式是以疗愈为中心的，优先关注愈合的能量：包括适应性的努力行为和改变的深度动力。通过沟通和解锁，情感信息的处理过程会自然朝向疗愈的目标。

依恋关系和情感过程的有机交织促成了安全感的建立，使焦虑感得到缓解，由此降低了防御的需要，提高并开放接通核心情感及其具有爆破性的疗愈特质。体验是至关重要的。心理治疗的一个最重要、最本质的特点就是它的体验性：治疗现象的发生不是产生于推论、参照、解析或讨论，而是来自患者的切身体验。我们在依恋环境中体验到的极具生命活力的情感，正是促成我们情感转化成长的第一源泉。无论是在生命中还是在治疗中，这一点都是不容置疑的。

如果没有良好的关系支持，那么强烈的情感可能会对患者造成伤害，不利于其身心健康。当依恋对象无法让个体感觉到可以放心、安全地体会自己的情感经验时，这些情感经验就会转而威胁到他的自体完整感和依恋关系的完整，因为当个体必须独自面对这些汹涌的情感时，这些情感会令人无法忍受。由于个体会痛苦地意识到他的个人资源不足以应付，同时又决心要生存下去，因此便会很自然地选择用自我保护的策略来防御这些情感。这些自我保护的策略在短期内是有效的，但长此以往，最终会引致内在的痛苦，使其自我成长的有力源泉被剥夺，个性发展停滞，转而促使个体向外寻求帮助。这就是心理疾病的种子：情感环境的失败导致个体无法获得足够的支持，只能依赖防御抵制情感体验，心理的发展被扼杀。因此，当面临汹涌的情感体验时，孤独一人的处境在心理疾病的产生过程中扮演着很重要的角色。

前来寻求帮助的患者往往处于束手无策的困境中。与此同时，求诊又意味着希望，以及在一个支持的环境中，情感和关系上的回应所蕴含的潜能能给他带来生机。患者愿意与一个完全陌生的人预约会面，期待为自己生活中最私密也是最脆弱的环节寻求帮助，这一行为本身也体现了他深刻的信念。以情感为中心的心理治疗的目标，正是要引导患者良性适应的潜能和他自身蕴藏的强大的疗愈资源，所有这些都将在适宜的、支持的环境中得到释放。当个体心理的平衡点趋向健康时，那些根植于失败的、无法支持个体成长的环境中的扭曲的解决方案（即防御策略）会被自然地放弃。

我们致力于强调患者的冒险和敢于信任他人的能力，这些积极的动力与其苦痛、绝望、消沉和失败感是共存的。我们强烈地意识到病理产生的反复性，同时我们也会肯定内在的生命力量，并试图描绘一个新的过程来寻求一个新的开始——具体地说，就是消除那些环境支持失败的影响，催化疗愈性情感经历的能量。当患者内在疗愈的潜能被认识和强调时，治疗师自身的治疗能力也会被认识到（基于对他人能力的深度了解），二者同时促进并影响治疗过程。一些具体的治疗干预技术使治疗师能够接触到核心情感，并对其进行处理。这些技术以及情感参与的治疗立场，是基于情感的转化模式的主要特征。

本书的结构

第 1~5 章为本书的第一部分，介绍了 AEDP 的理论基础。

第 1 章阐述了一个情感的模型，其转化能量的基础来自关系矩阵。在情感理论和临床经验中衍生出来的"核心情感"的概念，在这里将得到详细的阐述和发展：向开放的、可接受的他人表达并与其沟通，是核心情感的完整体验中不可或缺的一部分，这种体验最终会促使个体产生转变。也就是说，人际沟通是情感的完整体验过程中的环节之一，展现在我们考察的核心现象的幕布前，呈现了情感和关系的元素是如何自然、有机地相连的。

第 2 章和第 3 章具体地展示了这个基于情感的转化模式，与精神分析取向的发展心理学家和依恋理论学者的观点之间有着千丝万缕的联系。我从情感的角度去观察，讲述了具体到婴儿和父母双方的"情感胜任力"（affective competence，即感受情感、处理情感，同时保持情感联结的能力）的概念。无论这种方式是健康的还是病态的，这个概念都反映了双方做出适应性努力以保持依恋联结的行为。这从情感的角度重新理解了"足够好（good enough）的照顾者（母亲或治疗师）"的概念，包括他们的内在工作模式、反思的能力，并由此进一步澄清理想的（这是从提供安全感和复原力的角度来说）二元互动到底是什么。每个二元关系都有其独特的联结方式，在该模式被内化的过程中不仅可能会种下病因，还可能会生发疗愈的萌芽（即从我们上一代延续到下一代的病症和修复的动力），贯穿我们生命的每一刻，超越了创伤的影响。在很大程度上，情感包容能力体现了对这个内在的自我矫正倾向（self-righting tendency）的回应性。因为对于二元关系中的双方来说，修复的驱动力直接影响了关系中的双方如何组织他们的经验。人们对修复的可能性的期望，使双方重新产生情感共鸣成为可能，进而为安全型依恋关系的构建奠定了基础。

第 4 章阐述了情感处理能力的不足是如何引发心理疾病的。这里的一个核心部分是孤独处境的致病性的损伤力（处理孤独是贯穿心理治疗过程的核心）。本章将回溯疾病产生的过程，以及该模式如何导致对防御策略的长期依赖——这种以适应环境为原动力的策略不仅让个体获得了一定程度的安全感、自体完整感，以及感情呼应的联结感，还会限制其能力。

第 5 章改变了视角，近距离地呈现了治疗场景，聚焦一个治疗的案例，从而使之前讨论的概念更加鲜活，并呈现了稍后将讨论到的治疗技术。治疗师可以明晰地运用反思自我的功能来绕开患者逃避关系的防御模式，向患者表达其存在于治疗师心中和脑海中，以此唤醒患者对治疗师情感参与的体验。

自此，这个基于情感的转化模式的要素已一一陈列完毕。第 6~9 章为本书的第二部分，介绍了这些要素在临床中的应用。

第 6 章介绍了两种存在的状态：最佳自体（self-at-best）状态和最差自体（self-at-worst）状态。我使用这两种状态，以及相关的三种表征图式（representational schema），对临床表现中时时刻刻的转变进行了区分，并详细分析了每种干预措施的效果。这三种表征图式的互通关系，能帮助我们进一步了解患者的自体心理架构［冲突三角（triangle of conflict）］、关系心理架构［自我 – 他人 – 情绪三角（self–other–emotion triangle）］，以及过去、长期的心理架构［比较三角（triangle of comparisons）］。其中，自我 – 他人 – 情绪三角能够帮助治疗师清晰地把体验性的情感工作（冲突三角）和历史性的精神动力工作（比较三角）放入一个关系矩阵中，在这里，自我、他人，以及自我 – 他人的互动，还有中间的情绪反应都彼此联结、彼此影响。

第 7 章将全面展示核心情感状态的现象（其特点是没有防御，没有强烈的厌恶的情绪，而且具备促进状态转化的能力），并把这个现象和其他蕴含情感的状态区分开来。之前的章节都是基于精神动力功能来区分心理活动内容，相比之下，本章围绕情绪现象——深入，为治疗师在这个新的领域前行提供指南。我还会介绍"核心状态"这个概念，它指的是一种深入开放的、自我协调的、接纳他人的状态，是一种能够进行深度疗愈工作的状态。在此，核心情感状态的范畴不仅包括类别性情感（比如，恐惧、厌恶、愤怒、愉悦、悲伤），还包括自我体验（感觉到真诚、真实）和关系情感现象（感觉亲近、调谐共鸣）。

第 8 章讨论的是疗愈性情感——具有普适性的核心情感和相应的自我状态，它们在疗愈性的或深度正面的经验中得到唤醒。疗愈性情感包括对自我体验的自豪、对自身能力的确认，以及关系体验中的爱、感恩、感动。当这些体验得到聚焦和深化时，它们会转而激活适应性行动倾向，促成深度的状态转化，会给患者带来深远的正面影响。治疗师在这时会成为咨访关系模式中患者体验的"真实他人"（即真他），这与二元体验中的另一方"真实自我"（即真我）是相对应的。

第 9 章再次聚焦具体案例，展现了以上概念在第一次咨询过程中是如何得到应用的，以及治疗师和患者是如何共同建立一个精神动力模式的概念化（conceptualization）方案的。与此同时，案例也展示了如何灵活运用相关工具和技术，解释了相应的表征图式，并用直观的方式区分了什么是核心情感，什么不是核心情感。

最后几章为本书的第三部分，展示了 AEDP 的干预策略。每章都演示了一种独特的方式来促进核心情感的体验，提高关系上的开放性，同时在最大程度上减少来自防御和负面的抑制性情感（比如，焦虑和羞耻感）的影响。

第 10 章考察了关系联结的策略，即如何使患者和治疗师的亲密关系（这种亲密在这里既是工作的前沿又是中心，而不是作为支持性的背景）在聚焦中深化，同时最大限度地发挥它对疗愈过程的益处，让疗愈再向前推进一些。

第 11 章探索了结构重整的干预策略，其中涉及使用更传统的精神分析方式来处理患者功能的模式化方面。这个探索是从共情的角度进行的，它明确地引导和提高了患者的主体认知与投入。

第 12 章转向体验 – 情感的干预策略，以便收获更全面的情感的转化能量。这些干预策略具体展示了如何以多种方式促进、处理、深化和修通高度体验的情绪状态，从而导向最佳的疗愈效果。本章包含多个案例，体现了治疗师如何穿越黑暗的情感暗涌，支持患者在接触自我情感的同时又不会感觉失控，并确保让患者在这一次不再是一个人孤独承受。

第 13 章配合其他章节，向我们展示了另一个更加有深度的案例。如果说第 5 章的案例展示了以关系为依托的对深度情感的工作，那么第 9 章则更强调了建立一个精神动力结构中的、连贯一致的自传性叙事，如何帮助患者即使是在压倒性的、令人困惑的体验面前，也能从体验的角度找到人生的意义。如果患者和治疗师共同驾驭这两大情感的浪潮，那么到咨询结束时，患者到达的对岸与其开始的河岸将不再一样；发生深度转化的不仅是他对自我的体验，更是他今后继续在旅途中前行时，看待事物的角度和他所掌握的资源。

The Transforming Power
of Affect

A Model for Accelerated
Change

目　录

The Transforming Power of Affect

A Model for Accelerated Change

第一部分

理论基础

第 1 章

情感和转化

> 情感是心智和大脑的一个最为基本的元素。与重力、风和闪电中的物理元素类似的是，情感也有它的动力和方向。
>
> 加菲尔德（Garfield，1995，p. XI）

最重要的人际关系往往是那些引致生命发生转化的关系。情感在这些关系中扮演了一个核心的角色，而核心情感是这个转化模式的中心，因为它从根本上与我们最本真的自我紧密联结。

在面对生命中的困苦甚至悲剧时，要想过上一种充实又有联结感的生活，就需要我们勇敢地去感受自己的情感体验，并从中发掘价值。寻求心理治疗的患者大多在与家人沟通和日常人际交往中处于消耗和隔绝的状态，这些感受可以追溯至他们对情感的恐惧。一旦个体与自己的情感体验割裂开来，就会害怕被情感浪潮淹没、被羞辱，或是在情感的力量前显得无能，这往往会使其陷入焦虑、抑郁、隔绝之中。如果那些饱含情感的体验在心理治疗的过程中能变得不那么令人恐惧，也就是说，如果患者能得到帮助，感受到足够的安全，可以去体会自己的情感，他就可以获得深远的益处，因为他可以从核心情感状态中释放充满力量的积极适应性潜能，还可能会获得深度疗愈。

情感的本质

"情感"被定义为一种与生俱来的、适应性的，以及具有表达功能和代表沟通方面的人类经验（Bowlby，1980；Damasio，1994，1999；Darwin，1872；Ekman & Davison，1994；Goleman，1995；Greenberg，Rice & Elliott，1993；James，1902；Lazarus，1991；Nathanson，1992；Tomkins，1962，1963）。情感是个体与其情感环境的调节中介；是信息和个体意义的源泉，是真诚体验和生命活力的必备土壤。

情感是一个多元素、多层面的现象，扎根于人类经历的神经物理过程：每个层面都反映了个人经历中复杂的现象，包括自我、他人，以及两者之间的关系。从生物过程到心理过程、天生的和后天学习的、感官的和行动的、信息处理和推衍理解的、体会的和表达的……都影响着情感的最终组成和运作。情感是人类行为的重要原动力和组织者。相关研究阐明了情感表达所扮演的重要角色，既体现在自我调节（比如，婴儿对环境刺激的反应）中，又表现在对他人的感受的调节中，即通过感情信号来引导照顾者的行为（Beebe & Lachmann，1988；Stern，1985；Tronick，1989）。

从主观体验的角度来说，情感的体验使我们感觉自己活着，感觉到真实、可信，使我们能够自发应对，为我们的人生赋予意义。对于因神经生理系统（对前额叶皮层）受损而无法体验自身情感的人来说，他们丧失的不只是人生的丰富体验，更是那些能够赋予他们人生意义的源泉。他们人际沟通的能力，对事物的判断能力、决策能力，以及其他人类高级的、复杂的自我管理能力都被破坏了。换句话说，他们最本质的自我感受（Damasio，1994；Schore，1994）和对他人的感受都被破坏了。

个体处理自己的情感体验以及从中获益的能力，也会因为遭遇心理创伤而受限，从而引发相似的情感障碍（Herman，1982）。心理问题往往和个体处理情感过程的低效性密切相关，即如果个体无法有效地处理自己的情感，就会直接剥夺其重要的信息源泉（Damasio，1994）、适应性行动倾向（Darwin，1872；Frijda，1986；Greenberg & Safran，1987；McCullough Vaillant，1997），以及内在的生机活力和自发性（Ferenczi，1931，1933；Winnicott，1949，1960）。最终，因没有深度的情感而无法建立深度的联结。

核心情感

过去所有关于情感的重要研究工作（cf.Darwin，1872；Ekman，1984；Lazarus，1991；Tomkins，1962，1963）都在强调情感帮助个体适应环境的功能。这些理论可能各自倾向于不同的角度——认知、沟通发展过程或是生理现象，但都阐明了一点：情感是构成个体最佳状态（optimal being）的基础。

同样值得注意的是，从临床心理治疗的角度来说，人们往往竭力压制、破坏和减少情感对自己生活的影响，那些影响通常是非常有力的、具有转化性的。显然，情感的转化既可能导向好的方向，又可能导向坏的方向；而那些相应的内在心理机制，致力于隔绝人们对自身情感的接触和表达，具有强大的力量。在每天的临床工作中，我们都会看到人们是如何采取形形色色的方式来切断良性适应的源泉的；治疗师的工作是帮助他们重新汲取情感体验的营养，并能准确地理解为什么在过去的某个时候，情感会被迫转入地下、被弃置一旁，或是被视若无睹。

我们对情感的理解角度来自临床工作的经验。"核心情感"这一概念在这里特指当抑制自发性的机制（即防御策略）不起作用时，那些自然涌到表面的生命活力和自发性。治疗师需要帮助患者有效地应对那些压制体验的势力（防御），缓解那些驱动防御的恐惧感（比如，焦虑、无助、羞耻感），并驱使核心情感体验的力量去丰富和改善他的生活。患者的核心情感被支持后将得到发展，进而提高他的适应性，帮助他获取自我的内在资源，满足他自身独特的需求、符合他的生活方式，以及实现他的人生目标。

核心情感，或者更确切地说，核心情感体验（core affective experience），指的是当我们不试图掩盖、隔离、扭曲或屏蔽它们时所产生的直接的情感反应。定义核心情感体验的方面包括：主观的、个人界定的经验；身体状态发生的改变；一个适应性倾向在具体表达行动上的释放。在这里，关于"适应性倾向"，我们采用戈尔曼（Goleman，1995，p. 4）提出的广义的和心理学视角的定义："每种情绪都提供了一个特定的行动预备状态；每种情绪都为我们指引了一个具体的方向，从而有效化解人生中不断重复的挑战。"核心情感包括：

▼ 类别性情感（categorical emotion；比如，害怕、悲伤、喜悦、愤怒），涉及自体对外部事件的反应；

▼ 自体情感体验，标志着自体对自我的解读；

▼ 关系情感体验，标志着自体对人际关系的情感状态的解读（我们将在第 7 章详细讨论）。

个体一旦触及核心情感，就会激活深层的转化程序（我们将在第 6 和第 7 章讲解核心情感，以及其他不涉及转化的情感现象）。核心情感最重要的特点是，在防御解除、焦虑和羞耻等阻隔情绪离场后，核心情感蕴含的力量就能孵化潜在的疗愈性的状态转化[①]。

---

① 达马西奥（Damasio，1994）曾在他的书中介绍过一个与之相似的脑神经科学实验。他对比了自然呈现的"真心"（核心情感）的笑容和刻意的、虚假的或社交礼貌的笑容所涉及的大脑活动和神经肌肉活动，并得出这样的结论："真心的笑容是由边缘系统皮层控制的，可能使用了基底神经节来进行表达。"（pp.140–141）达马西奥认为，与达尔文同时代的杜兴（Duchenne）"确认了一个真诚喜悦的笑容需要自然地同时运用两个肌肉部位——颧大肌和眼轮匝肌"，他还发现后者"只能在无意识的情况下被调动"，这个能够激发无意识的眼轮匝肌的笑容被他称为"灵魂的甜蜜情感"（Damasio，1994，p.142）。

詹姆斯（James，1902）曾说，强烈情感席卷之处，事物很少能保持原样。这个现象也适用于我们的身体、自体和人际关系，即它们在核心情绪被唤醒后都会发生转变。

在这里，核心情感既涉及情感在临床观察中的现象，又融合了情感理论中的概念。情感理论学家（cf.Darwin，1872；Ekman，1984；Ekman & Davidson，1984；Frijda，1986，1988；Lazarus，1991）和大脑神经科学家（cf.Damasio，1994，1999；LeDoux，1996）都认为，情感是最佳适应力和最佳运作功能的关键来源。情感理论从这个角度进一步融合了"生物的、进化的角度来考察情感，视情感为一个与生俱来的信息源，包含自体和身边环境互动的相关信息"（Safran & Segal，1990，p.57）。情感理论家的工作描述了情感如何在我们的整体设计中发挥作用，即当我们如期运作时，情感是如何发挥作用的。然而，在临床中，我们清楚地看到了人们如何偏离有机体日程（organismic agenda）的目标；只有在很少数情况下，情绪在日常生活中的表达才会呈现其纯粹的状态。基于情感的转化模式能将临床经验与情感理论相结合，使前者能够得益于后者，尤其是在核心情感的领域中。

关于词汇使用的注解

"情感"（affect）和"情绪"（emotion）这两个词在本书中都会用到。类别性情感指的是那些在不同文化中相通的、独特的情绪，比如害怕、愤怒、喜悦、悲伤，以及它们独具特点的生理标签性（physiological signatures）的反应和先天具备的适应性行动倾向。核心情感体验（简称"核心情感"）指的是在没有防御和焦虑的情况下，直接和发自内心地体验情感生活的方方面面，其中包括但不限于类别性情感，以及自体和关系中的情感体验（在第 7 章中将做详细描述）。

什么是核心情感，什么不是

本书第 6 章和第 7 章将详细讨论核心情感的特质，以及如何把它和其他临床信息区分开来，尤其是其他的不会带来转变的强烈情感体验。比如，在没有防御阻拦以及焦虑和羞耻这些情感信号时，核心情感能够触发一个具有疗愈潜能的转化状态；核心状态的体验本身就具有明显的躯体特征。当个体无法触及自身的情感时（与之相反的情况是，核心情感体验焕发出其转化性的特质），其体验会呈现诸如走进死胡同、原地踏步、卡住等特征。

不是每一个以"我感觉……"开头的陈述都能表达个体的核心情感。比如，"今天早上我感觉想吃个煎饼"，这肯定不是在表达核心情感（也不代表什么意义）。而且，说"我感觉伤心"或"我好生气"也不足以让我们判断我们面对的是不是核心情感，因为核心情感表达离不开与之一致的身体肺腑（visceral）①反应（具有身体的、肌肉运动的特质），以及伴随着语言表达的内在激荡。没有身体参与体会的单纯语言表达，从来都不能体现出核心情感状态；无论是以什么方式，身体都是核心情感体验中的一部分。

转化的现象观察，以及促成条件

在以情感为核心的转变模式指导下的心理治疗，旨在运用恰当的态度和技术，促进核心情感现象的呈现和推进，以及促成相应的转化过程。当遮蔽的云雾散开、恐惧减少时，核心情感就自然会被推到体验的前沿。本书重点聚焦描述这个"最合适"的状态是如何有效地、可靠地产生的，以及在自发、完好地呈现核心情感后，应如何利用好这样的时刻。

在疗愈性的关系中，强烈的情感会直接导致自体的状态转化：在二元关系的场合中，情感是疗愈性变化的核心媒介。不过，治疗的环境并不是唯一可以催化情感、促生转化的场所。情感现象的理解和诠释在很大程度上得益于以下四种涉及相似的情感现象和转化过程的场景。

▼ 达尔文（Darwin，1872）认识到情感深深地根植于身体，在漫长的人类文明中得到优化和塑造，是与生俱来的，对物种的生存起到了至关重要的作用。在观察了不同的物种、时代和文化环境后，达尔文排除了那些文化决定的表达规则（Ekman & Friesen，1969），明晰了跨文化的恒常的情感现象。

▼ 临床发展心理学家（Beebe & Lachmann，1994；Emde，1988；Sroufe，1995；Stern，1985，Tronick，1989）致力于研究婴儿快速变化的成长环境，注意到婴儿是在与其照顾者充满情感的互动中成长的。照顾者和孩子的关系与心理治疗中治疗师与患者的关系颇为相似，都包含了快速演进的变化，会产生长远的影响。也就是说，二元情感交流的质量会直接在此后个人情感处理的特点中反映出来。如同鲍尔比（Bowlby，1991）指出的，凡是个体不能告知母亲的，也不能告知其自我。受到这一观点的启发，我将在本书第2章和第3章中以相似的模式，从情感的视角来探讨依恋理论。

▼ 珀森（Person）针对浪漫激情和沉浸在爱恋中的状态展开研究，由此探讨了核心情感体验状态，导致个体转化的过程，并提出了一个相应的动力特征现象：

---

① visceral 这个词直译为"内脏"，与肺腑比较相近。尽管"肺腑"这个词在我们日常的语言交流中并不太常见，但是在体验性的心理治疗文献中则比较常见，用来强调一种特别的身体内部的比较深的感受，尤其是触及内脏器官，肌肉等，"肺腑"一词能更好地体现这个意义。——译者注

爱情不仅会给个体带来心动的时刻，还可能会让个体发生戏剧性的变化。它正是变化的媒介……爱情能够赋予意义，使个体产生自由解放的感受，由此创造人格上的灵活空间，开创内在的心理障碍和禁忌的突破……它使得人格流动，提供了变化的可能，形成开始新的人生阶段和接受新的任务的动力。因此，爱情可以被视为人格和价值观的重大重整的范例。（Person，1988，p.23）

▼ 威廉·詹姆斯（James，1902）聚焦转化的另一个二元关系，即笃信宗教的个人和神的关系。那些宗教皈依的证言和其他宗教体验中所描述的现象，与个人经历的有深远影响的疗愈的情形，往往存在着许多相似之处。

拥有宗教信仰、坠入爱河、被关心照顾、物种存活，它们和强有力的心理治疗有什么共通之处呢？通过不同的方式在不同背景下的研究，证明了这些现象和过程的相似性，让我们更有信心去探索那些深奥的转化性情感（affects of transformation）体验。抛开表象的差异，解读这些深深蕴含的不谋而合的地方，我们能够从这些培养情感转化能量的环境中萃取其精华。

生存、建立联结、爱恋和信仰的基本需要最终排除了防御的主导地位——越过防御，也正是我们这个情感性的转化模式的一个基本组成部分。还有一个部分是这个联结中的力量（我将在关于依恋关系的章节中阐述），以及由此产生的安全感。通过建立联结，焦虑（其背后的恐惧会使我们畏缩和后退，而不是显现和拓展）将会得到缓解，由此清除了通往体验的道路上的一个重要障碍，继而让我们充分利用基本情感的力量。

核心情感：变化的核心动因

情感汹涌的时刻……往往能够极其强劲地促成内在心理的重新整合。我们都知道，在生活中，爱、嫉妒、内疚、恐惧、懊悔和愤怒会以突然的、爆炸性的方式占据我们的心。希望、快乐、安全感、意志力……也具备同等的力量。而这些以爆炸般的方式表达出来的情感一旦显现，就会让情境无法保持原状。（James，1902，p.198）

个体的人格是在与依恋对象长期互动的经验中形成的，同时也被短暂但剧烈的情感体验所塑造。威廉·詹姆斯探索了剧烈的情感具有的力量及其如何给人格带来深远的变化，一个世纪后，毕比和拉赫曼（Beebe & Lachmann，1994）研究了情感时刻所具有的潜能和促成的状态转化，以此来影响变化过程。基于人类发展过程的变化理论多涉及缓慢的、在一个较长时间内发生的变化，而以情感为中心的变化理论则考量快速的转化。

两种类型的变化都可以带来长期持续的影响。当我们选择情感作为工作的媒介时，那些相对渐进的过程就会充分释放它们之前隐含的力量，并加入到相对快速的变化中去。

情感理论学者们和研究者们（e.g., Darwin，1892；James，1902；Nathanson，1992；Tomkins，1962，1963）注意到转化自然地植根于真实的情感，几乎总是强烈情感经历的忠实副产品。AEDP 致力于帮助患者获得他们的相关体验，并以这种方式释放和控制相应的变化动力。当患者处于一种深度的、真挚的、发自肺腑的体验中时，他们的防御和焦虑也都会处于最低水平，因此情感变化可以快速地占据优势地位，而不是像在发展变化模型中那样渐进变化。借用著名电影《总统班底》（*All the President's Men*）中代号"深喉"（Deep Throat）的角色的话，我们要"跟踪这个情感"。

在疗愈性的关系中，对深刻情感的深切体验能够帮助患者掌握一种充满生气的、可以应用于生活中的心理过程。这个深刻情感的深切体验伴随着状态的转化（Beebe & Lachmann，1994）。在转化了的状态中，心理治疗会推行得更快、更深入，取得的效果更好；患者会有一种主体的"真实感"，一种强烈的真挚感和活力感；治疗师往往也会有这些感受（Fosha & Osiason，1996）。身为治疗师，当我们没有处于这种状态时，我们就需要将心理治疗工作的目标定为如何回到这种状态。疗愈的成果会被新的自我观念和被解放的情感资源持续扩大。最终，当患者感到自己是强大的、有能力的、有资源的，而不是虚弱的、无助的时候，他们的情感和关系的涉猎领域就会呈指数级增长。

转化状态可以通过接纳核心情感和核心状态这两类核心情感体验来达成。核心情感，比如愤怒、愉悦、悲伤、恐惧、厌恶（也是类别性情感），可以自成一类。它们被视为基础情感，因为它们是人类普遍的、与生俱来的生物体反应。核心情感是深植于内在的、涵盖身体感觉和内脏肺腑的身体回应。许多情感具备它们独有的特征性的系列生理过程和唤醒模式（Ekman，1983；Zajonc，1985），以及独有的特征性动力结构（Darwin，1872；Nathanson，1992，1996；Tomkins，1962，1963）。当我们体验到这些情感时，这些相应的身体感受是非常强烈的，是我们不可或缺的一部分。

在这里，我将介绍和详细描述"核心状态"的概念。它指的是一种转变后的开放和接触的状态，身处其中的人将与自己体验中的关键部分建立深刻的联结。核心状态是自体创造的内在情感包容系统。在这个状态中，核心情感体验是强烈的、被深刻感受到的、毫不含糊的；官能感觉是强化的，想象的图景是鲜活的，交流自然没有压力，感受的内容流动无阻。个体可以毫不费力地集中注意力，这也是核心状态的特征之一。个体与他人的联结是深刻而清晰的，因为个体在此时还拥有自我接收调谐和对他人的接受力。个体在人际沟通中会凸显主体的笃定的感受，且往往伴随着一种超乎寻常的良好的表达能力。无论内容是不是全新的，沟通中都会有一种仿佛是"第一次"发生的感觉。治疗师和患者双方都会有一种纯粹、深刻和"事实如此"（truth）的主体感受。

总而言之，这个情感导向的变化模式是一个二元的模型，其中关系的核心情感是变化发生的核心发动机。这个模式考量以下三个方面：（1）超越障碍和阻力的现象所蕴含的力量；（2）二元关系如何建立安全感、缓解焦虑；（3）转化过程的体验如何像是一个永不停止的循环，引领自己获得进一步的适应性转化。如此，核心情感、二元关系、转化，再加上中间需要被跨越的焦虑和防御的障碍，便是这个情感导向的变化模式的构成要素。

为什么核心情感能够疗愈

首先，体验核心情感本身就是一个疗愈的过程。即使我们体验到的情感是痛苦的、恐惧的，我们也能从这样的体验中感受到自己"活着"，从而接纳生命的意义。

其次，体验长期因害怕而逃避的情感，能让我们产生一种掌控感。如果我们能够克服一度使我们感觉会吞噬自己的情感，或是去直面自己一度逃避的情感，就会产生一种力量感。

再次，情感的深刻体验会带来新的资源、新的能力，以及一系列新的适应性行动，我们将这些元素统称为"适应性行动倾向"（其中有很多行动集合都是围绕着某种特定的情绪，并基于对这个情绪的接纳。比如，充分感受愤怒的能力，常常会获得新的力量感、自信，以及站出来捍卫自己的权利的决心）。

最后，情感是到达潜意识的捷径。深度的体验能开启更深的体验，从而打开我们之前无法触及的所有领域（比如，记忆、幻想，以及与之相伴的焦虑、防御、心理痛苦等状态），并有机会去处理它们。

一个自有的抱持环境

为了发挥转化性的魔力，情感要求有一个相对完整的自我或人际关系间的抱持环境所具备的调节能力。情感会在这个自我和他人间的过渡空间中成长。在那里，这些情感会被自我信任的他人镜映，相应的回馈可以让自我更丰盈，获得存在的意义。当个体的情感在自我以外得到镜映时，会产生强烈的共鸣，增强它们与其他事物的联系；它们会变得更加生机勃勃，具有独立区分的边界。与他人分享情感能扩大个体的情感区域，扩大支持的基础，由此不会再被情感体验吞噬而失控。

在情感分享的过程中，当面对令人恐惧的和强烈的情感时，个体不是孤身一人；相反，借助着情感共振和情感所蕴含的多层意义的发展，及其在交流中的被发现，新的意义在抽丝发芽，表达出之前没有辨别出来的自体经验。通过这个情感的分享，个体也获得了一个和他人达致心灵共通状态的良机（Tronick，1989），而这正是依恋系统的既定目标（Costello，2000）和治疗同盟的重要组成部分（Safran & Segal，1990）。充分体验的、被明确加以阐释的情感能清楚地表明，一个真实的自我和深刻的联结不但不矛盾，还能在共振回应的循环中不断促进彼此。通过这种情感的共振，核心情感可以培育出真实和亲密。

在自我和他人间共享的情感经验最终会被内化，反映在自体的心理架构中，会形成一个内在的情感抱持环境。

核心情感的完整工作和以情感为导向的变化模式

能够觉知到、接触到并表达自己的情感的能力，可以帮助个体得到生物适应性的信息，便于他调控自己的生活（Greenberg & Safran，1987）。"从生物调节的中心来看，'情感'是理性与非理性过程、大脑皮质结构与皮质下结构的桥梁。"（Damasio，1994，p.128）除了类别性情感包含的在生物进化中磨砺出来的适应能力（最常见的例子莫过于"战斗－逃跑"回应的激活）外，情感还具有赋予个体最适宜其特质的特点（这个特点十分重要）。这个特质植根于个体的存在，能帮助个体解决诸如"我是谁"等核心问题。因此，核心情感体验不仅是适应环境的反应，还能在个人实现其独特的生命存在意义的过程中起到至关重要的作用。

情感以其特有的深邃方式，让个体与自身保持联结，也让个体与自身面对外部世界时的状态保持联结。情感还标志着个体向他人传达的关于自己的重要信息。如果个体传达的信息是诚挚和真实的（约等于核心情感），并能得到他人同等的回应，那么自然会生发出真正的情感成长的良机。

一个完整的核心情感由哪些部分组成？它如何能提高个体的适应性调节能力？核心情感体验会激发一个循环反应，其中包括关注、评价、体验、表达、驱动力、沟通、相互协作等。当这种完整的情感体验过程得以实现时，个体的自我的内在心理体会、（适应性的）表达、沟通和与他人的协作都能畅通无阻，个体也会拥有一片新天地，并在这里发展出"灵活的人格、变化的可能性，并能开启人生新篇章，拥有迎接新的挑战的动力"（Person，1988，p.23）。

核心情感既是一种心灵内部的现象，又是一种人际现象，它和个体的自我调节、与他人的互动，与状态上的调谐密切相关。有他人自然融入的情感是情感导向的变化模式的一个关键部分。个体要想最充分地发挥核心情感体验转化的作用，就需要与一个具有接收能力的、开放的他人沟通，这样才有可能实现最理想的情感完整处理。

关注

情感自然地切换着我们的关注点：它让我们将注意力集中在我们关注的事物上，并忽略了其他的事物。它提供了"一个引人注目的信号，仿佛在说，正在发生着一件重要的事情。同时，它还驱动了由此而引发的动作。适应性需要在第一时间创造了这个新的反应，个体在此其实是被驱使着去关注、去处理这个新的经历"（Lazarus，1991，p.17）。

汤姆金斯（Tomkins）是这样描述情感的放大功能的："情感能让好事更好，也能让坏事更坏……情感通过添加一种特殊的相应的特质，要么具有强大的奖赏功能，要么具有强大的惩罚功能。"（Tomkins，1970，pp.147–148）情感及其带来的关注为显著的强烈情感体验搭建了舞台：情感驱动和开发出新的可能性，创造出新的架构、新的方向，以及新的目标，这些新的目标都将组织出新的事件。

评价

评价是核心情感运行中的一个内在的、关于信息处理的方面，它体现了环境如何影响个体，以及情感如何影响驱动力。情感能告知个体他与周围事物的联系。如果我们不知道一个人的情感反应，就无法知晓他的动机（Costello，2000）。情感反映了个体对环境的评价，让他知道自己对这个环境有什么想法，从而指导他的适应性行动倾向。这个倾向是核心情感的一个重要组成部分，我们将在稍后详细讨论。

核心情感既能让个体理解他人，又能让他人理解自己。"没有哪个心理学概念能像'情感'的概念一样，丰富地揭示了个体如何与其生活，以及其与自然和社会环境中的特定因素的关系联结。"（Lazarus，1991，p.7）在这里，我们讨论的评价不仅包括皮质下组织的纯粹生理基础的情感反应（LeDoux，1996），还包括了一个精炼的、以关系指导的、针对周围环境对于个人意义的评价——充满了个人特色的多元乐音和混响，评估着这个环境是会满足还是会阻碍个人的关键目标（Slavin & Kriegman，1998）。

肺腑体验和身体

肺腑体验（visceral experience）是核心情感循环的中心，是情感导向的变化模式中不可或缺的一部分。其他所有部分的发生都有赖于这个直接和深刻地体验核心情感的能力，AEDP 的治疗策略也致力于持续地提高患者的这种能力。如果通向核心情感体验的通道被阻塞或是被扭曲，那么其他所有环节都会相应地被阻碍。这一点正是情感导向的变化模式的一大标志，也是它与其他学术的（即非临床的）的情感理论以及其他精神动力（即非体验式的）治疗模式的区别。在核心情感体验深入肺腑的部分达成以前，所有的治疗努力都指向排除或绕过情感的障碍。

情感的身体体验所在

在肺腑体验中，我们可以联结到身体，它是我们的自我栖居的物理家园。情感拥有丰富的身体感受（比如，"喉咙哽咽""心情沉重""热血沸腾"），即使我们正处于平和的状态（即全身心安定、放松），没有独特明显的情感，也有独特的身体感受的"景观"①（Damasio，1994，1999），呈现出与特定情感状态相应的身体反应。不同的身体"景观"的表达不仅限于个体内在的主观体验，还表现在个体说话的速度、节奏、声调，对内在体验的不同程度的接纳，以及不同程度、质量的精力集中、关注，以及关系的联结上。

一旦我们头脑中的内容在身体的感觉中找到根基，心灵的体验就会相应地找到根基，涵盖肌肉和肌腱、定义和力量、坚实性和现实性。与之类似的是，一旦我们把身体体验作为头脑思维的对象，身体就会被体验性地理解，特定身体的局限性就消失了——被我们的肌肤束缚的内在空间变成了内在心灵空间的客观关联。这样一来，源源不断的体验便拥有了物质的现实，身体的物质界限升华了，为进一步涌现的经验提供无限的可能性。

表达

达马西奥（1994，p.139）曾说："'情绪'（emotion）一词暗示着一个从身体内向身体外的方向，从字面意义上来说，标志着'向外的移动'。"在某种程度上，情感的完整体验有赖于它的表达（被释放出来），因此情感同时涉及动作（回到身体上）和沟通（向外传达给他人）。情感的表达能深化情感的体验。与单纯的内在体验相比，当情感得到表达时，人们更容易接触到整个情感领域。如果情感在此时的功能是放大那个有重要意义的部分（Tomkins，1970），情感表达就会被进一步地扩大（是更高层次的放大），充分地融入情感经验的各个方面——情感的、语言的、感觉的、动作的。

当核心情感被传达、外化时，它也被进一步地转化了：一种源自心灵深处的体验被

---

① 之所以称其为"景观"（landscape），是因为不同的情感会引发身体不同部分的感觉。比如，快乐可能还会引发全身都感受到温暖，而爱的感觉会引发心胸的位置很舒服。由于不同部位呈现的感觉不同，因此身体就像是呈现了不同的景观。我们也可以将其理解为身体状态。——译者注

向外投射到人际交往的屏幕上，患者和治疗师一起观看着它徐徐展开（同时也是两个人各自在审视自己）。通过表达，核心情感离开了隔绝的、私人的内在心理空间，变成了外界现实的一部分，个体便因此做出反应。一旦失去部分的主观性，得到部分的客观性和现实性，表达后的核心情感体验就可以在朗朗乾坤之下被考察、被理解。一个情感导向的行动在不断地被重新定义的挑战之下，也会不断地获得发展。当核心情感（尤其是痛苦的、令人担忧和恐惧的核心情感）被袒露时，它们就会变成个体在外界环境中必须面对的挑战。这些挑战会引出下一波的适应性行动倾向，这是一个由感知、认知、情感调节回应构成的复杂网络，我们将在接下来的内容中加以探讨。

动机：被核心情感所引发的适应性行动倾向

所有情感的核心都是导向行为的冲动，物种进化深植在我们天性的即时反应……如果我们观察动物和小孩，就能明显感受到"情感导向行为"这一点；只有在"被教化"了的成人身上，我们才会发现动物王国中的特异例子——情感本是行动冲动的根源，却与行为反应分裂开来……当今的研究者们，运用新的方式窥探身体和大脑中的奥秘，发现了很多生理上的细节，证实了每种情感如何帮助身体做出特定的应对。（Goleman，1995，p.6）

每一种核心情感体验都与一种"表达的冲动"紧密相连（Lazarus，1991，p.272），或与具有"特定的行动准备"（Goleman，1995，p.4）的特定行动倾向（Safran & Segal，1990，p.57）有关。

特定的情绪状态与特定的行动准备有关。比如，愤怒是个体在感觉自己被侵犯后的反应，与自我保护和报复行为相关；恐惧是个体将情境评估为危险后的反应，与过度警觉和逃跑有关；爱与联结的行为有关。因此，情感经验的核心包含着与行为系统相关的有组织的表达行为，这些行为系统通过自然选择过程与生物系统联系在一起。（Safran & Segal，1990，p.57）

适应性行动倾向，即适应环境的回应和资源，被充分的核心情感体验释放，反映了个体在拥有新信息的情况下做出新的回应——关于他自己、他人，以及外界情况。在个体没有完全体验自己的情感之前，他对这些信息是不知情的。比如，我的一位患者过去从未对童年丧父悲悼过。只有在他让自己充分悲悼他的丧失后，他才意识到，在情感上否认他父亲的死亡［并通过身份认同（identification）抓着父亲不放，同时体验自己好像也已"心死了"]导致他在过去的 20 年里给自己的生命按下了暂停键。他十分清楚，自己需要到父亲的墓前去和他道别，此后他才能真正向前走，去过他自己的生活。通过揭开自己的情感真相，他找到了自己从未拥有过的东西。情感真相的特质为，它既是个体自己一直深知的，又具有令人惊叹的新鲜感（Bollas[①]，1987，1989；James，1902；Person，1988）。

在这里，自我和他人的关系是情感导向的变化模式的一个不可分割的部分，也是自我体验的中心。接下来，我将介绍两个新的概念——适应性关系倾向（adaptive relational tendency）和适应性自我行动倾向（adaptive self action tendency）。前者指的是一种向外联结、导向共同协调的状态，由此调节依恋关系、彼此回应的程度和亲密度，以适应自身对关系的需求。后者为自我的独特目标服务，包括支持自我实现的目标的相应态度和行动，往往表现为觉知自己的基本需要（Greenberg，Rice，& Elliott，1993），并通过行动满足这些需要。

通过逐步调整焦点，心理治疗的过程便能展示出情感如何通过表达来外化，进而激发一波又一波的适应性自我行动倾向来发挥适应功能。比如，在患者讲述了一件与他的妻子相关的事件后，治疗师问："你对这件事有什么感受？"一方面，治疗师的干预表现了他在陪伴、深化、表达，以及拓展患者的经历。另一方面，在更深一层，二元的转化过程已悄然开始了——心理治疗的过程已经围绕这个简单的问题开始了，并向前发展着。治疗师和患者一起观察的对象已经从对事件的描述变成了患者对该事件的体验的描述；在一个关系联结的环境中，展开的经验会随之演变，在体验深化和语言表达中，变化也随之发生。

沟通和相互协调

鲍尔比（1991，p.294）曾说："情感的主要功能是沟通——这个沟通，是对自己也是对他人，传达个人当下的驱动状态。"与之类似，在达尔文看来（1872），情感表达的重要功能就是人际间的沟通。情感向他人显示出个人所处的特定情感状态和驱动状态；在做某件事的驱动力之下，隐含的是一种内在的特定情感——情感指导行动。达尔文认为，人类拥有进化了的对他人的共情，因此容易受他人的反应的影响；他相信，进化使我们具备这样的能力——基于我们的表达对他人造成的影响做出回应。

---

① 波拉斯用"未加思索的已知"（unthought known）一词生动地诠释了这个矛盾。

以沟通为目的的表达：情感沟通系统

为什么我们对某个人说出一件事，比起仅仅在我们自己内在想到和感受到它会有强大得多的效果？即使那个人只是作为听众，并没有做些什么。为什么当我们和某个人就一件事沟通时，双方的理解会大相径庭？这是因为在表达中（尤其是被对方接收到），核心情感的整个历程能得以完成。在我们表述情感体验时，如果发现有一个他人做好准备来接受之前被我们认为是不可去细想也无法承受的事情，就会创造一个不断扩大的、无边无际的空间。在核心情感体验的范畴内，孤独一人和融入社群的主流的、协调的感受之中，这两者的重要区别在于，是否与一个开放的、感兴趣的他人进行投注了情感的沟通。

沟通意味着对话；它使协调二元的情感状态成为可能，而其成果有赖于这个他人和他人所处的状态（Costello，2000）。如果我们身边的他人不处于可以接收的状态，我们就会在内心拥有一个完整的核心情感体验而不向他人透露；如果我们能与他人进行彼此回应的情感对话，彼此就会得到进一步转化，并促使对方转化。这个彼此回应的、转化性的沟通过程，正说明了情感导向的变化模式的精髓所在。

当我们和他人共同到达情感相互协调的状态时，适应性关系倾向将获得释放（我们将在第 2 章和第 3 章讨论"情感胜任力"的概念），促进人际关系的进一步发展，加强这个人际纽带，增加亲密和接近的感觉，在其中对他人和自己产生更深刻的认识。一旦我们在依恋关系中的安全感得到提高，向外探索的倾向和心理韧性就会得到增强。由此我们可以再次肯定地说，从核心情感的角度来说，"跳探戈"需要两个人。他人的接受状态和开放状态决定了我们与他人能否到达彼此协调的核心情感状态，继而产生适应性关系倾向。因此，治疗师的情感胜任能力至关重要，即治疗师需要既不会被患者的或自身的情感所淹没，又不会对这些情感采取一种敌视的态度。这里便蕴涵了一个 AEDP 治疗师的立场的核心所在。

治疗师在场和情感导向的变化模式

> ……不能面对局限性的人，也看不到事情的本质。
> 露易丝·格丽克（Lousie Glück），《女巫瑟茜的威力》（*Circe's Power*）

在这个情感导向的变化模式中，治疗师在场的意义在于，作为一个他人存在于患者的内心世界中，患者既能感受到又能知晓这个存在。在这个存在的呈现中，患者的世界得以展开。这种在场——知晓和想知晓、身在那里和心想要在那里同等重要——提供了一种可能性，让患者去向他人（即治疗师）说出自己内心那些痛苦的和埋藏的、恐惧的和令人恐惧的、危险的和混乱的部分。共情，是一个让患者既能感受到核心情感体验，又能感受到那些害怕、痛苦或振奋的过程，这要求治疗师沉浸到患者的世界中，从而把之前无法诉说的体验用语言清楚地表达出来（Gendlin，1991；Safran & Segal，1990）。

　　治疗师的在场是基于对情感现象的理解，包括对共情、情感感染性、情感协调和共鸣，以及到达协调状态的理解。通过情感共鸣、分享和共情，治疗师对患者体验的情感回应会放大患者的情感体验。比如，当治疗师被患者体验的某个方面感动时，由于过去他人对患者的这个体验多抱有漠然或鄙视的态度，导致患者在过去也认为这个经验是不重要的、没有价值的。而此时治疗师的不同反应则会给患者带来超乎寻常的力量，由此开启患者一度封锁的自我意识，以及他对承受多年的伤痛的悲悼。这是一个立场、一种在场，同时存在于患者的外在世界和内心世界。此时，正如温尼科特所说，治疗师是真实无虚的转化媒介。又像曼恩（Mann）和戈特曼（Goldman）所描述的，当一个人感受到被人深深地理解时所产生的影响：

　　患者感觉好像有人既在他的身边，又在他的心里，并且那个人愿意留在那里为他提供帮助。当治疗师能够到达那么深的地方，而没有被吓倒、没有变得抑郁或感觉厌恶，还表示为了帮助他而愿意留在那里时，这一事实会唤醒患者的感激和信任，如同人类亘古以来的经验。（Mann & Goldman，1982，p.36）

　　在一个人的身边，如此亲密地、温柔地带着丰富的情感，这种在场会融化对抗。患者会感觉自己想要说出、想要分享，并想要找到、自然地面对那些自己过去在这个世界中隐藏的、没有人（甚至包括他自己）能看到的重要部分。

　　治疗师之前所做的一切……以及她对患者能够接受帮助的信心，患者会对她产生信任，在这样短的时间内建立起如此程度的信任，在其他治疗方式中是少见的……需要强调的是，在建立信任的过程中，患者的自我并没有停止它的判断功能——它参与并为信任找到了现实的基础，这个基础就是治疗师能够准确地、清楚地说出长期困扰患者的情感难题。（Mann & Goldman，1982，P.49）

　　孤独一人的灾难性体验——那些不情愿的、不想要的、令人绝望的孤独（与自发寻求的、自愿的、自我休整性的孤独截然不同，需要注意加以区分），以及同时产生的可能会滋生病症的焦虑，会让大脑麻木，由此切断庞大的自我资源。需要重申的是，当我们最需要回应却陷入没有回应的、无人在身边的处境时，就会产生能滋长恐惧的孤独感。如果他人能对这个情感的沟通需要做出回应，那么这个作为病灶的孤独就会得到解除。

当我们在"足够好"的情况下成长发展时，共情、同情心、助人之心、自豪感、慷慨大方、愉悦都会自然地成为我们人格的组成部分，就像关注自身利益和攻击性一般自然。当我们深度感受的能力被完整保留时，这些人类本身蕴含的生物资源就可以为我们所用。换句话说，无论是高级的情感还是基本的情感都是与生俱来的，在心理治疗和生活中皆如此。它们是自然的心灵特质和驱动力；只有当理想发展状态偏离轨道时，这些特质才被阻碍、产生缺陷、被扭曲，甚至大部分消失不见；相反，在一个健康的人身上，我们会看到联结的能力、独立的能力、为自己和他人感到高兴的能力、关心自己和他人的能力、共情和同情心，以及既能给予又能获取的能力。

人类进化成为一个高度社会化的种群，在一个纷繁复杂的客体关系的世界中拥有情感生存所必需的、高度分化的情际关系①；它们是适应关系需要的核心情感体验。如果积极体验的词汇变得匮乏，如果在理解它们的理论时缺乏有效的区分，如果心理治疗框架中对变化、积极驱动力量、疗愈性情感体验没有充分的认识和理解，那么治疗师就无法指导患者在这些内在和人际的领域中探索。概念构建上区分的缺乏不应该等同于现象存在的缺乏。在这条探索之路上，已经有毕比、埃姆德、斯特恩、特罗尼克等人做了先锋。我们像是正在研发一种显微镜，使我们具备描述微生物的能力；我们知道它们在那里，能够对它们进行研究，但是我们还不具备一个能充分区分它们的分类系统。在接下来的章节中，我将进一步探讨核心情感体验（包括正向的情感体验和关系体验）的词汇发展。

小结

通过与他人高强度的互动，心理发展的过程能够引领个体通过循序渐进的转化，成就一个不断演进的真实自我。通过共鸣和协调的过程，我们返回到个体内在体验的根基上面，在那里，个体的内在体验是纯粹的、真实的。在心理治疗中，如果培养患者接纳和推动核心情感，他的真实人格就会不断得到生长和强化。当患者被鼓励尽可能地做最真实的自己，且在他身边的正是一个尽最大可能做真实自己的他人（通过治疗师和自身核心情感体验的接触）时，患者过去在虚伪和情感恐惧的人际互动中层层结茧的外皮就会褪去。通过逐渐的转化（类似层层蜕变），其真实自我的体验会变得越来越容易接纳。

---

① 情际关系，指人与人之间凸显情感互动的关系。——译者注

一旦真实的自我的声音被寻回，它就能获得茁壮生长；在这样的状态下，就像一位患者所说，像是"横笛在铜管乐队的乐声"①。

在这个过程中的每一个阶段，核心情感既是指示标志又是催化剂：它本身就是一个有力的转化的动因，还标记着患者所在的阶段状态，使患者可以将核心情感作为一个丰富的表达渠道告知治疗师自己的状态如何；它是患者自己和治疗师获取患者自我信息的源泉。最后，核心情感还是患者和治疗师协调沟通的载体，因此二元关系中的任何一方都可以成为对方转化的载体。在这个以情感为导向的变化模式中，最终是由治疗师通过深度的参与和情感催化，使患者的自我达至新的自我，即不断接近核心和真实的自我。

对于那些有哲学和概念头脑的人来说，需要注意的是，真实自我是一个体验的构建，而不是一个从结构概念出发的构建，抑或是实体化的构建。其实，并不存在真实自我或根本自我（essential self），我们都有多重复杂的自我。不过，确实有这么一个东西，一个在当下这一刻的、真实自我和根本自我的体验，而这个真挚的体验正是我们所寻求的。在这一刻，这个得到直接体验的根本自我，会知道什么是对的、什么是真实的。

---

① 横笛通常不会出现在铜管乐队中，一旦它出现在铜管乐队中，乐音就会显得出乎意料，且清亮优美。——译者注

第 2 章

通过情感的透镜看依恋关系

> 许多最强烈的情感是在依恋关系的建立、维持、破坏和更新中被激发的……因为这样的情感往往是个体和他人情感纽带所处状态的反映，情感心理学和情感病理心理学被证明在很大程度上是情感纽带的心理学和病理心理学。
>
> 鲍尔比

依恋关系，作为一种现象和理论构建，指的是人类最基本的、建立人际亲密情感纽带的需要；它是人类心理生活的基础。与情感一样，依恋关系在许多层面上起作用：从物种进化生物学的跨代视角，到时时刻刻致力于理解人类思维中最微妙变化的临床治疗，它们都具有重大的意义。鲍尔比（1980）相信，情感心理学和情感病理心理学在很大程度上是情感纽带的心理学和病理心理学。我们将在本章和下一章探索这一观点在心理治疗中的应用。

依恋关系理论和以情感为导向的变化模式在观念上是契合的，二者都把人格模式理解为由适应环境的策略导致的，也就是说，针对痛苦情感经历和关系丧失而形成的防御。这些策略在个人所处的环境不提供理想支持时被激发，其结果是个人最大限度地使用其情感资源的能力被阻碍。

依恋关系理论和源于精神动力学的、以情感为导向的变化模式都认识到，防御（这是一种减少恐惧和缓解情绪痛苦的策略）具有很重要的地位。如同依恋关系理论所述，安全的依恋关系提供了个人探索必需的安全感，以情感为导向的变化模式也把安全型依恋关系作为一个关键的部分。由关系中的安全感所推动的探索，在 AEDP 中被理解为愿意选择在体验中让自己沉浸于核心情感中，这是疗愈性变化得以发生的关键。

在依恋理论和 AEDP 中的依恋关系、照顾、探索

依恋理论（Ainsworth et al.，1978；Bowlby，1973，1980，1982）关注的是孩子和照顾者之间的联结是如何影响孩子的发展的。依恋关系是当二元关系中较脆弱的一方去主动联结另一方时，这个另一方会作为"被选择的个人，常常被认为是更有力量、更智慧的一方"（Bowlby，1977，p.203）。这个更有力量、更智慧的一方也会主动地联结较脆弱的一方，形成一种双方共同调节的且在很大程度上不对等的关系。当影响双向地发生时，任何一方都会影响对方，而对方也会影响到自己（Beebe & Lachmann，1988；Beebe，Lachmann & Jaffe，1997；Emde，1981；Tronick，1989，1998）。

正如鲍尔比（1982）定义的那样，依恋关系包含着三个行为系统，它们在我们内部运行，终其一生为我们最佳的适应服务。这三个行为系统分别是：

▼ **依恋行为系统**（attachment behavioral system），主要发挥保护功能；

▼ **照顾或抚养行为系统**（caregiving or parenting behavioral system），主要发挥协助的功能；

▼ **探索行为系统**（exploratory behavioral system），主要功能是促进个体对环境的学习。

（Ainsworth et al.，1978）

依恋行为系统及其情感标志、安全感

鲍尔比（1982）提出，对于孩子来说，和一个保护他的成人（即照顾者）之间的依恋联结是他维持和调节安全感的首要机制。照顾者应作为孩子的一个安全基地（Ainsworth et al.，1978），在培养孩子的安全感和消除恐惧方面起到关键的促进作用。恐惧在这里扮演着重要的角色：它激活依恋的行为，限制了孩子的探索。通过依恋这个纽带，孩子得到源于自身的和源于照顾者的资源，在处理眼前危险时他不是独自一人。依恋系统"从摇篮到坟墓……当人感觉困扰、生病或害怕时"会处于活跃状态（Bowlby，1977，p.203）；对于孩子来说，"当母亲不在身边或表现得不在身边时，依恋行为的激活会更为明显"（Bowlby，1988，p.3）。"基地的安全性取决于它的可用性、敏感性、回应性和帮助性……鲍尔比认为'警报'（alarm）这个词应特指在面对原始刺激源时的恐惧，而'焦虑'（anxiety）这个词应特指当面对照顾者不在身边或不回应时的恐惧。"（Costello，2000）照顾者的"不在身边或不回应"是孩子情感世界中的头号危险，而因"照顾者的不在身边或不回应"产生的焦虑会成为依恋系统的动力来源，并主导了其人格模式的形成。

在照顾者和孩子处于接近状态（既是身体的接近又是情感的接近）的时候，孩子原本难以忍受的焦虑和恐惧被抑制住了，孩子会体验到一种安全的感觉："显然……研究对象呈现出一种真实安好的感觉。"（Joffe & Sandler，1965，p.399）这种安全的感受——一种真实安好的感觉，而不仅仅是没有焦虑（Sandler，1960）。它是一种内在的状态，包含肺腑的、感官的、心理的等方面，在体验上表现为感觉放松、自如、平静，并且有信心迎接新的挑战。当安全感继续占优势时，个体会处于其最佳状态；就像一个畅快玩耍的小孩，仿佛整个世界都尽在他的掌握之中。就像安全感与安全型依恋关系相联系那样，个体能自由自在地探索世界，是他能感受到这个安好导向的行为结果。

照顾行为系统

照顾行为系统所对应的，同样是与生俱来的、自然的养育功能或照顾行为系统。它指的是父母或其他照顾者在孩子表现出脆弱时做出回应（Bowlby，1988，1991；Costello，2000；George & Solomon，1999；Shane，Shane，& Gales，1997），以重新作为孩子的安全基地（Ainsworth et al.，1978）。照顾行为系统为依恋和探索创造了条件，它是在行动层面上为孩子营造抱持性的环境的体现（Costello，2000）。

父母的抚养行为……是对应环境要求按照一个特定模式发展而来的。这说明了在通常的状况下，婴儿的父母会感受到一种强烈的驱动力去遵照一个特定模式行动，比如，摇晃孩子的摇篮，当孩子哭的时候去安慰他、保护他、喂养他……在我看来，抚养行为扎根于强烈的生物本能，也解释了相应的强烈情感反应。（Bowlby，1988，pp.4–5）

抚养行为会满足照顾者的很多需求，包括爱人、被爱、被需要，以及感到自己是有价值的。能够给他人带来正面的影响，正是自我存在体验的一个核心组成部分。就像依恋的一方不仅限于孩子一样，照顾或抚养的功能也不仅限于那些通常被定义为"照顾者"的成人。我们从很小的孩子身上就可以看到共情和照顾的回应（e.g., Zahn-Waxler & Radke-Yarrow，1982；Radke-Yarrow，Zahn-Waxler，& Chapman，1983）；患者也会对治疗师有这样的照顾行为。当这些行为被看到、被欢迎、被肯定时，会起到非常重要的作用。

探索行为系统及其情感标志，以及愉悦、快乐、有活力、自豪

在安全的状态下，另一些基本的动机会自然呈现，比如探索、好奇心的满足，以及对新体验的渴望（Lachmann & Beebe，1992；Tomkins，1962）。不再被恐惧吞没的孩子

可以探索他周围的世界，提高他的适应能力。当人在好奇和热情中探索时，会感受到自己是积极的、有能力的（White，1959，1960），并能感受到愉悦、快乐、有活力、自豪（Emde，1988；Kissen，1995）。这些正向情感是探索行为系统的情感标记。

相应地，AEDP 治疗师的目标就是"从一开始就建立信任，营造一个安全的环境"（Fosha & Slowiaczek，1997），以推动建立安全的咨访关系，促进患者情感上的探索。患者越能感觉到和治疗师之间关系的安全，就越能主动地放弃限制其成长的防御，愿意去冒险尝试新的感受和互动。对这些深层情感体验（包括新的情感，以及以前就有但害怕自己无法承受的情感）的处理和表达，正是探索系统在 AEDP 的情境下功能的体现。

瓦赫特尔（1993）注意到，焦虑是精神动力学对心理疾病的核心理解。就像依恋理论所述，焦虑-安全维度是以情感为导向的变化模式的一个基础坐标。二者都秉持着这样的至关重要的信念：与依恋对象的接触能消除焦虑，而孤独的体验则会加剧焦虑。从AEDP 的核心理论角度来看，孤独一人面对心理感受层面上危险的经历是心理疾病的致病源，这与安全感是生命韧性和理想心理健康的来源类似。在治疗过程中（就像在良好的依恋关系中），我们的目标是基于治疗师的在场以及有回应，建立一种能培育安全感的咨访关系，以此来抵消致病性的孤独。那个导致很多领域的自我体验被排除的焦虑状态会因此被消减——而这些焦虑状态正是心理疾病的致病源，也是患者求诊的原因。正如鲍尔比所说，治疗师的角色是：

为患者提供一个安全基地，使他从那里可以探索生活中种种不快乐和痛苦的方面，过去的和现在的，其中包括很多他感觉很困难甚至无法去细想或去重新评估的方面，除非有一个可信赖的陪伴者在身边，为他提供支持、鼓励，表现出悲悯，偶尔还会提供指导……这些往往会要求治疗师去推动患者考虑一些对他父母的想法和感受，这些想法和感受可能是他之前根本不敢去想象的、不敢去细想的。当患者这么做的时候，他可能会感受到强烈的情感波动……他可能会对其中的一部分内容感到恐惧、陌生，或无法接受。（Bowlby，1988，pp.138–139）

患者一旦去探索过去被禁止的体验，往往就能更好地去应对它们，那种让生命萎缩的焦虑也会就此消融。由此，患者和治疗师之间会形成一种开放的状态，患者对自己的内在也会呈现出一种开放的状态，并且能感受到更深的信任、更强的联结感、更强的自信心，未来做进一步的探索（也就是新的学习）也会成为可能。此时，之前被认为的危险在新的成长体系中不再是危险，个人体验的领域和反应也会增加深度和多元适应性。

治疗工作包含两个层面：（1）在关系层面上，推动安全感的工作（一小步一小步的过程），其中包括支持、确认、鼓励等；（2）在探索性的工作层面上（核心情感释放的过程），个体有机会去拓展他的情感世界，消除那些焦虑所驱动的限制功能。治疗工作的这两个层面共同致力于提供"条件，使真我的呈现成为可能"（Winnicott，1960，pp.142–143）。

AEDP 模式中的治疗师的在场和行动也以依恋关系的照顾行为系统为基础。它的重点在于"在身边"，推动安全感，在探索的旅程中作为"可以信赖的陪伴"（Bowlby，1973，1988），致力于消除患者心中的会加剧焦虑的孤独隔绝感。照顾者的回应机能可以"做好准备，在环境要求下按照一定的模式来发展"（Bowlby，1988，pp.4–5），而 AEDP 的治疗前提就是治疗师能够回应患者的需求，愿意为其提供帮助，这些都是治疗师立场的关键。患者的苦难会唤醒治疗师内在照顾式的回应。AEDP 的精神在于调动这些生物本能的愿望。就像一种天分需要得到养分和训练才能最大限度地被激发潜质那样，对应苦难的自然的照顾回应功能也需要得到养分和训练，才能演化为有技术的回应，提供疗愈性的照顾。

治疗师不仅要提升患者的安全感，还要陪伴患者开启他的情感探索旅程。就像与孩子关系良好的父母会有意地让孩子去经历自己发现新事物的过程那样（Winnicott，1963a），治疗师也常常会指导患者探索过去未知的情感疆域，让自我的体验一层层地逐渐展开。

从这个目标发展出来的治疗立场，与治疗师的中立立场大相径庭。精神分析理论一直基于早期父母和孩子的关系去理解患者和治疗师的关系，但精神分析的传统模式却在移情中重演着人际关系中的致病性因素。基于依恋理论的疗愈关系把重点朝向关系环境的转化，促成有益于患者的安全感，为其提供探索和成长的最佳土壤。

代表性的过程：内在工作模式和反思自我的功能

内在工作模式

抚养照顾经验"从出生的第一年开始，在童年和少年时期每天都在重复"（Bowlby，1980，p.55），基于这些重复性的经验，依恋关系被提炼出来、被内化：个体会形成一种关于关系的内在工作模式，其中自己的角色体现在与一个特定照顾者的动力关系中。比如，哭泣时被安慰的重复经验会"形成这样的预期，即难受的感觉会得到安慰和疏解"（Fonagy et al.，1995，pp.234–235）；"整合了的，或是在整合中的……这些期待是在关系互动中的情感体验"（Fonagy et al.，1995，pp.234–235）。这个内在工作模式指导着个体去调节自我经验、探索行为，以及与依恋对象的关系。最终，它还会指导个体养育子女的方式。依恋通过自我和他人在互动中的内在表征图式来塑造发展；这些表征图式表现为依恋模式，为理解情感体验的关系处理如何塑造人格和功能提供了基础。

正面的、安全的依恋体验带来的内在工作模式，反映的是"一个潜意识的、整合了早期经验的信念系统，在支持性的环境中，个体表现出相信他的重要他人会在他的身边，理解他、回应他"（Fonagy et al.，1995，p.234）。这样的内在工作模式符合安全型依恋的特点，他人在这里被视为负责任的、可以信赖的，个体自己则是值得被保护的、值得得到回应的。

就像安全感源自个体对一个陪在身边的、有回应的照顾者的安全型依恋（Bowlby，1988；Sandler，1960）一样，焦虑及焦虑引发的防御机制则源自一个不在身边的、无回应的照顾者。防御性排除（defensive exclusion；Bowlby，1980）变成一个主要的策略，同时恢复照顾者的在场感和回应性，以及自身和照顾者的情感调谐状态。照顾者的焦虑在此会产生重要的影响：为了维持与照顾者回应接触的关系，孩子会压抑他自身体验中任何会让他的照顾者无法承受的部分，以防照顾者转身离去。孩子会因此牺牲他的现实世界、人际关系，以及内在情感生命的完整性。这个策略的成功很好地反映在梅恩（Main，1995）所描述的"继发性地感受到的安全"（secondary felt safety）上，即孩子对自身功能的体验基于他的内在工作模式，而这个模式是基于他与照顾者的特定互动而形成的。孩子由此获得的安全的感受会以其强大的动力持续这个模式。

最终，孩子和母亲沟通的方式和他与自己沟通的方式（Bowlby，1991）的架构是相同的（Costello，2000）。凡是被禁止向照顾者诉说的内容，最终也会被孩子自己禁止去体会和考虑——甚至在他隐蔽的内心世界中也会被禁止。这种防御性排除机制是为了应对关系丧失的恐慌和恐惧而建立的，它被封装在个人的防御机制中：它既反映在内在工作模式中，又体现在个人依恋关系的模式中。

在这个理论中最具突破性的，也是对 AEDP 中以情感为导向的变化模式最具核心贡献的，是理解他人的影响能在我们自我的发展中带来很大的影响：这个为我们的独立性、探索、个人化的发展奠定基础的安全感，源于我们对他人的信念。这个信念在我们与他人的互动经验中形成，基于他人的真正在场以及他人的理解和回应能力。当我们发现自己处于这个"他人"的角色时——无论是父母、重要他人，还是治疗师，我们都有施加影响的良机。

防御是用来维持亲密关系的策略，这个对防御的理解（Bowlby，1980；Main，1995）与 AEDP 对防御的理解呼应，即防御被用来弥补支持情感的那个环境的失败。在这两个理解中，防御都来到了前台，帮助个体应对因依恋对象的失败而引发的焦虑，帮助个体在面对内在和外在的世界时感到安全。根据照顾者的在场和不在场，个体的行为会发生相应的变化：当照顾者不在场或没有回应时，孩子会致力于保守性的安全重建（即采用防御性的、保护性的策略）；当照顾者在场并做出积极回应，孩子能因此感觉自己安全时，他会致力于发展自我，扩大自我对世界（内在和外在）的探索。

防御作为对环境失败的回应

根据孩子在陌生人情境实验[①]中表现出来的行为，他们的依恋行为模式被分为以下几类（Ainsworth et al.，1978）：

▼ 在安全型依恋模式中，对恐惧和焦虑的遏制基于可信赖的、有回应的照顾；

▼ 在不安全型依恋模式中，对恐惧和焦虑的遏制有赖于防御机制；

▼ 混乱型依恋模式反映了恐惧对个体造成的冲击，安全的幕布被撕碎，其体现出防御机制无法应付照顾者保护能力的瓦解。

安全型依恋和不安全型依恋模式的关键区别在于防御。防御因照顾者的失败而产生，即当照顾者无法提供有回应、有帮助的照料时，个体会形成防御，以此试着对抗因这个失败而引发的焦虑，继而被引入个人的内在工作模式，体现在其依恋行为模式中（Bowlby，1980）。防御性行为过程会组织调节性的对应资源，旨在把痛苦体验降到最低，以保护的姿态工作，但是往往无法避免事与愿违的后果。一个人在所处世界中对关系和功能的防御程度成了介于生命韧性和不断增加的发展心理病理障碍的脆弱性的分界点——这一点在因不安全的内在工作模式所界定的人格模式中尤为明显。

安全型依恋模式是防止心理疾病的一个重要保护因素，且更重要的是，它可以防止创伤经历对个人造成负面影响（Alexander et al.，1995，in Eagle，1996）；与之相反，不安全的依恋模式则会降低心理病理障碍发展的阈值（Coates，1998；Dozier, Stovall, & Albus，1999；Urban et al.，1991）。最后，就像我们的直觉可以预测的那样，创伤和丧失不利于安全型依恋的建立（Lyons-Ruth & Jacobvitz，1999；Main & Hesse，1990），安全型依恋则能推进个体向最好的方向发展（Coates，1998；Erickson, Sroufe & Egeland，1985；Urban et al.，1991）。

---

① 在陌生人情境实验中，孩子和照顾者先在一个有很多玩具的房间里一起玩。过了一会儿，照顾者离开，让孩子和一个友善的陌生人（即实验者）单独在一起。三分钟后，照顾者回来，再和孩子玩一会儿。然后，照顾者和实验者都离开，让孩子独处三分钟。随后，照顾者回来，不再离开。其间，让孩子害怕、难受的部分包括不熟悉的房间、陌生人的到来，以及与照顾者的两个三分钟的分离，还有独处的体验。

情感胜任力

从以情感为导向的变化模式提供的有利视角来看，依恋理论既考量强烈的情感体验在关系中的处理过程，又考量对这个二元处理过程进行的内化所带来的长期影响。无论是在依恋行为模式的演化中，还是在心理治疗的转化过程中，情感都起到了至关重要的作用。情感胜任力——在感受和处理的同时也保持联结——为我们提供了一个新的视角，去理解情感体验的二元调节如何在内在工作模式中反映出来。

情感胜任力涉及在保持自我完整性和提供安全感的关系（即依恋）的同时，能够感受和处理情绪以达到最佳功能。"感受但无法处理"（feeling but not dealing；被情感吞没，无法应对）和"处理但无法感受"（dealing but not feeling；即"自动地运行"，摒除情感来帮助应对）都是防御策略的结果。亲密关系是以外在功能的不得不放弃（抗拒性的依恋行为），或是内在柔韧性和活力的丧失（回避性的依恋行为）来达成的。

依恋类别反映出几种不同的情感胜任力类型，它们代表着处理强烈情感体验的关系策略，各具特色：

▼ 在安全型依恋中，健康关系中的情感处理基于灵活的策略，会获得丰富的情感体验；

▼ 在不安全型依恋中，因情感环境对情感处理失败，会有两种防御性的处理方式应运而生；

▼ 在混乱型依恋中，个体因防御策略失败而无法遏制恐惧，从而失去了心理内在的凝聚性。

安全型依恋

安全型依恋，即感受、处理、联结。安全型依恋的孩子能够体验到他在分离和重聚中的感受，并且不会被这些感受淹没；这些感受会加强依恋联结的力量，进一步增强孩子的心理韧性。当面临分离时，他会哭，会抗议，会失去玩耍的兴趣。当和母亲重聚时，他会接受她的安抚；再度平静的他，会回到让他兴致盎然的探索游戏中去。

不安全型依恋

不安全型依恋有两种表现。

一是感受但无法处理。不安全型依恋的、抗拒的孩子难以接受离别，难以调控自己的情绪，在和母亲分离时会哭泣，在和母亲重聚时难以接受安抚；他会继续呜咽，紧紧抓住母亲，不肯再去玩耍。为了维持关系，不安全型依恋的孩子放弃了独立的行动和对世界的探索。这种孩子的问题并不是情感太丰富，而是情感中混合了太多的焦虑，且这焦虑正是照顾者缺乏可靠性而引发的。抗拒的孩子的呜咽哭泣不只是无法被安慰的痛苦伤心（痛苦伤心是由丧失引起的核心情感），而是混合着悲伤和焦虑，并且防御性地排除了愤怒，因为这个愤怒可能在很大程度上威胁到他与照顾者的依恋关系。由此，这个退化性的防御以某些情感来保护和压抑其他更让他焦虑的情感。此时，也是一种防御性排除——探索和独立行动从孩子的情感词典中被清除，那些会干扰其依恋关系的情感也面临着相同的命运。这种抗拒型的依恋关系预示着他今后的一个情感反应模式（非核心的情感）会阻碍理想的功能状态，而不是提供指导性信息资源。

二是处理但无法感受。不安全型依恋的、逃避的孩子会牺牲自己的情感生活，以换取个人功能的运行。他的玩耍从始至终都不会被打扰，他既不会表现出对分离的难过，又不会表现出对重聚的喜悦，仿佛他对照顾者的来来去去毫不在意。然而，生理监测结果表明，在这些依恋关系的波折起伏中，他内在的唤醒程度与他喜怒形于色的同龄人的内在的唤醒程度是相仿的（Cassidy，1994）。如果有一天，我们能够观察到安全型依恋的孩子和回避型依恋的孩子在玩耍中有什么不同，尤其是在兴奋和快乐的程度上的区别，这将是非常有意思的。这里有一种浮士德式的防御模式在起作用，即假装关系毫不重要，压抑关系对自己的情感冲击，以此来维持这段关系。然而，这样的情感压抑（即不感受）很容易使孩子在未来产生问题。情感压抑会导致最少的关系上的参与，因为感受和联结是密切相关的。回避型依恋模式为个体今后的孤立、隔离、情感匮乏奠定了基础，而且即使是在最理想的情况下，他们所建立的自我也是很脆弱的。

混乱型依恋

混乱型依恋，即无法感受也无法处理（not feeling and not dealing）。在混乱型依恋中，孩子在情感上暂时地失去父母（尽管从表面上看，父母在他们的身边），再加上父母自身的恐惧和困惑会传染给孩子（Main，1995；Main & Hesse，1990），会引起孩子强烈的焦虑和难以承受的情感反应。在这两项的共同作用下，会导致孩子意识的分裂，造成其心理的无序与紊乱的局面。同时，依恋纽带的存在也会受到威胁。即使依恋面对干扰所表现出的脆弱是短暂的，也会强化孩子一直感受到的危险，使孩子产生孤立无援的巨大恐惧。这些情绪（其中以恐惧为主导）会导致其认知和行为系统组织的损坏，自我会变得支离破碎。混乱型依恋显现了当依恋关系无法为减少恐惧提供最基本的帮助时所引发的灾难性后果。此时，依恋对象要么会显得充满恐惧，要么会显得很可怕（Main，1995）。恰恰是和依恋对象的关系会加重孩子的恐惧反应，解离和人格分裂成为他们唯一的可行策略，这能让他们避免在危险面前出现更广泛的自我解体。当面对依存环境的崩溃所引发的创伤时，混乱型依恋的孩子面对的心理冲击相当于身体的休克。

反思自我的功能

反思自我的功能（Fonagy et al.，1991）是指，使人能想象他人在各自的心理状态下所产生的相应的愿望、动机和行为，能把他人的反应接纳为这个人当时体验的反映，且这个体验和自己的体验是不同的。反思自我的功能揭示了孩子有这样的一种心理理论：既有自己的心理，又有他人的心理，且二者独立存在。正如同伊格尔（Eagle，1995）所描述的，它是"个人在后来的人生中采取的立场，由此可反观早年的经历"。科茨（Coates）提出，反思性自我功能是一种既具有自主思维又能体验他人存在的能力：

个体认识到自己的思维状态的存在；个体知觉自己独有的信念和动机倾向。这里隐含的是他人拥有不同感觉的可能性……发展这个认知能力必然伴随着个体逐步认识到心理状态可能随着时间和情境的变化而变化。而且，心理状态是可能出现误差的，一个人的心理状态可能与另一个人的完全不同。（Coates，1998，pp.120–121）

福纳吉及其同事们（Fonagy et al.，1991）证实了反思自我的功能的发展水平与孩子的安全型依恋水平成正比。至少对父母中的一方拥有安全型依恋的孩子，会较早地发展心理理论，即使是在情感激烈的环境中，他们也能较为灵活地应用自己的心理理论。

一旦依恋的体验（更不用说其他更让人感到不安的体验）得到反思，反思自我就发挥了它的功能——这与防御性排除的功能是截然相反的。这个反思包含着情感的信息，让个体能够去应对父母照顾的不足，而不需要求助于收缩性或扭曲性的防御资源。哪怕是在逆境中，它也能促进个体的最佳发展，提供更多的工具来消除恐惧，支持能培育安全感的亲密关系，促使个体对外界进行探索。

个体可以通过提高自我反思功能走出创伤。个体不仅能在认知上，还能在情感与共情中领会到，他人的反应只能代表他人自己的经验，这就给了个体更多的余地和更多的选择，比如，根据自己的需求来与他人寻求更亲密的情感关系或保持更远的距离。它在照顾者提供的现实世界（包括对孩子的感觉）被孩子内化之前，补充了一个至关重要的步骤。比如，如果照顾者的行为表明，她认为这个孩子是没有价值的甚至是不好的，这个孩子就能明白这只是照顾者的想法，而不必自动内化（即认同）这样一个具有自我毁灭性的、令人痛苦的、非适应性的（maladaptive）关于自我的观念。在面临情绪上让人反感的情形时，高度的反思自我的功能可以提高防御排除的阈值；它能帮助个体走出创伤，为复原力而不是心理疾患播下种子。

与依恋关系相关的情感

情感是依恋过程发展的基础。关于依恋的努力完全是在情感经验的指导下进行的，即自我对安全感的体验。实现一种体验状态（感受到的安全）、避免和抵消其他体验状态（恐惧／警惕／焦虑），这个目标正是指导依恋关系调整的依据（van den Boom，1990）。情感经验——恐惧和安全感的相对平衡——是个体在三种依恋行为系统中航行的风向标。

所有的依恋体验在心理上都很有挑战性，因为它们会激起强烈的情感体验——害怕与实际的丧失、分离、抛弃、孤独状态、重逢，都会激起强烈的情感体验。个体在有回应的依恋对象身边感受到的亲密情感，与平静的、幸福的、自信的心理状态和安全感紧密相连（Sandler & Joffe，1965）；分离和丧失（无论是实际发生的还是担心会发生的）则会引发恐惧、愤怒、悲伤难过，以及与这些情感体验紧密相连的、让人痛苦的孤独状态（这个状态包括感觉凄凉、无助、被抛弃）；与依恋对象的重聚则会给个体带来安慰和喜悦，以及幸福感的重建，包括活力、热情、与掌控感相关的情感，还有基于安全感的对外探索。此外，与回应的他人之间的亲密感也会让个体感受到对这个他人的深深的爱。

依恋关系经历中的体验成分

与依恋现象相关的情感体验的现象学（即依恋的具体体验质量），无论是在理论上还是在实际生活中都还没有得到足够的重视（Eagle，1996，p.111）。我们需要熟悉丧失、悲伤、恐惧、喜悦等感受的现象学，以及幸福、平静、自信的状态。然而，除了核心情感（比如，悲伤、愤怒、喜悦）和核心情感状态外，还有大量的接收性的情感体验（Fosha & Slowiaczek，1997；McCullough Vaillant，1997）需要被识别和表达。比如，许多深刻的情感都是在得到很好的照顾之下产生的，尤其是当个体比较成熟的时候。就像鲍尔比所说："想要靠近并与一个被视为更强大、更智慧的人保持联结，并且被这个人以深深的爱回应着，这样的个体的直觉反应如今被视为人类天性中的一部分，并且在生命过程中扮演着至关重要的角色。"

我们的概念模型需要被拓展，使我们能有多种方式来描述和探讨接收性的情感体验，以及爱、感恩、联结、欣赏，和其他的被深深接纳和理解的感受所带来的状态。为了能把情感体验和依恋现象从概念上和临床上有机地联系起来，我们不能停留在简单抽象的概念上，而是需要深入地观察这些现象和它们的体验特征。比如，伊格尔（1996，p.133）描述成人的安全型依恋的体验包括"能敞开心扉体验自己依恋需要的能力"。我们可以加上这个敞开自己去体验和表达的能力，就是不附带焦虑或羞耻感，这样的能力应该涵盖与依恋体验相关的负向的和正向的情感。我将在本书的第 7 章集中探讨核心情感的现象，其中包括与依恋现象相关的情感。要想更好地体验这些情感，就需要我们了解这些现象产生的基础。如果能以肺腑体验的模式对这些情感进行处理，疗愈的过程就会更加牢固，深化转化也将成为可能。

小结

截至目前，我们回顾了"依恋关系"这个概念的几个方面：它所涵盖的三个行为系统；它表征性的方面（比如，关系内在工作模式和反思自我的功能）；以及涉及依恋现象的情感，这些情感在自我调节的过程中和内化依恋经验的过程中扮演着基础性的角色。

与值得信任的陪伴者的关系纽带能帮助个体消除恐惧（警惕／焦虑），培养安全感，这种安全感又能促进探索和冒险，形成一种全方位的情感体验。如果没有安全感，那么焦虑这个所有心理问题的母体就会占据主导地位。焦虑是面对不在场或不回应的照顾者的反应，源于个体在面对心理上的危险时孤独一人的感受。如果依恋关系不能建立安全，防御机制就会站出来重建安全，以面对依恋对象的局限性，并尽最大可能优化从依恋对象那里得到的照顾。防御的任务，就是要排除所有会威胁到个体自我的完整性和依恋关系的存在的、内在的与人际间的情感体验。

内在工作模式依据以上这些模式在心理架构中反映出来。作为发展防御之外的一个更具适应性的替代方案，反思自我的功能会增强依恋关系和复原力。而反思自我的功能的能力发挥着与防御性排除相反的作用，因为它包含了一种对他人状态的更可靠、更全面的了解。反思自我的功能的能力提高了心理疾病发展的门槛，使个体在面临环境失败时较为不易受到心理疾病的威胁。

安全型依恋和高反思自我的功能也和情感内在接触的最大化成正比。不安全的和混乱的依恋模式，以及基于较低的反思自我的功能的运转状态，则对应着情感内在接触的削弱，由此也反映了一种被局限了的调适能力。当我们失去与自己情感体验的全面联结时，也失去了在关系世界中导航的指南针，我们人格的活力和丰富性也会由此被剥夺。

依恋关系理论在心理治疗中的应用是非常清晰的。患者在与治疗师的关系中感觉到安全，这是不可或缺的：这种安全感会减低焦虑，使个体对防御的依赖不再成为必要，情感体验的深度探索得到支持，这些正是 AEDP 寻求的深度转化的关键，也是 AEDP 希望促进和修通的对象。

在下一章中，我们将探讨安全型依恋关系是如何得到提升的，也就是如何让足够好的照顾者"足够好"。其中贯彻始终的一个重要主题就是，情感管理及其在心理治疗中的应用。

第3章

足够好的照顾者和理想的二元进程

　　之前本书阐明了安全型依恋关系在促进理想的成长过程中发挥的重要作用，接下来，我们把注意力转向照顾系统，由此来探讨什么样的依恋质量和回应能使依恋对象成为孩子的安全基地，以情感为导向的心理治疗师又该如何将这些照顾行为中的重要方面融入治疗师角色中。我们的探索会以下面几个问题为指导：

▼ 照顾行为是如何促进成长中自我的转化的？

▼ 心理治疗能从足够好的照顾行为中学到什么？

▼ 在依恋关系和以情感为导向的治疗模式中，哪些因素能够促进安全的和较少防御的互动？

▼ AEDP 治疗师的立场和技能恰恰吻合了这个能够促进安全的和较少防御的互动的任务要求，这其中的奥妙是什么？

　　情感胜任力（即情感如何在关系中得到处理）在这个"足够好的照顾者如何做到足够好"的命题中担任着一个基础性的角色。我们可以将照顾者自身回应的敏感度、依恋的安全度，以及高度的反思自我的功能看作情感胜任力的具体体现。此外，当我们追踪情感管理这一主题时，我们能够逐渐看清心理治疗的任务，以及它唤起变化和支持变化的潜在能力。

　　如果孩子的情感胜任力需要他在涉及依恋关系的事件（比如，分离、重聚、丧失）时能够控制好他的强烈情感，同时又能保持与依恋对象的关系，继续对外部世界进行探索，那么对这个足够好的照顾者的情感胜任力的要求就又高了一个层次。照顾者的情感胜任力包括：照顾者在管理自己的情感以外，还能帮助孩子处理他的情感；照顾者能在自身和他人的不同空间之间、在感受和行为之间、在共情和真实之间，以及在敏感性和有效性之间自由地调节。当我们感觉这些两端的需要造成了不可调和的冲突时，问题就产生了。照顾者最理想的情感胜任力会反映这个辩证两端的微妙平衡，且不需要关系中的任何一方牺牲情感的联结协调状态。

照顾者回应的敏感性和帮助能力

许多研究（eg., Ainsworth et al., 1978, Bates, Maslin, & Frankel, 1985, van den Boom, 1990）结果表明，依恋关系的状态与照顾者能敏感地回应和提供及时帮助成正比。这其中很重要的一点是，敏感度和联结协调能力都是可以学习和改善的（van den Boom, 1990）。也就是说，依恋关系的状态是灵活的，会随着环境变化而变化。

来自母亲的敏感性的回应和提供帮助的能力

玛丽·安斯沃斯（Mary Ainsworth）的研究中一直用两套术语来描述那些安全型依恋的孩子的母亲——她们的温柔和小心的抱持，她们对婴儿发出的信号敏感且能适当地回应婴儿的需求。前者描述了母亲和孩子互动中的情感层面（温柔、敏感）；后者描述了母亲对孩子的感觉，以及她对孩子的调谐如何指导她与孩子的互动（敏感且能适当地回应）。这些术语表明，在理想的状况下，母亲需要同时联结孩子的情感状态和她自身的情感回应，在时时刻刻的互动中及时地做出调整。

这个处理正是情感胜任力中的一个方面。另一个方面取决于照顾者的能力，即照顾者在理解婴儿的情感状态时能够做到超越镜映，即既能掌握这个情感状态，又能去处理情感中令人难受的部分而不是被情感淹没（Fonagy et al., 1995, p.243），这正是积极的帮助能力的元素之一（Bates, Maslin, & Frankel, 1985）。用福纳吉和塔吉特（Fonagy & Target, 1998）的话来说，那些在孩子打针后能有效地安慰孩子的母亲，她们的镜映"会混合着一些其他的情感表达，这些与孩子当时的感受不符合的情感呈现（比如，幽默、怀疑、讽刺等）又恰恰体现了母亲的情感的调节能力，以及抱持接纳的能力"。在这种持续性的回应能力中，照顾者把自己当作一个独特的他人展示出来，不仅体现了照顾的接受方（孩子或患者）的难受的情感，还使用了照顾者（母亲或者治疗师）自身的调节技能。相应地，这个照顾的接受方（孩子或患者）会更容易内化这种能力，最终自动地调节自身令人难受的情感。

依恋关系的安全内在工作模式和反思自我的功能

为了了解父母的哪些特质会促进孩子的安全型依恋，福纳吉及其同事，以及梅因及其同事都研究了照顾者的表征性过程（即他们的内在工作模式和反思自我的功能）的质量对孩子的影响。依恋关系的安全内在工作模式和高度反思自我的功能的概念，是我们了解情感胜任力的一个里程碑式的拓展。二者都涉及孩子得到正面的经验，让他们内化这个经验，以此为媒介来培养安全感和联结感，并去探索这个世界；二者也都易于被运用到心理治疗活动中。

足够好的养育基于照顾者自身安全的依恋关系内在工作模式，它能促使照顾者产生相应的情感 – 关系体验，而不需要采取防御策略。这种体验能使照顾者产生情感胜任力。基于照顾者高度反思性自我功能，这个足够好的照顾也能使被照顾的孩子感受到自己是被深深地爱着和理解的。孩子由此发展出他自己对体验进行反思的能力，而这种能力能帮助他提高复原力，克服更大的困难。

情感胜任力和照顾者自身的依恋模式

关于照顾者的表征性过程的研究都基于成人依恋访谈（adult attachment interview，AAI），这是一种了解成年人对其依恋关系的心态的测量表（Main & Goldwyn，1990）。这些半结构化的访谈，使用的是一种被称为"让意外去扰动潜意识"（surprising the unconscious）的技术（George et al.，1985；quoted by Main，1995），探索个体童年时与依恋关系相关经验的记忆，比如，感觉被爱和不被爱的记忆、被烦扰或难受的记忆、分离或丧失的记忆。接受访谈的对象被归类到四种依恋模式中：安全的 – 自主的（secure-autonomous）、不安全的 – 先占的[①]（insecure-preoccupied）、不安全的 – 回避的（insecure-dismissing），以及未解决的 – 混乱的（unresolved-disorganized）。

安全型依恋：情感胜任力

感受、处理，同时联结（feeling and dealing while relating）。安全的 – 自主的照顾者有能力去处理痛苦的情感而不寻求防御策略的帮助，能够在与依恋关系有关的情感的跌宕起伏中抱持自己的孩子。孩子会内化照顾者的这种对情感处理的信心和沉着平稳的心态，最终发展为他自己的情感胜任力。

---

① 先占的，指焦虑依恋类型的个体在人际关系的互动中，往往会被焦虑或情绪化的失控现象占据了自己的心理空间。——译者注

不安全型依恋：妥协折损了的情感胜任力

第一种，感受但无法处理。不安全的 – 先占的照顾者无法调节自身的情感；强烈的情感引发的焦虑使他们无法承受，干扰了他们的正常功能。当孩子感到难受时，这类照顾者很难持续性地帮助孩子，有时还会反过来需要那个没有得到帮助的孩子去帮助他们。面对这种照顾能力不稳定的照顾者，孩子会处于不安全的、抗拒的状态，孩子的应对模式（像受惊的兔子一样时时观察照顾者，紧紧抓住照顾者，从而安慰自己他不会再次消失）是孩子面对不一致时的恐惧和痛苦的方式。

第二种，处理但无法感受。不安全的 – 回避的照顾者保持着掌控的姿态，防御性地把关系看得微不足道，由此保持一种对过去不复记忆、情感上不起波澜的姿态。这样的照顾者不会参与情感生活，无论是他们自己的还是他人的。孩子的情感起伏只会使照顾者将他推得更远，孩子会因此感到被抛弃，感到自己的情感是一文不值的、可耻的。孩子在被自己最初的强烈情感压倒后，又会因为感到被贬斥而孤独一人。孩子会由此处于回避状态，去内化他的照顾者的内在工作模式，以此来应对被情感无回应的照顾者拒绝所引发的痛苦。这种痛苦对于孩子来说超出了他的情感处理能力，让他无法独自应对。

未解决的混乱型依恋：失败的情感胜任力

无法感受也无法处理。未解决的 – 混乱的照顾者不具备人际联结和自体连贯性；他们暂时瘫痪在解离状态的某个层面，失去了做父母的能力，而孩子在那一刻也会经历失去父母的创伤。此时，恐惧（这是一种强烈的破坏性情感）如果没有得到有效的克制，就会由父母传染给孩子，让孩子完全得不到保护，并陷入父母缺位的无助境遇（Lyons-Ruth & Jacobvitz，1999）。

如前所述，照顾者会把自己的内在工作模式传递给孩子，尤其是孩子对该照顾者的依恋模式。安全型的父母的孩子也会对他们产生安全型依恋；不安全型的父母的孩子也会对父母产生不安全的依恋，且父母和孩子的依恋状态往往属于相似类型的不安全状态（Fonagy et al.，1991；Levine，Tuber，Slade，& Ward，1991；Main & Goldwyn，1990；Steele，Steele，& Fonagy，1996）。依恋关系研究也记录了个人的经验对环境因素的回应性，尤其在婴儿时期依恋行为如何与特定关系挂钩（Fonagy et al.，1991；Steele，Steele，& Fonagy，1996；Main，1995）："基于父母的关系工作模式在亲子互动中的体现，孩子会针对他的每一个主要照顾者产生并保有一种对关系的可分辨的一系列期待。"（Fonagy et al.，1995，p.240）在这个年纪，依恋关系中的安全感还没有成为一个能够超越全面的关系模式（relational patterns across the board）的性格特征；相反，我们往往会观察到，不同的亲子关系对应着孩子不同的内在工作模式（现在我们还没有研究去关注不同的兄弟姊妹对同一父母的依恋模式；这些依恋模式可能也对应着特定的亲子关系，反映了父母在这个关系中，由其内在工作模式决定的联结模式）。依恋关系的状态也会随着一方的变化而变化：在短时间内，如果有特定的外在干预，能使母亲提高自身回应的敏感性，孩子的依恋状态就会相应地变得更加安全（van den Boom，1990）。

在以情感为导向的变化模式中，行为规律的持续性，以及它与对特定情景的回应性和灵活性，为过去（患者所带来的）的影响和现在（患者和治疗师之间）的影响提供了空间。彼时彼刻（塑造自己的）和此时此刻（现时的动力关系）会共同作用于双方时时刻刻的体验和他们的互动。

传统的精神分析尤为强调过去对现在的强大塑造力；以情感为导向的变化模式则坚定地认为，过去和现在都具有强大的影响力，这个争论正应和了一些学者的立场（e.g., Beebe, Jaffe, & Lachmann, 1992; Beebe & Lachmann, 1988, 1994; Beebe, Lachmann, & Jaffe, 1997; Lachmann & Beebe, 1996）：

> 对"移情"这一概念，我们认同它互动性的组织功能和成长性的转化功能。精神分析师和患者对这个过程的贡献既不相似也不平等，但是通过双方的互动，患者僵化的架构会松动，得到分析性的回应，然后发生转化。精神分析由此为新的经验提供良机，而新的期待能够帮助组织新的主题框架。（Lachmann & Beebe，1992，p.145）

这些新的经验的产生良机，以及相应的、对新的经验所产生的组织力量的新的期待，正是以情感为导向的变化模式的核心所在。患者和治疗师在相处的经验中所产生的新的互动模式，会成为患者自身的资源，由此塑造他对未来互动的期待，以及他相应做出的贡献（它们还会重构患者对过去互动的表征性方式）。

照顾者的反思自我的功能以及依恋模式

个体对反思自我的功能的依赖，可以被理解为在心理逆境中，与对防御性排除的依赖的相反选择。父母拥有的高度反思自我的功能对下一代起到了很大的保护作用（Coates, 1998; Fonagy, Leigh, & Kennedy et al., 1995; Fonagy et al., 1995; Main & Hesse, 1990）。有研究结果表明，与照顾者个人创伤和早年丧失的经历相比，照顾者处理自己生活中情感事件的能力更能预测孩子对他的安全型依恋程度。

创伤会对个人内在工作模式产生影响，在这个过程中，反思自我的功能是改变其影响后果的重要的干预变量。反思自我的功能会增强个体的复原力，消除创伤压力中的负面力量，有力阻隔代际遗传的心理疾病趋势（Fonagy et al., 1995, p.255）。由此，反思自我的功能提供了第二次机会——而且看起来"即使是单一的一个安全的/提供理解的人际关系，也可能为反思过程的发展提供足够的良机"（Fonagy et al., 1995, p.258）。在这里，进一步的证据为自我矫正倾向的复原力提供了佐证：在和能予以理解的他人之间的关系（这个他人并不需要是主要的依恋对象）中，即使只是单一一个，创伤的影响也可能得到转化。这些研究展示了反思自我的功能的力量，即使在艰险逆境中也能提升复原力，并促进自我疗愈的发生。这在很大程度上和 AEDP 的两个核心理解是一致的，即强调患者自身的资源和能力，以及在与治疗师提供的关系中实现转化的可能性。

这些数据为 AEDP 的这个核心假设提供了实证的依据：在一个能予以理解的他人的陪伴下，个体处理经验的能力能促生转化——不仅能转化这个经验、转化自我，还能转化关系中的他人（cf. Beebe & Lachmann, 1994; Beebe, Lachmann, & Jaffe, 1997; Seligman, 1998; Tronick, 1989）。现在我们拥有了更加有力的证据，能够证明这个能力可以转化那些在互动中表达的、代际传递的经验。

在心理治疗和日常生活中，一个得到适当发展的反思自我的功能有这样的潜力来终止心理疾病的代际传递。在与一个具有高反思功能的他人（比如心理治疗师）的关系中，那些不具备反思功能的人可以让自己的功能得到滋养和发展。本书的思考关键就是针对这一过程，探索心理治疗师必须做到哪些事情。接下来，我们将专门研究治疗师的态度和干预措施（即心理治疗师如何身体力行地使用自身的高反思自我的功能）来激发和促进患者的反思自我机能的运行。

这些证据证实了个体和照顾者的关系在自我的心理架构中如何永远保持鲜活（immortalized），也佐证了早期经验决定个体一生轨迹的强大力量，还可以由此推想，如果变化的力量不够持续，新的经验的有限影响力就只能沿着过去经验的痕迹而无法创造新的轨道。然而，那些关于个人对此时此刻情形的高度回应性的证据，尤其是那些对于与自我矫正倾向一致的积极回应，说明新的经验可以有而且已经有了一个对内在经验快速的、显著的影响，以及延伸到对心理架构的影响。那么，我们如何理解这两种看起来互相矛盾的结论，以及它们在心理治疗中的意义呢？

埃姆德（1981, 1988）提出的这个观点，得到了伊格尔的肯定（1995）：个体心理架构在时间上表现出的持续稳定性是基于环境因素的稳定性。也就是说，虽然孩子会在12 个月大的时候内化其父母的依恋关系状态，但当周围关系发生变化或是当孩子参与到其他关系中时，他自己的依恋关系状态也会随之发生变化（van den Boom, 1990; Lamb, 1987），并产生与新经验相匹配的模式。

这个对新环境的回应性，尤其对修复性和自我矫正倾向的回应性（Emde，1981，1988），对我们以情感为导向的心理治疗模式来说是一个好消息。同时，如果心理架构是可变的，那么它如何能既保持对好的情感支持因素的敏感回应，又保持对心理致病因素的免疫力呢？我们的关注点是这个过程，其中与心理治疗师互动的经验会被延展类推到其他的情景中，尤其当其他情景中的他人往往不是足够好（比如，不支持个体表达情感）的时候。这个高度调适性的内在工作模式如何能够去主导其他的、不那么健康的内在工作模式，尤其处于不支持个体表达情感的环境中？

我们可以从反思自身经验的能力中找到答案。在这一点上，我们对心理治疗过程和它从一开始就具有的转化力量抱有很大的信心。福纳吉展示了只要有一个与安全型依恋对象的关系即可提升复原力并免于遭受创伤的伤害（Braithwaite & Gordon，1991；Fonagy，Leigh，Kennedy et al.，1995）。也有证据表明，那些遭受过创伤经历但是具有高反思自我的功能的父母能摆脱他们过去经验的制约，打破代际传递的循环（Fonagy，Leigh，Kennedy et al.，1995；Fonagy et al.，1995；Main，1995）。应用到心理治疗上面，这些发现指明了安全的关系具有这样的潜能：激发个人的复原力以战胜逆境，或者至少不被逆境击倒。

觉察能孕育变化。具体来说，以情感为导向的变化模式鼓励从深度情感体验中产生的觉察。在 AEDP 中，体验工作和反省工作如同海浪，一波一波地交替进行。AEDP 的目标是，培养新的能发展安全感的体验，让这些体验内化到内在的工作模式中，然后个体再去反思这些体验。有情感指导的反思功能为化解现时的痛苦经验提供了第二次机会；它更进一步地创造良机，以最大限度地发挥新的好的体验的作用。反思能给予患者力量，创造更适于其自身健康的条件；即使面对那些会耗竭其生命活力的情形，患者也能通过了解它们对自身健康的损害而规避它们。这样的一个治疗模型，既能涵盖心理模式在时间上的延续性，又能理解它随着环境（尤其是对支持自我矫正倾向的环境）的变化能力（Emde，1981，1988）。我们可以借助该模型考量过去经验对现在的影响力量，以及发挥此时此地的经验在推动个体转化方面的力量。

存在于他人的头脑和内心

塞利格曼注意到，"理解并不是只针对经验，它本身就是一个经验，这个经验中包含着主体安全型依恋的他人一个至关重要的在场，这个他人为主体提供了得到理解的美好感受"（Seligman，1998，p.84）。为什么我们说拥有高反思自我的功能是"体验到安全感的一个重要因素"（Eagle，1996，p.135）呢？福纳吉（1996）认为，当照顾者拥有高反思自我的功能时，孩子就会体验到自己存在于他人的头脑中，或是说，他能体验到被理解，"被理解的生理需求……几乎超越了其他任何需求"（Fonagy et al., 1995, pp.268–269）。

被理解的需求在这里被提升到生理需求的水平上。通过反思自我的功能，福纳吉把时时刻刻敏感回应的、协调相通的照顾模式，以及复杂的、由生存目标指导的依恋系统的功能联系起来。在这个大胆的假设中，共情变成了实现人类最基本的调适目标的核心工作。

把我们的重点放在父母对孩子心理状态的有把握的预测上，把它当作安全型依恋关系的一个核心的过程，这要求我们去重新理解孩子心目中关于"安全"的定义……孩子对照顾者的安全型依恋程是基于并限于他的经验，他可以假设他的心理状态会被合适地反映出来并得到准确回应的程度。（Fonagy et al., 1991, pp.214–215）

与抚养孩子的过程类似，在心理治疗中，照顾者的共情和个体对这个共情的体验为个体的一系列变化成长奠定了基础，正如塞利格曼所说，"渐进的发展过程和心理分析过程的核心都包含着一个特别的、转化性的两人互动，这个互动既依赖反省性的理解，又依赖人际互动，二者互相交织，组成动力的、融合的关系体系"（Seligman, 1998, p.83）。而代谢情感经验的功能（即情感胜任力），正是反思自我的功能的基础。正如福纳吉及其同事（1991）所说："发展对自我和他人的心理状态的内在表征的能力，与情感和调节情感的能力是密切相连的。"

虽然福纳吉强调"存在于他人的头脑中"，但如果这个反思自我的功能会导向安全的依恋关系，孩子就一定需要感觉到自己也存在于他人的心中。比认知上的支持更深入的是，反思自我的功能提供的情感上的支持——后者提供的不是冷淡的、隔离的镜映，而是带有共情和关爱的回应。如果母亲具备这样的能力，就会不仅仅停留在共情孩子的难过感觉上，还能做到超越镜映[①]（Fonagy et al., 1995），从而有效地缓解孩子难过的感受，这往往也能表明母亲了解他、在意他，即"他存在于她的头脑中"。

这个反思自我的功能中自然蕴含的一部分就是，对情感体验的反思和觉察的能力（Epstein, 1995; Goleman, 1995, 详见第 8 章中关于元治愈性过程的内容）。反思自我的功能的运行自然会要求为感受和在场"提供空间"，既对他人也对自己。正念的觉察让

---

① 超越镜映（beyond mirroring），指相对于被动的镜映回应，此处的意思是照顾者以主动的投入和积极的共情来表现对孩子的关怀。——译者注

个体可以充分地接触自己的体验，同时还能体会到他人的体验与自己的体验存在着很大的差异。情感经验的两个范畴——分离和接触，在互动中不断地变化并彼此修正——不仅可以共存，还能指导行为的方向，从而促进亲密关系。

普通的、足够好的照顾涉及将对方留存在自己的头脑中，并在敏感、调谐和真诚的帮助中把这份觉察表达出来。这样，存在于他人的头脑和心中的孩子就会感觉到安全，并能逐渐理解世界上存在着不同的意念。也就是说，他自身的反思自我的功能会在今后为他的健康发展提供动力。

在头脑和心灵层面抱持自己的能力

与母亲的敏感性和安全型依恋相似，高反思自我的功能要求个体具备良好的在自我和他人之间转换的能力，以及体验和调节情感的能力。而且，在反思自我的功能的运行中，个体还有对他人的共情和对自我的共情。照顾者不仅需要觉察到孩子的情感体验，还要留意自己的情感体验。也就是说，他的自我也必须存在于他自己的头脑中。如果他将全部心思都集中在孩子身上而失去了自我，他就会付出代价——与自己失去联结，失去真实，失去内在那个核查和平衡的系统，而正是这个系统确保了那个生物－心理－社会交集的依恋系统的活跃。如果照顾者以失去自我为代价去照顾他人，那么也会失去与他人的联结，最终无意识地照顾了自己，以自己渴望被对待的方式对待他人（Winnicott，1949）。虚假自我的发展恰恰源于成为这种照顾的接受者。

对照顾缺失的反思自我的功能

反思自我的功能的另一个方面，即它容许照顾的缺失（caregiving lapses）和弥补，在情感胜任力中具有重要的临床影响（cf.Safran & Muran，1996；Safran，Muran，& Samstag，1994）。这里与我们和温尼科特所说的"足够好"相吻合。觉察到自身和他人，使我们有可能去反思，并能承认照顾的缺失。一旦承认，我们往往就会有很多的机会去加以弥补。

在关系被破坏的时候，情感支持的关键是把事件保持在孩子和照顾者的心理空间内。照顾者对缺失和失败的承认、诚实表达、接受，以及准备去弥补的状态，会把那些令人痛苦的事件拉回到可以被讨论、感受、体验和工作的空间中。在这里，有一个可以信赖的他人在场——尤其是当这些负面情绪正好与这个他人有关时。在一个真正情感支持的环境中，丧失、失望、伤害、缺失，以及伴随着的心理上的痛苦不需要寻求防御性排除的帮助（Bowlby，1980），即它们不需要被放在一边、被切断，或是独自承受。当个体面对一个开放的、接纳的、情感体验不被防御性排除扭曲的他人，并能与之沟通时，其强烈情感的完整处理过程会取得最佳效果。

照顾者在多大程度上对令人痛苦的感受持开放沟通的态度，会直接影响令人痛苦的情感经验在多大程度上被包容到"孩子的无所不能"中去（Winnicott，1963a）。最初令人难以承受的体验会变得可以在心理的空间内得到管理，孩子会产生一种控制、掌握、自主的感觉；这些体验由此可以被用来丰富和深化人际关系的经历，使个体可以接触到一个日渐柔韧、灵活的自我。照顾者的开放沟通会加深孩子对照顾者情感的接触。这个开放的情感对话会被内化，个体的内心世界会表现出流动性，并能自由地思考和与自己对话（Bowlby，1991）。重申一下，足够好的情感支持不需要完美的共情，或是完美的无私奉献，而更需要真实、热情和负责任的参与，"我们会看到，如果母亲能够有很多的理解、温柔，以及真诚（这一点很少有母亲具备），孩子往往就能克服哪怕是很严重的惊吓，而不会失忆或是留下心理障碍（Ferenczi，1931，p.138）。"

情感胜任力在反思自我的功能中的镜映

情感胜任力体现在母亲不仅能与自己的体验保持联结，还能调谐和关注到孩子。她能以她的方式去回应孩子，并在这么做的时候保持温柔、真诚（Ferenczi，1931）和愉悦（Ainsworth et al.，1978；Winnicott，1963b）。这样的母亲"拥有一种特别的功能，即既能继续做她自己，又能共情她的孩子；既能在场接收到那些自发的表达，又能从中感到愉悦"（Winnicott，1963b，p.76）。这个特质［无论我们称它为反思自我的功能、元认知监测（Main，1995），还是情感胜任力］便是促进孩子安全型依恋的关键所在。

个体生命复原力的根源，以及承受让人感觉痛苦的情景而不寻求防御性排除的能力，来自他感觉到自己存在于一个爱惜、关注和充分自我照顾的他人心中和脑中，并得到了他的理解。在这里，反思自我的功能使防御性排除不再成为需要。从这个角度来讲，温尼科特（1949）认为思维的唤醒是为了应对环境不可避免的失败，这个理解和反思自我的功能是相关的（但不等同）。温尼科特的思维的概念聚焦于思维的防御性的、与身体分离的部分（即心理和身体分离的结果）；从情感的视角去探讨，反思自我的功能的重要意义在于它作为躯体化（完整的情感体验）的桥梁，帮助个体跨越那些因不可避免存在的照顾上的缺乏和命运的逆境而形成的沟壑。

理想的成长发展：亲子间时时刻刻的情感共通的互动

在探讨了照顾者的影响后，我们再来探讨一下二元互动的影响。理想的二元互动模式包括哪些可以带来安全型依恋的元素，从而让孩子获得理想的成长发展呢？在心理治疗中，理想的患者－治疗师互动又需要具备什么特点，才能促进一个深入情感探索和解决的过程呢？我参考了一些发展心理学的文献（Beebe & Lachmann，1988，1994；Beebe，Jaffe，& Lachmann 1992；Gianino & Tronick，1988；Lachmann & Beebe，1992，1996；Stern，1985，1998；Tronick，1989，1998），阐述了在二元互动中，双方共同构筑的经验将如何促进个体实现理想的发展。

　　特罗尼克（Tronick，1989）坚信在生命中的第一年，最理想的二元互动就是情感沟通的交流；和以情感为导向的变化模式一致，他看到在互动情境下，情感经验成为变化发生的关键催化剂。其中，如果个体能被越来越准确地理解和认同，就会为其情感胜任力的形成提供支柱。可见，安全型依恋的基础是被理解的感觉。特罗尼克（1989，1998；Gianino & Tronick，1988）更进一步地展示了，被理解的感觉源于早年经验中亲子间时时刻刻的情感共通的互动。

情感沟通系统

　　情感共通的互动的一个重要标志是，二元中的任意一方都在同时既被对方改变，又在改变对方。这个改变"另一方的情感体验和行为"（Tronick，1989，p.112）的情感互动，为自体带来相应的变化。这一过程描述阐明了情感导向的变化模式的精髓；它同时还来自实证研究，比如，当我们用面部表情来模仿其他人的情感表达时，会激起与被模仿者相似的生理反应（e.g., Ekman，1983；Zajonc，1985）。通过模仿的行动，人们的内在生理系统会产生变化。

　　母亲对她自身情感体验的调节对婴儿的情感调节是至关重要的。适切的调节能达成经过调整的、以及关注协调的、回应性的情感工作状态，由此能够保持婴儿实现理想的发展，尤其培育依恋关系中的安全感。母亲依照婴儿的情感来判断婴儿的状态，并以此来指导她的回应。反过来，婴儿依照母亲的情感来获得重要的信息，既包括关于母亲和关于他们的互动的信息，又包括这个新的体验在周围世界上的安全性（Emde et al.，1978；Klinnert et al.，1983）。特罗尼克和福纳吉都认为，情感的互通性是"超越镜映"的：

　　很明显，他人的情感状态对婴儿的情感状态有着基础性的重要意义。尤为需要注意的是，这个重要性并不是一个像镜映一样的被动过程。这是婴儿在主动地应用他人的情感表达来形成他对事物的理解，并以此来指导他的行为。（Tronick，1989，pp.114–115）

　　这样的认定显然假定他人是可以被足够而准确地阅读的。就如同斯特恩（Stern，

1985，p.27）指出的："人与人之间的心理状态是可以被'阅读'、匹配、呼应或调谐的（或者被'误读'、误配、错位或失谐）。"两个好的"读者"可以共创协调的状态和积极的情感；相反，一对"文盲"般的伙伴则不可能建设一个良好的互动状态。

情感是普遍的、持续的互动中的不可分割的一部分。在这里，情感抱持的环境得以建设。这里的目标使情感有机地融入每天的生活中，鼓励情感的体验、表达和灵活的管理，情感是"可预测的、配合期望的、连贯互通的、协调的"（Beebe & Lachman，1994，p.133）。就像我们将会看到的，协调是一个实践中的定义。这是设定情感生活基调和结构化情感期待的领域：什么程度的情感唤起能够引致理想的互动（即既不太微弱以至于不能激起回应，也不太激烈以至于变得有破坏性）；什么样的情感范围和情感的强烈程度可以在互动的过程中被可靠地调节（哪些会得到回应，哪些不会有回应；哪些会得到认可，哪些得不到认可；哪些会被表达，哪些不会被表达；等等）。这些二元建立的习惯模式基于一个给予和接受的过程，其中反映了二元关系中两个成员的气质类型的需要。这个二元模式基于他们的人格和回应对方的模式，反映了他们所能达成的协调的本质。与此同时，在这里和在整个关系中始终存在的是，由于照顾者一方有更多的选择，因此在每个情感抱持的环境参数设定上都扮演着更重要的角色。

协调状态及其情感标记

特罗尼克对"最佳情感互动"（optimal affective interactions）这一概念具体功能化为"互相回馈的正向交换"，基于一个"协调状态"，其中母亲和孩子都在调谐对方的情感表达方式（比如，母亲和婴儿都在哭泣）和情感表达变化的方向（比如，当婴儿笑的时候，母亲也神采奕奕）。这样的匹配过程可能涉及面部表情、言语模式、节奏、眼神接触，以及任何其他投入的方面。拉赫曼和毕比（Lachmann & Beebe，1992，p.146）提出："这种匹配的经验为日后象征化地被了解、被理解，以及参与的体验提供了必要的元素。"为了达到这个相互协调状态所做出的努力是非常有力量的，它引导了二元互动的过程；贾尼诺和特罗尼克（Gianino & Tronick，1988）用"互动性错误"（interactive error）一词来形容这种经常产生的目标偏离状况：无法达到协调一致的状态反映了互动性错误，导向失调状态。

这些概念各自有其相应的情感标记，与它们强大的动机系统相联系。

▼ 愉悦的、正向的情感伴随着协调状态。互动双方都积极有力地促进这个状态，这说明了我们的天性设定了我们会去寻求互相协调的状态。

▼ 负向的情感是失调状态的标志（Tronick，1989，p.116）；它的出现驱动着个体致力

于改善这个很不愉快的状态，从而迅速地向正向情感转化。负向情感由此成为强大的修复动力。

▽　伴随匹配体验的正向情感

在母婴互动中间伴随着匹配体验的正向情感，与成人在心理治疗中的核心情感体验存在着以下三点相似之处：

▼ 接受性的情感体验，包括感到被了解，被共情，记载着在自我对二元关系中得到对方回应的体验；

▼ 被其他正向核心情感体验所激发的疗愈性情感（详见第 8 章）；

▼ 由于达到协调状态而被激发的共鸣和彼此联系的情感（详见第 8 章），比如，"对共鸣、狂喜、激赏，以及与同伴同频等高峰体验"（Beebe & Lachmann，1994，p.157）。

特罗尼克使用情感标记来衡量互动的状态。同样地，在依据以情感为导向的变化模式的心理治疗中，如果情感是可以被接触到的，患者的沟通是开放的（包括自由表达负向情感），那么患者和治疗师的关系基础就是牢固的，是由情感协调的状态而建立的。阻抗的增加可能由多种原因所致，常常表现为一种协调共鸣状态的缺乏（即患者与治疗师的失调状态），患者会感觉自己没有得到理解，这种感受可能会直接阻断其心理治疗过程。

什么构成"足够好"

虽然那个"情感上正向的、共同协调的互动状态"是我们努力的目标，但偏离目标是常有的事。在正常情况下，理想的互动二元中，只有大约 30% 的相处时间是处于情感正向、共同协调的互动状态中的（Gianino & Tronick，1988），其余的时间则处于失调的互动状态，且伴随着负向情感，以及努力重新回到协调状态和恢复正向情感。在匹配的和不匹配的互动之间不断震荡反复："狂喜迷醉的故事之下往往包含着无尽的失败故事，因为分离是常态。而在这个向必要状态趋近的旅程之中，稍纵即逝的结合会再度开始。"（Hart，1991，p.75）

尽管最好的过程并不意味着彼此愉悦的完美的互通状态不会被打断；相反，我们获得的状态有时如天堂般美好，有时会在失去这种美好后又通过双方的努力重新获取。正如温尼科特所说，理想的状态意味着有 30% 的时间是处在好的心理空间里；虽然远远不是完美，但 30% 显然是足够好的。此外，在这个过程中，重要的不只是自然地达到协调共鸣的能力，而是修复失调状态、重建理想联结的能力。马伦（1976，p.333）也确认了这个成功修复失调状态的重要性：当谈到在困难的治疗中治疗师和患者能够做到修复治疗关系的破裂，成功地重新回到治疗轨道时，马伦作为该治疗过程的督导师，他这样评论道："我认为我们需要它出错，然后加以修正，如此反复。"

修复功能时时刻刻的操作

贾尼诺和特罗尼克（1988）把这个从失调状态到协调状态的过程命名为"互动性修复"（interactive repair）。反复发生的、从失误到成功修复的过程会建立一个"对修复可能性的预期"（Beebe & Lachmann，1994，p.143）。

修复的驱动力和实现能力在婴儿身上就已经具备，而且这种力量很强大。婴儿非常努力地去修复互动中的失误，重获和母亲一起的协调状态（Beebe & Lachmann，1994，p.144）。而且，婴儿与生俱来的天性能最大限度地激活母亲为修复而付出的努力，只要母亲没有严重的心理疾病，就很可能会对婴儿做出深切回应。在这里，我们看到修复的驱动力时时刻刻都在运作。"这里有一个生物倾向……在外在的不利环境导致偏离轨道的情况下，内置的自我矫正倾向会做出回应。"（Emde，1981，p.213）

> 互动性修复的经验和负向情感转化成正向情感的过程，使婴儿……能够在面对压力时仍然能保持对外界环境的投入。在成功地联结和修复不断累积和重复的过程中，婴儿会由此建立一个正向的情感核心内在。（Tronick，1989，p.116）

成功修复的经验与婴儿的复原力和强适应性（Gianino & Tronick，1988）相关；在困难压力面前仍然坚持投入是复原力的关键所在：

> 当母亲做出令人困扰的、让人感觉有压力的行为时（比如，面无表情的状态），在常态互动中经历了较多修复的婴儿更容易去主动寻求母亲的常态行为。这些婴儿在常态互动的经验基础上形成了一个这样的模型：互动是可以被修复的，且他们在这个修复中能担当有效的角色。（Tronick，1989，pp.116–117）

个体若能基于这样的信心，内心的希望就不会被轻易挫伤。如果孩子拥有一个正向的情感核心内在（即情感胜任力的核心；Emde，1983），便能在相当长的一段时间内持续感受和处理，而不会堕入崩溃状态或仰赖防御策略。这一点和自我反思的功能相似——这是一个好消息，如同一个能让个体获得重生的机会。合作协调的状态真是太棒了。不过，从长远来看，出现问题并在解决问题后所发生的事情则是更棒的（Kohut，1984，pp.66–67；Safran & Muran，1996；Safran，Muran，& Samstag，1994）。除了在逆境中感觉有力量和自信心以外，这样的成功还能培育一种感受——他人是可依靠的，是会回应的，更为重要的是，他人是愿意去修复关系的。

自我是有力量的，他人是会回应的，互动是可以修复的，这样的内在工作模式会相应产生彼此共鸣的、有效协调的互动状态所带来的正向情感，以及失去协调的状态所带来的个体可以承受的负向情感。对于一个安全型依恋的个体来说，这里的负向情感是可以承受的，因为个体有自信可以通过一定的努力将这个负向情感转为正向（比如，这些负向情感不会带来太过强烈的焦虑）。如果经过多次努力仍无法恢复协调，焦虑就会使负向情感变得令人无法忍受，并引发防御策略。

对于想要促进深度情感的治疗师来说，特罗尼克的结论明确了如何去理解不同情感状态在关系上的后果，以及当它们发生时应确立的治疗目标。同样，当理想互动的患者–治疗师的二元关系能够有效地重建彼此协同时，他们之间就会产生正向情感。患者不会经历长时间的负向关系情感，因为关系的双方都会非常努力地重归那个协调共鸣的状态（也就是好的治疗联盟）。在这样的二元关系中，治疗师具备做出调谐的回应的能力，从而矫正他之前的回应，并能敏感地觉察和回应患者想要修复的想法。在他们二人之间，互动时出现的问题以及由此伴随着的负向情感，会启动修复的努力并获得成功。在这样的情景下，患者能够有效地矫正失误。以疗愈性情感为焦点，这些正向的情感指向对修复的关注（见第 8 章），能更进一步巩固关系，使咨询工作更加深化。

彼此协同的状态和在互动性修复中起决定性作用的驱动力：在 AEDP 中的应用

理想治疗过程的情感标记

以下所指的都是正向的关系情感，也就是说，这些情感是由患者和治疗师互动的体验所引起的。正向的关系情感如同二元间有效工作的哼鸣乐音，能使人产生安全的感受，使深度的治疗工作成为可能：正向的关系情感能提高患者的能力，使他在治疗师的帮助下，不仅能在心理治疗中进行较为困难的探索工作，还能处理这项工作伴随产生的强烈的、负向的、痛苦的情感。患者体验负向情感、与之进行工作并突破它们的能力，与患者的心理疾病的核心有着密切的联系，也反映了心理治疗中关系的质量。患者能在多大程度上不被防御或焦虑干扰，能够体验到以前害怕担心自己无法承受的核心情感，这恰恰说明了患者感觉到安全的程度，以及困难工作的推进有赖于正向关系情感的承载。

负向情感则说明这个治疗关系中有缺失的地方，在这样的情况下，患者的核心心理体验——无论是负向还是正向的，在修复以前都无法被触及。可见，心理治疗中关系的健康度有两个指标，一个是外显的，一个是内隐的：正向情感的出现和患者 – 治疗师具体的互动紧密相连；深度的心理治疗工作的流动推进，有赖于关系中建立的安全来承托。

超越心理治疗师回应度的衡量

在心理治疗的旅程中，个体趋向修复的驱动力证实了一个基础的、强有力的动力，这是个体从婴儿期就开始积极寻求的重建理想状态——尤其是重建对方的回应能力和共调能力；这是一个朝向健康和疗愈的、时时刻刻存在的驱动力量。AEDP 深刻地认识到，我们想要驾驭的正是这个基础驱动力的源泉。我们抛开对心理疾病的关注，不再以寻找自我毁灭的证据作为阅读案例资料的首要任务，而是随时预备着去捕捉患者所做的适应性努力的证据，观察他的修复驱动力和自我矫正的能力：我们嗅到它的气味，面对它们微光的呈现，在一开始就致力于发挥它们的作用——我们把它们放在首要的位置，优先于那些造成僵化不动的、相对保守的、自我保护的趋势——并且做出回应。

在心理治疗中，治疗师为患者提供良机，使他们在其修复努力中取得胜利，这其中的意义不可小觑。如果单从这个角度来看，中立和无回应的做法是完全站不住脚的。在患者成功修复过去二元情感失谐的过程中，治疗师对患者的回应和支持正是疗愈的关键所在。

足够好的照顾者的情感胜任力

一个足够好的照顾者（这里指能培养安全型依恋的个体）扮演了孩子的安全基地的角色，能给孩子带来可以具体感受到的安全感，从而有力地推进孩子的探索行为。照顾者的情感胜任力（即情感的管理）在所有的这些过程中造就了一个支持情感的关系环境。他有这样的能力来投入调谐的镜映，在一种"正向的、积极的互动"中（Tronick，1989）更能超越镜映，切实地帮助孩子调节他的压力和难过，直到他可以自行调节他的体验。

如果个体可以在自体中适应性地处理强烈的情感，而不会感觉到在情感上、认知上和功能上被淹没，那么他往往可以找到自我内在的联结感，以及与他人的联结感。情感促进任务的目标是能够包容强烈的情感（包括负向的和正向的）并在同时保持互动，而不是放弃这个关系、个人和自我在现实世界中的运行。如果能满足这一点，个体适应性就会得到提高，并能充分地用情感作为自己的调节剂。

身为心理治疗师，我们需要通过"类比和譬喻"的角度（Lachmann & Beebe，1996）看到这个足够好的照顾者的关键的定义性特征，由此来认识我们自己功能中的哪些部分应该被强调、弱化，或进行微调，以使患者朝着最理想的功能状态发展。AEDP 治疗师需要能够在情感上投入，愿意分享那些正在处理过程中的情感经验。就像母亲培育孩子的安全型依恋那样，AEDP 治疗师也有两种联结模式——敏感的回应（调谐能力）和超越镜映，应用自身的情感管理技能来帮助患者处理那些他以前无法承受的灾难性情感，以及超出他掌握范围的情感。这两种联结模式在一个个分解的过程和小小的情感释放的过程中得到体现，促进共同协调状态的达成，修正调协的失误。

治疗师的目标是创建一个安全的环境，使患者在这个环境中能体验、处理和反思情感。治疗师通过对患者的抱持、支撑、共情和情感分享，AEDP 的模式能让患者的情感变得更加可以承受，患者也可以处理和使用它们，而不需要寻求防御的资源。此外，关注治疗师对患者的体验，以及积极地运用这个体验（详见第 10 章），可以鼓励、加速和深化患者存在于他人的心灵和头脑中的体验。

与足够好的母亲类似的是，AEDP 治疗师必须接触到自己的情感，同时又不被自己强烈的情感所淹没；治疗师还必须能够在关注患者的同时关注自己的体验，并能在两者之间自如切换。治疗师需要为患者在管理感受方面做出良好示范，而不是否认感受的存在，或是失去运行功能（就像患者过去所经历的那样）。治疗师还担任着一个途中驿站的角色，支持患者逐步找回管理自己情感的能力。治疗师还需要有勇气来承认和处理自己的失误，承受在处理咨访关系出现裂痕时被唤醒的强烈情感。

除了能够处理中断带来的负向情感，承担自己在危机中应承担的那部分责任，足够好的、情感促进的治疗师还需要随时关注修复良机的出现。治疗师与患者双方都需要参与到这个修复破裂的工程中来。治疗师不需要总是担任修复过程的启动者，但是需要回应患者的修复努力——想要修复、矫正错失、重建互调和安好的状态，这本身就具有强有力的、可操作的适应性动力。如果这个动力能够得到培育和促进，我们就会看到这些动力具有"积极应对……再次矫正的期许和希望"（Beebe & Lachmann，1994，p.140），它们会为长期的心理健康带来重要的影响。要是没能认识到对方修复的努力，那么这不仅会错失这个重建安全和共调的良机，还会因为否定了我们内在有力的适应性动力而造成毁坏。

为了最大限度地利用修复的能动性，我们必须克服这个难题：处理由亲密、接近和感激的体验所激起的关系中的情感。人们并没有普遍认识到的一点是，很多人很难承受强烈的正向情感（你可以想一想，你是否能自主地接受赞扬和肯定？当患者对你表达深切的感激或爱的时候，你的感受是怎样的）。强烈的正向情感会让人感觉尴尬、敏感、失控、脆弱。接纳修复中产生的正向情感，有时和接纳破裂中出现的负向情感一样艰难。这些正向的情感体验其实非常容易让人失去防备，随之而来的脆弱感可能是让人恐惧的体验（Fosha，2000）。个体对这些情感的恐惧很可能会有力地干扰关系修复过程的自然走向，或者至少干扰这个过程最佳的疗愈效力。

　　情感胜任力的表现如同走钢丝时保持平衡那样，无论是在足够好的养育中，还是在心理治疗中，它都是关键，而且是非常严格，也很有难度。AEDP 寻求的是去平衡：

▼ 对患者调谐的共情蕴含着真诚和真实（Osiason，1998；Slavin & Kriegman，1998）；

▼ 完全地接纳患者的所在，同时致力于挖掘深入每一个层次的体验（Greenberg，Rice，& Elliott，1993）；

▼ 允许患者去发现他自身拥有资源的能力，与此同时，又能随时愿意在他感到被过往的体验淹没时去帮助他（Fosha & Slowiaczek，1997）。

　　依恋理论文献为 AEDP 与传统的心理动力立场的一些分歧提供了肯定的依据，其中涉及治疗师积极运用他自身的情感体验来帮助，并不是比喻为"空白屏幕"那样，而是比喻为照顾和抚养（Bowlby，1988；Costello，2000；George & Solomon，1999）。有很多心理治疗师运用他们的情感体验来理解患者，但是其中很大一部分心理治疗师私下处理他们的感受，害怕会对患者产生过大的影响。AEDP 治疗师对他们情感体验的积极运用，会使他们能够去寻求驾驭个人体验中转化的潜能，而不是牺牲二元情感沟通系统中所存在的一半的动力。如果全无表情变化地去进行深度的情感工作，这无疑是弄巧成拙的。

第 4 章

精神病理障碍的生成和发展

> 一切分崩离析；中心难以维系；
> 世界处于完全无序的状态。
>
> 威廉·巴特勒·叶芝（William Butler Yeats），
> 《第二次来临》（*The Second Coming*）

心理疾病源自个体恶劣的情感环境——或是来自照顾者的疏忽（忽视、不足），或是主动造成的失误（直接的虐待、侮辱、拒绝），促使个体在无法独立完成的情况下不得不去调节自己的情感体验。当个体的情感需求超出他周围人的情感胜任力时，个体的自我就不得不努力弥补环境的失败——个体的自我会分裂，必须成为其自身的照顾者，还要努力维持安全机能的运行（Sullivan，1953，1956）。个体需要建立防御机制，其适应性目标是限制某些情感的影响，这基于害怕自己的精神世界无法承受那些排山倒海的情感。当我们内化这些防御（即在心理构架中对情感加以限制）时，就会引发心理疾病——这也是心理治疗要祛除的。如果治疗师能够做到在那些环境所不能做到的（即促进情感的，愿意在场与患者共同去承受、分享、理解和共情），便能由此去探求一个能够祛除致病因素的环境，建立一个能够启动自我矫正倾向的环境。

体验和处理强烈情感体验的能力是心理健康的一个基本保障。如果这个能力被干扰，就会成为引发心理疾病的重要原因。在理想的状况下，情感会在个体的自我与他人的交流空间获得发展，当得到他人回应时，这些情感能得以展开、进化、共鸣，也具有了意义和丰富性。可以说，当我们看到情感呈现在个体以外的空间时——在他人的脸上，这些情感就会变得更加真实。情感的体验会变得更加鲜活，具有特定的质地，并且能分化到层层面面的、多元的相关事物中去；这些被分享的情感由此会被整合到个体的资源库中，有利于个体处理内在情感。对于孩子来说，无论情感体验是好的还是坏的，只要可以在这样的方式下被体验然后得到处理，孩子的个性就会得到发展，具备独特的性情和风格；就算事情发展得不太顺利，孩子也不会形成病理性性格。

当情感促进的环境出现问题时，即当个体的情感和关系体验未能得到处理时，麻烦就开始了。理想发展的目标是个体的自我需求和关系需求在安全的环境下能够得到满足，因此他无须牺牲自己的感受。在这里，情感环境或者说照顾者的情感胜任力起到了举足轻重的作用。一个促进性的情感环境可以帮助孩子最大限度地利用自己内在的资源（Kohut，1977，1984；Winnicott，1965）；这个帮助来自这种环境对孩子的需要做出回应的能力。

足够好的父母能觉察并回应孩子在自我和关系上的对于照顾、安全、爱、理解和尊重的需要。足够好的照顾提倡成长，不要求完美；实际上，孩子的需求与其情感环境之间的差异往往能成为他心理成长的催化剂。个体自我与他人之间的边界、分离 – 个体化的过程、健康的攻击性、象征化和创造的能力，以及主体间性，都能在挫折与不和谐的情况下萌发（Mahler，Pine，& Bergman，1975；Stern，1985，Winnicott，1963c）。这个层次的差异和失败往往是不可避免的，而且属于"足够好"这个概念所涵盖的范畴。

尽管足够好的照顾无法保护孩子免遭命运的打击，但是它能在困境中抱持住孩子，保护他的情感资源不会被超出他发展能力的环境挑战所压倒。提供架构、帮助、指引、支持、身体接触、温情和理解，这些都是在孩子自身的资源需要得到支撑和补充时，照顾者以多种方式和孩子分享他们的心理资源。在帮助孩子处理极端痛苦的经验方面，这样的回应不仅能起到长远的作用，还有助于降低创伤和长期心理扭曲的可能性。无论是什么痛苦的情绪在产生时都可以在心理上得到处理，无须因为恐惧它们对心理环境造成的破坏而对其避而远之。

核心情感是人类有机体的智慧所做出的表达，其中蕴含着疗愈的种子。如果基础的情感能得到支持而不被干扰，就像最自然的过程，是具备自我调节功能的，是为了达到最佳适应而发挥作用的。一个很好的例子是，我们在面对死亡时的社会和宗教的仪式：它们所创造的情感环境既能给人提供悲悼的情景，又减小了冻结的或病理性悲悼的可能性（Volkan，1981）。如果核心情感没有得到支持，情感环境没能满足个人需求，那么又会发生什么呢？

父母的失败"挑战了孩子最基本和必要的能力，即信任别人并依赖他人的能力"

（Davies，1996，p.199）。当孩子的情感需要超出照顾者的情感胜任力时，照顾者常常会做出防御性的反应，这是由无能、无助和惊恐的感觉驱动的。孩子的情感体验会激发他的照顾者强烈的情绪，消耗其情感能力。与给孩子提供积极的体验相反，情感——照顾者自己的和孩子的——会被否认、被回避、被当作无足轻重的，或遭遇相对较为原始粗糙的机制的处理，照顾者压抑情感的性格防御机制由此为代际心理病态的传递播下了种子。

当个体的情感体验遭遇回应环境的失败时，他对情感的态度也会随之改变：情感不再是信息和生命活力的来源，而是焦虑、无助感、愧疚、羞耻和恐惧（包括对失去的恐惧，对失去自己、失去爱的恐惧，以及对被拒绝的恐惧等）的来源。这些非常恶劣的体验需要个体不惜一切代价地去规避；那些最终导致心理疾病的解决方案便会由此被推动和强化。

情感处理的三个原则

关于人际互动如何促成变化，如何能够显著影响转化的过程，毕比和拉赫曼（1994，1996）列出了以下三个原则。

▼ **持续的调节原则**。对应的是常规的、普通的、每天每时的情感如何被处理，以及相应的期待如何产生。这个类型的变化过程是缓慢的、渐进的、累积的，由重复的过程来实现。

▼ **强烈的情感时刻的原则**。对应的是由剧烈的情感体验所驱动的变化过程，其中促成转化的关键因素是其强烈程度，而不是时间长度。

▼ **持续调节过程的损坏和修复原则**。对应的是关系中偏离常态的现象——通过处理关系损坏而产生变化。

从情感的显著性原则的角度来理解，这些互动可以用来探索情感如何塑造个体的发展过程，以及在关系中没有获得有效处理的情感体验是如何造成心理疾病的。一个特定的"照顾者 - 孩子"的二元关系如何处理情感，这一点会被编码到孩子依恋的内在工作模式程序中（Cassidy，1994，p.230）。这个二元的情感处理模式被内化，由此塑造个体面对自己情感的方式——不论是主要的还是次要的，是细微的还是剧烈的。可见，某种情感在关系中得到怎样的处理，会影响到这个依恋关系的质量，并能反过来影响这个情感体验的质地，从而形成一个不断循环的回馈机制。最终我们可以总结说，这个依恋的联结是孩子学会调节情感的依存空间（Fonagy，1997）。在安全的环境中，防御没有必要运行，情感的体验也不被限制；当自我经验中的任何一个部分都不需要被防御性排除时，情感的注意力、驱动力和沟通力就拥有了为关系的运行提供充分支持的良机。关系中相互协调的状态可以通过完整自我的功能得以建立。如前所述，妥协受限的情感胜任力是个体在与一位情感处理能力不足的照顾者重建安全感时所付出的代价。当对情感的接触被防御阻碍时，个体的适应性能力也会受到限制。关系中相互协调的状态只能通过排除一些自我经验中颇具生命活力的方面来建立。

无法处理日常生活中的情感

当个体的情感被否认、忽略，或被顺理成章地予以回避，或得到情感失调的回应和由此产生的负向情感时，就会产生个体无法处理的情感（Gianino & Tronick，1988）。在以下的例子中，情感无法通过二元的共鸣得到发展，而必须由一个人来独自承担（Stern，1985），或其中的需要被压抑（Bowlby，1973，1988）。注意，这些情感本身并不是特别强烈或有问题的；它们之所以会成为问题，是因为回应的质量太差。

▼ 面对即将到来的医生面诊，小女孩看起来很悲伤、很害怕；她的母亲开始哭泣，然后取消了这次面诊。

▼ 生日聚会上，大家很兴奋，孩子们笑着、跳着。突然，过生日的孩子的父母毫无征兆地走了进来，斥责这个孩子，然后草草结束了聚会。

▼ 每当那个 10 个月大的孩子"表现出情感，看到母亲时欢快、兴奋地挥动双臂"时，他的母亲总是无法和他同步，总是略低于孩子的激动程度，孩子就会从兴奋变为泄气。当母亲被问到为何这么做时，她说："如果我完全地、同等地去参与他的感受，那么我很担心会让他失去主动性。"待再深入了解她的想法时，她说道："我觉得这孩子太像他父亲了，他父亲的性格太被动、低调。"（Stern，1985，pp.211–212）。

▼ 一个男孩回到家后，骄傲地告诉父亲他在科学展示会上获得第三名的消息。父亲责怪他不谦虚，之后却又向他的朋友们炫耀儿子的成绩。

如果这些日常的情感体验得到回应、认可、分享和处理，那么它们既不会升级到破坏性的程度，也不会被迫压抑。互动生活的流动不会被打断，这一点对正向和负向的情感而言都适用。然而，如果这些情感体验没有得到回应（Cassidy，1994），就会为个体埋下心理疾病的种子。

无法处理强烈的情感

在情感体验被触发时，如果个体所处的环境无法为其提供情感发展的支持，那么这种糟糕的环境就会在他的心理打下深刻的烙印。这个烙印会吻合该情感体验具备的正向或负向的性质，体现出该情感最强烈部分的影响。当发生对个体具有强烈影响的事件时，无论这个事件是人际间的还是非人际间的，是有意的还是偶然的，通常都会引发强烈的情感，使个体感受到被淹没和无助的感受。情感的强度为突破性成长提供了良机，但它又可能是压倒性的。情感体验所带来的身体高度激发的状态，会挑战个体具有的有调节性地、适度地处理强烈情感（包括负向的和正向的情感）的能力。

负向情感体验

▼ 一个男人眼睁睁地看儿子的手被电梯夹住，自己却无计可施；

▼ 孩子最喜欢的老师——唯一让她感觉自己被关注的人——死于癌症；

▼ 当两岁的埃德加·爱伦·坡（Edgar Allan Poe）和他美丽、年轻的母亲被发现时，他的母亲已经去世两天了（Terr，1990）；

▼ 一个女人在经历几次流产之后，她足月的孩子在出生几个小时后死去了；

▼ 在战场上，一个男人目睹他的好朋友惨死；

▼ 一个小孩看到邻居活活打死了一条狗。

难以处理的正向情感体验

▼ 学生们在公众场合给老师颁发了年度教学奖，老师无法应对如此强烈的感受。在学期的最后一天，当孩子们再次来与她道别和表达感谢的时候，她避而不见；

▼ 一位年轻的专业人士因被选举为行业中全国联会的主席而激动万分，然后变得毫无条理，最后落得被耻笑的下场；

▼ 一名舞者为他领域中的一位知名人士表演。这个人说舞者非常有才华，会有一个光辉的前途。过了没多久，舞者放弃了跳舞。

当环境不能为个体提供抱持，不能帮助个体处理那些令人无法承受的情感（无论是正向的还是负向的情感）时，遭受冲击的个体就需要通过自我关照让自己生存下来。

无法处理蕴含情感的关系互动

照顾性的互动往往含有多种情感，这正是我们足够好的情感支持和情感管理的目标所面临的第三个挑战。在面临关系上的中断和修补时，如果照顾者无法提供情感支持，就被特罗尼克（1989）称作"互动性错误"。当照顾者的情感胜任力无法处理眼前的情感任务时，关系联结的命运就与情感的命运绑在一起了。个体必须独自去同时处理关系的中断和情感的强度。在这样的情景下，照顾者会因疲于应对自己的情感而无力去帮孩子处理好他的情感体验。

情感环境对于个人支持的失败，有时背后的动机可能是好的，但最终造成了互动中的失误——或者不仅没能帮上忙，还阻碍了个人适应性的修复努力，造成了互动中有意的错误。在这两种情况下，那个提供照顾的人无法承受被照顾的个人实际出现的或害怕出现的情感反应，而这个无法承受的情感反应会造成个人的内在心理危机，由此引发心理疾病，并开启与随之而来的痛苦历程。

接下来的每个例子都说明了照顾者在互动中的问题与患者后来呈现的问题相关。

坏消息：互动中无意的错误

▼ 婴儿在发出声音，她在笑，但是她抑郁的母亲没有任何反应，母亲只是在一边摇她的摇篮，一边两眼发直地盯着地面。相应地，患者持续表达"不够好"的感觉，难以和治疗师保持目光接触。

▼ 孩子们目睹了平时很少吵架的父母发生了一场非常激烈的冲突，他们看到母亲举起一把刀，然后又放下它，冲出房子，开车离开。他们谁都没有说话。第二天早上，母亲回来了，家里一切恢复正常，就像什么都没有发生过似的；家里呈现出快乐家庭的景象，没有人说什么。相应地，患者表面上看来非常完美、风度翩翩，事实上却长年患有饮食失调症、严重的抑郁，以及让人崩溃的拖延症。

▼ 男孩在参加夏令营的时候，他的父亲去世了；没有人告诉他，直到两个星期以后他回到家，母亲才告诉了他这个消息。母亲说，她之所以没有告诉他，是因为不想打扰他的快乐时光，并劝他不要让这件事影响他的新学年。20 年后，患者以失忆的状态住进医院，他完全没有意识到，他刚刚徒步走了 20 英里[①] 去到他父亲的坟墓前。

▼ 日复一日，这个还不到青春期的女孩冲进她的房间，控制不住地号啕大哭。她的父亲犹豫了一会儿，认定她可能就想自己待着，便没有去问问她是为了什么事就把门关上了，然后带着家里其他人出去吃饭，说是"留一些空间给她"。当患者来到咨询室时，她非常抑郁和疑神疑鬼，别人对她的任何好意，她都认为其中藏着不良的动机和不可告人的目的。

在这些无意的错误（errors of omission）中，否认成为常态，照顾者的情感无能状态表现为逃避、焦虑、瘫痪和忽略。渴求得到抱持的孩子在无形中被要求去选择——要么模仿父母的防御行为，要么独自处理自己的情感。孩子在被忽视和忽略的情况下，被迫否认自己的感受和需要，在完全没有支持的情况下独自去处理令人心烦意乱的情形，还要假装这个房间里面并不存在情感的"大象"。与此同时，他没有因此被击垮，而是通过

---

① 1 英里 ≈ 1.6 千米。——译者注

对情感的否认和隔离，以及在某种程度上吸收这个因环境在回应和帮助上的失败所造成的附加痛苦，使得依恋的纽带得以维持。在由此导致的自我–他人–情绪图式（self-other-emotion schema）、AEDP 的内在工作模式和情感（详见第 6 章）中，自我是需求过度和要求过高的；他人被理想化为控制局面的，抑或被视为太过脆弱的、无法处理的、需要被保护和小心翼翼对待的，抑或冷淡无情被痛恨的；情感被视为可耻的，抑或压倒性的、爆发性、毁灭性的—— 一言以蔽之，情感被当作麻烦，而且"太多"了。

更坏的消息：互动中有意的错误

▼ 当六岁的男孩偶然地不让母亲去控制他的一举一动时，母亲会大发雷霆，怒气冲冲、歇斯底里地冲出家门，甚至威胁说要自杀。孩子追在后面，惊恐万分，不断地说"对不起，对不起，我以后再也不会那样了"，直到他说服她回家。成年后的他来治疗室时显得非常拘谨，他非常害怕让他的妻子不高兴，担心她会离开他，并表现出非常强烈的想要控制一切的愿望。

▼ 精神失常的母亲无法承受她处于青春期的女儿萌发的独立意识和性发育。当女儿对着镜子尝试化妆时，母亲从女儿手中抢过睫毛夹，开始辱骂女儿，说她是个娼妇。患者来到治疗室时，患有重度抑郁症。对于总是轻视她、在性生活中提出近乎虐待要求的丈夫，她心中有诸多不满，却又无法离开他。

▼ 一个年幼的女孩鼓起勇气告诉母亲，说她很想念她。母亲不屑地说："别犯傻了，亲爱的，情感不过是镜花水月。"女孩在成年后表现出了抑郁症状，以及类似多发性硬化症的症状，却没有任何生物神经方面的病变迹象。在第一次面诊时，她对治疗师的共情的反应表现出深刻的情感回应。在第二次会面时，她以轻视的态度对待自己之前的回应，对治疗师也表现出讽刺轻视的态度。

有意的错误（errors of commission）往往发生在照顾者自身有更严重的困扰、更脆弱的情况下。在这样的情景中，孩子不仅没有得到帮助来处理那些让他害怕的、难以承受的感受，还会遭到羞辱、责怪、拒绝、惩罚，他对这样的感受的体验或表达还会遭到禁止（或嘲讽）。再加上对被抛弃的恐惧、羞耻和愧疚，以及失望、被拒绝、被羞辱这些巨大的心理痛苦，使得那些本来就让他难以承受的感受变得更加无法承受。在父母感觉到孩子的感受中包含着如此强烈的痛苦后，会反过来感觉失控、无助、被羞辱，还会怨恨是他们的孩子暴露了他们自己的缺陷。孩子的自我意识和人际关系处于危险的边缘，他的情感体验由此被父母自我调节的需要所劫持。在这种情况下，情感变得不仅令人恐惧和痛苦，还会被当作坏的部分，应该被羞辱和惩罚。个体不仅无法处理强烈的情感，而且这些情感还会攻击个体的自我或依恋纽带，由此产生更强的毒害性和情感激烈性，此时的危害最大——那个本应担任保护者角色的人恰恰成了危险的来源，那些使生命感觉有价值的部分反而成了另一个强大的他人的愤怒和鄙视的对象。如果照顾者的反应无法忍受，那么即使正向的情感（比如，愉悦、快乐、温柔），以及特定的个性、品质和比较良性的生活方式（比如，温和有礼、独立自主、情绪敏感、聪明机智、慷慨大方），都有可能成为个体强烈的情绪痛苦的来源。照顾者遇到的问题往往与其成长经历有关，因为它唤起了令照顾者难以承受的脆弱感觉。

与那些独立发生的、能逆转心理发展过程的事件不同，这些早年的典型场景（Lachmann & Lichtenberg，1992）往往浓缩了无数的重复的互动，表现为失去调节、失去对应调谐、情感上不支持的状态，它们会塑造个体每天日常情感生活中的调节模式。当婴儿有了对未来失调的预期时，他也会由此发展出自身的调节模式（Beebe & Lachmann，1994；Gianino & Tronick，1988；Tronick，1998），从而在很早就带着防御性排除和歪曲的烙印。关于个体如何处理这个由环境的失败而累加的创伤，我们将在接下来介绍"无法承受的情感体验"这一概念时再探讨。

无法承受的情感体验

> 我有时会想，这个身体，我们自身躯体的存在，限制了心智所能承受的痛苦。
> 彼得·侯格（Peter Heog），《冰雪谜案》（*Smilla's Sense of Snow*）

在我们的情感体验中，有一个非常深刻的躯体的成分，尤其是对于心理痛苦中无法承受的部分。思维和身体只能承受那么多，当达到一定限度时，其他的机制（比如，震惊、麻木、解离）就会介入并取而代之。这些令人痛苦的、让人害怕到无法承受的感受包括以下几点。

▼ 太过痛苦、难以承受的情感体验，比如，悲伤和孤独。

▼ 正向的或负向的情感体验，其强烈程度威胁到自我的完整性（比如，失去控制、崩溃分裂）。

▼ 正向的或负向的情感体验，在个体所在的情感环境中得到的回应是负面的。比如，关于性的感受被羞辱，表达愤怒的感受时被抛弃，对需要和脆弱的表达遭到虐待性的嘲讽，快乐的表达遭到以道德作伪装的批评，等等。

所有这些——内在的痛苦程度、强烈性和负面的结果，无论以哪种方式结合在一起，都可能会导致这种感受让人无法承受。

让人无法承受的体验还有一个定义性的特点，包含着时间的层面。

▼ 在对还未出现的威胁和危险的预期中，会出现害怕、焦虑和恐惧等情绪。

▼ 体验到无助感。当那个让人难以承受的情形出现时，个体会感觉无助，无法去制止发生在自己身上的事情，也无法控制自身对这个事件的反应。

▼ 原发性抑郁反应（primary depressive reaction；当环境对于改变它的努力没有做出回应时，机体所表现出的一种神经心理上的被击垮的反应；Joffe & Sandler，1965）包括无望感、冷淡麻木。在我们认定无法规避这个让人痛苦的压倒性的情形时，就会出现这种反应。这个对于影响我们的力量完全无法实施任何控制的感觉，是让人难以忍受的。这种反应是过去经验的结果，这些经验被泛化到现在，并投射到将来。

害怕、无助和原发性抑郁反应也是焦虑症、创伤性疾病和抑郁症的特征反应。

无法承受的精神痛苦的性质

最伟大的类比专家弗洛伊德，在帮助我们理解心理的疼痛时援引了"躯体痛苦"（psychic pain）的概念：有一样东西正在侵犯我们，但我们感觉自己无法对它施加任何控制（Freud，1926，addendum C）。同样地，精神上或情绪上的痛苦，也有一样外界的东西在攻击和侵犯我们，冲破保护的机制，而且我们无论怎么努力都无法制止它。我们会感觉无助——既不能避免它，又不能制止它，还无力逃开。

被接管的感觉

强大有力的情感把我们接管了，让我们的自我感暂时处于从属地位。在那些最强烈的时刻——悲伤、兴奋、激情、愤怒，甚至爱，它们所产生的身体反应都会挑战我们调控能力的极限；强烈的情感，尤其那些我们不熟悉的部分，可能会像一个入侵者。我们往往会觉得，只有踩下情感的刹车，我们才不会失去控制；相反，思维具有可控的特质，能让我们有一种自我是启动者或管理者的感觉。

这种被侵占的感觉不只针对负向的痛苦的情感，还针对任何挑战我们自我控制感的情感体验（Kissen，1995）。一位患者长期避免正向情感，感觉没有自信去调控它们；他长期训练出的情感胜任力集中在处理失望和逆境上。他说，一旦想要感觉快乐或温柔，他就会感觉"我不像我了"。只有通过体验性的处理、表达和沟通，强烈的情感体验才会被我们所拥有。

情感被体验为不可承受，属于控制程度连续轴上的一个极端，这往往是因人而异的。对于一个有健康边界感的个体来说，情感上的屈服往往与控制并不矛盾——因为他在以往对情感有着良好的体验，所以他会允许自己被占领。个体的功能水平越接近理想状态，他可以承受的阈值就越高。而对于脆弱的、拥有空洞的情感组织性和调节能力的个体，即使面对一种较低强度的情感也可能会让他觉得是压倒性的，会对其边界、自我身份认同和控制感形成威胁。此时，个体会不惜一切代价去消减情感，以保存某种形式的身份认同感和连续一致感。

被情感淹没这样的体验所造成的阴影，会使得干预成为必要。如果他人愿意并且能够出借他的心理资源，直到个体能够再一次调节他自己的情感经验之后，那么那个人依然能够保持希望，在情感上生存，免受长期的伤害；如果他人做不到，这个疗愈的重要良机就要消失了。

一切都崩塌：在面对令人无法承受的情感时孤身一人

当一个孩子发现他被抛弃时，他会失去方向，失去曾对生命的一切渴望……有时这个过程会强烈到使患者产生一种下沉和濒死的身体感受……我们在这里看到的是，心理的和生理的痛苦的再现，随之而来的是无法明了又无法承受的痛苦。（Ferenczi，1931，p.138）

"孤独的处境，在心理上的孤独感，正是焦虑的母体。"（Wolf，1980，p.128，quoted in Stern，1985，p.109）如果照顾者是不在场的或是无回应的，孩子就会感受到他是孤身一人在面对排山倒海的恐惧和痛苦的情感经历。孤单和寂寞的感受本身就包含着一种让人恐惧和痛苦的成分，再加上其他的痛苦经验，会更加放大这种感受。当情感环境无法帮助我们处理情绪感受时（比如，情绪感受的体验破坏了个体最基本的安全感），孩子能做些什么来维持他的依恋纽带、他的自我，以及他的情感的完整性呢？

有时，我们会遇见一些拥有复原力的个体，他们在深度危机中会迸发出非同寻常的创造力，以及让人惊叹的资源寻求能力。

这个突然的、令人惊讶的、在创伤之后生成的新资源，就像是在魔杖一挥之下的奇迹……巨大的需要，尤其是对死亡的焦虑，似乎拥有这样的力量去突然唤醒，将潜隐的倾向付之于行动，让它……在最深的静默处等待着发展的机会。（Ferenczi，1933，p.165）

然而，更普遍地出现的场景是，个体必须在保存他依恋关系的完整性和保存他情感自我体验的完整性之间做出选择。几乎无一例外地，情感体验被牺牲；与情感的接触——以及与此相关的、所有情感体验中自然带来的适应性资源和丰富性——都会遭到严重破坏。这个"浮士德式的交易"（即交出灵魂，换来某种安全感）发挥的作用，体现在激发防御机制以抵御情感的体验。

中心难以维系：防御的建制

防御的建制等同于情绪上的休克，这是身体对物理创伤的适应性反应。防御的目标往往要重建安全的感受和驱除令人难受的情感体验。"防御包括认知的、情感的和人际方面的策略，患者运用它们来把那些引起焦虑的想法和感受排除出意识之外"（Coughlin Della Selva，1996，p.8）。更具体地说，防御机制寻求的是：

▼ 保护并抵御破坏和威胁个人在世间的功能，以及自我和关系经验的那些情感；

▼ 避免与那些情感相联系的无法承受的体验（比如，焦虑、羞耻、无助、绝望）；

▼ 通过管理关系的现状，尽可能地降低令人烦扰的、破坏性情感的唤起。

鲍尔比（1973，1988，1991）曾在他的著作中描述了防御性排除，这些排除针对的是那些威胁与依恋对象之间的联结的部分，以及威胁自我组织完整性的部分。因此，个体对情感、对焦虑、对关系现状的防御有一个共通的适应性目标——重新回到有牢固的依恋纽带和有完整的自我感的安全环境——也就是说，这些防御在短期内是适应性的，但从长期来看却是非适应性的。这就是所谓的"继发性地感受到的安全"（Main，1995），这意味着在一个很不理想的情形之中，个体必须通过自我扭曲来保持依恋纽带与身体或灵魂的共存。

防御的分类

防御的策略（A. Freud，1937；Vaillant，1973）包括：

▼ 正式的防御（formal defenses），它在心理内运作（比如，压抑、否认、最小化、隔离、反向形成①）；

▼ 更为原始的防御（primitive defenses），其目标是操纵现实（比如，外化、投射、躯体化、内向投射、投射性认同）；

---

① 反向形成（reaction formation），《心理学名词》（第二版）对它的定义为："受到压抑的动机或观念以相反的形式表现于有意识的精神生活中的一种自我防御机制。"《物理医学与康复名词》一书对它进一步解释为："心理防御机制的一种。表现为有时心中讨厌或憎恨一个人，但表面上却对此人十分热情和关心；有时心里喜欢一个人，表面上却异常冷淡。无意识的冲动在意识层面上向相反方向发展，人的外表行为或情感表现与其内心的动机欲望完全相反，心理基础是由于内心汹涌澎湃的感情或冲动难以被他人所接受，为了抑制它而形成与其相反的感情或行为。"——译者注

▼影响自我组织的防御模式（比如，解离）；

▼在关系接触层面运行的防御模式（比如，障碍、高墙）。

哈比卜·达凡卢把防御的范畴拓宽到沟通中的非言语层面，包括对目光接触的躲避、表情和声音生硬、身体铠甲化等。达凡卢关注策略性防御（tactical defense）：言语表达的习惯模式（比如，言辞闪烁、含糊其词、使用被动语态、转换话题、用第二或第三人称表达等）也起到了回避情感和联结的作用。正如库格林·德拉·塞尔瓦（Coughlin Della Selva，1996）的描述：

> 策略性防御包括所有的言语和非言语的策略，被患者用于在人际互动中闪躲或避免有意义的接触。言语的策略性防御包括，言辞闪烁或朝向一般性的陈述模式、做出相互矛盾的陈述、讽刺、高强度的言语活动以使对话无法进行，或呈现多个话题（从一个话题跳到另一个话题）。非言语的策略性防御包括，避免目光接触、微笑或咯咯地笑、哭泣、保持一种疏离感，以及一些能表达对有意义的人际接触的防御性阻断的身体姿态（比如，身体变得十分僵硬、不能动弹，或疲倦无力等）。

情感（非核心情感）也可能具有防御的功能。那些防御性情感可能被用来干扰或架空对他人的体验，以及让人恐惧的情绪。就像麦卡洛（McCullough，1991）指出的："边缘性的暴怒……隐藏着个体对未满足的、天性自然的、渴望自己的体验获得确认的巨大悲伤。"

防御是如何起作用的

糟糕的情感环境的特征，更具体地说，自我和他人之间互动的特征，会惊人地反映在防御的运作上。从本质上说，就是孩子会内化照顾者的情感胜任力不足，即孩子会以照顾者对待他的方式来对待自己和自己的情感体验，最终也会这样对待他人。

让人惧怕的孤单会引发防御，这不仅是个体为了处理情感体验的问题，更是为了化解孤单一人的痛苦。内化一个重要的他人拥有的防御系统，能够在某种程度上满足个体对心理接近感的需要。即使要同时面对来自依恋对象的巨大压力和痛苦，一个两三岁的孩子仍然会奔向他的依恋对象的怀抱。与之类似的是，成年人也会通过接纳一些自己所熟悉的、照顾上的安全方式，来与他人寻求心理上的接近，即使用很象征性的方式。本杰明（Benjamin，1997）称之为"内化机制的复制过程"，相当于"人际方面的DNA遗传因子"。她阐明了针对一个情感上重要的、特定的依恋对象的三种复制过程（Benjamin，1997）。

▼ **认同**。模仿你的依恋对象，在你如何对待情感，尤其是如何对待他人的情感方面，以她对待你的方式去对待他人（这一点和安娜·弗洛伊德提出的"攻击者认同"类似）。

▼ **重现**。表现为好像她一直都在那里，掌控着一切（对惩罚、羞辱和忽略感到焦虑；她总是在你的脑子里，你在对待他人时就好像他们就是她）。

▼ **内向投射**。你像她过去对待你一样对待你自己（在情感出现时，呈现出羞耻、负疚、自我厌憎，以及其他自我惩罚模式的反应）。

这些防御的模式以及其中凸显出来的人格结构，反映出一个主导着自己与亲密他人之间互动的规则。以老旧的规则来管理自己的体验（同时忍受着伴随而来的痛苦）的目的是，为了实现那个挥之不去的希望——终有一天，我会得到我的情感环境中那些重要他人的肯定。

防御的后果

通过对扭曲的功能的认同而导致的精神病理障碍的发展，福纳吉就此指出，发展精神病理障碍是一种与他人共通应和的方式。我们被理解和被肯定的需要是如此强烈；它构成了依赖防御的动机。就像桑德勒（Sandler, 1960）阐明的那样：防御的运作不仅仅是为了摆脱令人厌恶的感受，它更能使实际的积极的情感状态、舒服安好的感受较快地出现。面对威胁性的情感体验所带来的焦虑，进入那些与个体熟悉的联结方式相联系的正向情感，继而缓解这种焦虑，我们可以将其视为一种收获，哪怕这只是短暂的。

人们依赖防御策略与对药物的依赖类似，因为它们都是有效的；它们达成了其设定的目标。人们将重新找回心理的平衡，重建自我一致（ego-syntonic）感，重新稳定个人和主要照顾者的关系。人们还将立即体验到安全感和情感安好，由此而产生的对这些非适应性防御机制的依赖（随之成型）也会成为维持这些防御机制的最重要的因素。防御给人们带来了喘息之机，以避开恐惧、内疚、羞耻、侮辱和无助；同时，这个喘息之机的代价是高昂的。

长期对防御的依赖将限制和歪曲个体对关系和情感的体验，因为那些被防御性排除的和埋葬的不只是那些太过痛苦和剧烈的情感（比如，悲痛和暴怒），还包括那些与情感紧密相连的适应性功能（比如，能多角度看问题的能力、自我价值感和力量）。可悲的是，那些保障安全的机制想要去保全的体验（自我完整感和与他人的联结），在没有自然的、即时的情感流动作为支撑时会遭到损害和扭曲。

精神病理障碍的适应性模型

依照着适应性努力来保持联结和自我调节，尽量减少让人难受的体验，个体会由此建立起防御机制。为了保证情感上的存活和安全感的重建，个体会把外界环境中对其情感体验的不接纳进行内化，他会在这个过程中牺牲情感的转化力量，接纳由此带来的对其核心的"活着"和"真挚"感的损害。防御只有在其生成的环境中是适应性的，若放在更大的情感世界中来看，它就是非适应性的。心理疾病——长期依赖防御以遏制真挚的情感体验——就是防御非适应性的后果。

适应是精神病理障碍发展背后的驱动，这一观点具有临床意义，它还指导了 AEDP 的干预技术。

精神病理障碍和非精神病理性的自我

心智从来不会放弃。只要你活着一天，它就不会停止找寻活着的机会。就像有另一个人在你的身体里面—— 一个更天真也更顽固的人。

彼得·侯格，《冰雪谜案》

在那些适应了破坏性情感环境的个体中，虽然防御导向的力量会很强大，但是即使在最被扰乱的个体中也存在着健康的情感回应的可能性，只是它在等待着被适当的环境唤醒（Emde，1981；Winnicott，1960）。重蹈覆辙是不可避免的：当恐惧泛滥的时候，重蹈覆辙会占主导地位。一旦由希望驱动的力量冲破阻碍，就有可能出现新的回应，导向新的模型。自我总是会保持触觉，在等待那些允许自然情感过程发芽生长的环境的出现，等待那些矫正、修复或重新创造的良机成为可能。当个体感受到在某种环境中有这样的潜在希望时，防御就可能会暂时地被撤回，个体便会接受真诚的、自发的情感回应的引导。这就是 AEDP 寻求和想要促进的目标。

特定的内在工作模式根植于特定的关系。当那个主导工作模式导致病理性的功能时，我们也要记得还存在着来自其他关系的其他工作模式，它们也包含在个体的资源库中，即使它们在这一刻被压抑住了、正处于解离状态，或还不太显著。那些工作模式能够在一个情感促进的环境中自然地显现，这是理解 AEDP 的有效性的关键。

第5章

滋养性的理解：一个有关反思自我的功能在临床工作中运用的案例

　　以下的案例片段就像桥梁一样联结了理论的各个组成部分（核心情感、通过情感透镜的依恋关系和反思自我的功能），以及本书即将介绍的一些技术工具和材料①。

　　以下的案例片段强调了反思自我的功能在治疗工作中的重要性及其运作方式。它与治疗师共情的、支持性的关系共同构成了一个安全的基础。患者在这个关系中越觉得安全，就代表患者和治疗师的依恋纽带越牢固，从而使治疗工作的强度越大，速度也越快。问题是，我们应该如何做才能加快依恋纽带的建立和发展呢？

　　反思自我的功能告诉我们，患者在多大程度上能感受到的对治疗师的安全依恋，与患者在多大程度上能够切实知道他存在于治疗师的头脑和心灵中是密切相关的。相应地，治疗师任何的干预和对患者的表达如果能展现治疗师的心理现实中患者的存在，并能与患者的心理现实呼应，就能促进治疗师反思自我的功能对患者的适用程度。对于一个不安全依恋的患者来说，他的防御来自一个沉浸在痛苦、焦虑和失望中的内在工作模式，他不可能体验到治疗师和他的联结。治疗师除了依赖最理想的回应能力、共情、支持，以及在关系中建立必要的安全感的有效性等干预外，还需要致力于帮助患者克服他对情感和关系体验的防御；否则，患者就不能知晓也不能充分地获得正向治疗联结带来的益处。

　　治疗师可以通过非正式的方式，表达患者在治疗时间仍然存在于治疗师的意识中

---

① 在临床治疗材料中涉及的一些概念会在后面的章节里面才被明确地界定，但是它们的含义会在这个案例中得到隐含的展示，它们在这个以情感为导向的变化模式的习惯用语中作为关键角色的地位会逐渐变得显而易见。

（比如，"上个星期离开你这里以后，我想到……"或"我在看电影或读一篇文章的时候想到了你"）。在正式的层面上，治疗师疗愈性的自我表露——尤其是披露患者对治疗师的影响——可能会是激进的和戏剧性的；这个披露可能会让患者聚焦于治疗关系中的情感现实。

AEDP 的目标之一就是把内隐的变为外显的，这一点将在以下治疗过程的逐字稿中反映出来。这个目标能帮助患者聚焦她的关系体验，她对治疗师的体验，以及她对治疗师对她的体验的体验。她的反思自我的功能将得以进一步发展，这部分源于她发现自己对治疗师的影响。这个对他人有影响的感受作为一个存在性的体验，对二元关系中的双方来说都是同等重要的。

临床工作

患者名叫芭芭拉，是一名 31 岁的女性，她想治疗她的严重抑郁。令她绝望的一个重要原因是，她从来没有过恋爱关系，她害怕自己会孤独一生。

芭芭拉的依恋体验是痛苦的，对她而言情感联结意味着要承受情感的痛苦，由此让她形成了回避型依恋模式。与其他典型的回避型依恋患者一样，在她的内在工作模式中没有"他人"的存在：保持自我的完整性和避免情绪痛苦是通过避免情感接触来实现的；他人完全被她防御性地排除了，她是孤独一人的。这个由一个孤独隔绝的、极端的自我依赖的处世模式所支持的安全，会毫无悬念地引发心理病患——具体来说，是一种接近自杀程度的孤独和空虚（值得注意的是，患者对上帝的信仰在此承担了保护的功能，使得她未能陷入彻底的绝望）。

片段 1 来自她的第八次心理治疗会谈，其后的片段 2 至片段 4 来自她的第九次治疗会谈。在这些片段中，患者开始立足于一个包含着两个人的内在工作模式，她对情感联结的体验不是痛苦的，而是感到安全和有帮助的。基于这样的基础，进一步的探索性心理治疗工作得以推进。

片段 1：对联结的防御和对自己的保护

患者描述了自己的心理架构：为了保护自己免于感受那些让人难以承受的痛苦和拒绝，她对所有情感上的亲近都采取了防御（"不说话……冷静……不要让别人看到它……一堵墙"）；如果不采取这些防御，她就会感到焦虑（"恐惧……不舒服……暴露……脆弱"，害怕她又像以前一样受到伤害）；她的核心情感体验（在以下案例中是她的真实自我）也是为了保护自己（那个"柔软的""温柔的"、隐藏的自我，"对于任何事情都很敏感")。

在本书的案例中，"（ ）"内的内容是补充临床现象中那些非语言的或副语言[①]的交流部分，"[ ]"内的是注解部分，涉及的概念会在后文中有明确的定义和阐述。

案例

患者：我觉得，我知道我需要也很想去做这个［即接受心理治疗］，它让我感觉很好……这是我自己的时间，我可以关注我自己和其他的一些事情……但是它也让我感觉……不太舒服……就像……它很可怕。［焦虑。］

治疗师：是啊。

患者：我不喜欢打开自己……我感觉自己被暴露了，我感到很脆弱，而且我不想受到伤害。于是，我便封闭了起来，就像没有什么能干扰我一样……［防御，见第6章］所以……我所有那些柔软的部分（柔和、温柔的语调），就像它真的在里面，真的在里面（双手捧在一起）［核心情感体验］。我不要别人接触到它……因为那是我……我不想将自己打开得那么多，我只会打开到某种程度，而且它真的很柔软……真正的柔软。［核心情感体验的性质，见第7章。］

治疗师：嗯，嗯。

患者：（柔和、温柔、受伤的声音）所以……它不是一种我会暴露给别人的东西……我……在周围竖起了墙……（因为）在那里，它是完全柔软、敏感的，对所有的事情……真的……［针对脆弱感的关系上的防御。］

治疗师：（轻柔地）它是很柔软的。［情感共鸣，见第12章。］

患者：是的，它非常非常柔软。

治疗师：是啊，而且感觉它还是很私人的。［共情的阐述拓展，见第10章。］

患者：所以，它是在这里面的（双手再次捧在一起）。我不想别人接触到它，疯了似地不去想，我想，在这个世界上……你需要……从理论上来说，你需要自我保护……等我去天堂的时候（声音发抖），我可以让那些部分出来……因为那些是不可能发生的，我认为不可能在这个世界上发生（泪眼模糊）。

在这个片段中，患者清楚地描画了她的回避型依恋模式，述说了她的防御架构：对

---

① 副语言（paraverbal），指不以人工创制的语言为符号，而以其他感官诸如视觉、听觉、嗅觉、味觉、触觉等的感知为信息载体的符号系统。——译者注

受伤的害怕，她以关系上的距离来保护她对自我的核心感受；她在自己和他人之间竖起了一堵墙。注意，患者表达了一个对情感支持的环境（天堂）的想象，在那里，她可以卸下防御；在人世间，则有着太多糟糕的体验，她感觉无法指望能在这里做自己。她的述说同时传递出了彻底的（以及痛苦的）绝望和希望（尽管是理想化的）。

注意，虽然患者表达了对人的不信任，但她在同时与治疗师有一个开放的联结，而且披露了不断加深的、自我内心深处的体验。这是典型的一个一小步一小步的深入过程（见第 10 章）。

片段 2：防御的后果，得到体验性的探索

在接下来的片段中，患者说出了她防御模式产生的后果——抑郁、孤独、隔绝，以及强度接近自杀的绝望。由于她过度依赖针对人际亲密的防御，使她体验的质地是"空虚"和"黑色"的。显而易见的是，治疗的焦点在于越过那些针对她内在体验的防御。借由对她内在深入的情感状态的接触（注意到那个缓慢的、充满情感体验的声音），治疗师希望通过情感调谐的运作，并借助在一个更加有情感的存在状态中朝向协调状态的动力，让患者投入进来（Tronick, 1989）。这个状态的产生来自患者慢下来和体验加深的过程。请注意，治疗师对患者的体验的镜映如何轻松地绕过防御（她的带着压力的、实事求是的语调），导向体验的深入，让患者能够接触到她绝望的深处。个体可能很难独自承受痛苦，但如果有一个信任的人的陪伴，个体可能就可以承受痛苦，这也是痛苦最终能得到转化的第一步和关键一步。通过体验性的聚焦和治疗师共情的体验性的镜映，治疗工作中的很大部分朝向支持患者对痛苦感受的体验（孤独和绝望）。

案例

患者：生命对于我来说就是空虚的……除此之外还有什么？如果这里没有上帝，如果终点那里也没有快乐——那是我在隧道尽头的一束亮光……如果你把这个亮光拿走，那就只剩黑暗了。[绝望和无望，见第 6 章。]

治疗师：（柔和的、深沉的、忧郁的语调，慢慢地说）那里很黑……[情感共鸣。]

患者：是呀。

治疗师：那里很黑？

患者：那又怎么样呢？你一生都在证明，一生都在工作，我的意思是……（语速很快，排斥的语气）[非言语的防御：语气中带着压力、嘲讽的态度，见第 6 章。]

治疗师：好的，好的，好的……如果（放慢语速）有那么一会儿，或者"两会儿"

（这里有点玩笑的意味）……

患者：或者"两会儿"……（笑）

治疗师：如果，不是带着玩笑做出"那又怎么样呢"或者"那就是人生"的样子。[指出防御；敦促患者放下防御，见第 11 章。]

患者：嗯，嗯……

治疗师：如果你让自己和这个感受待在一起（缓慢、深沉、严肃的语调），那个空虚的感觉，那个内在感觉……嗯（深深叹息，严肃的语气）……不得不那么努力地去把某个东西摒除在视线之外。[与她的隔绝状态中黑暗的质地情感共鸣，有生命力的情感，见第 7 章。]

患者：是啊……（也慢下来，变得严肃）让人疲惫。[对防御的后果发自肺腑的体验，见第 6 章。]

治疗师：它让人筋疲力尽……（强化的筋疲力尽的语气）嗯……[强化的情感体验，见第 12 章。]我的意思是，此时此刻我感觉我们在某种程度上从外围来接近它 [防御]，因为它是个很可怕的地方 [焦虑]。

患者：是的，它是的……嗯……我不知道……有时候我好奇就是这样了吗？这就是生命的意义吗……我感觉空空的……（痛苦的语调）

治疗师：这是什么意思？当你说你感觉空空的……

患者：那，那是不是就是人生的意义？就这样了？

治疗师：在这个黑暗的时刻，那个空空的感受是怎么样的？[邀请患者进一步地描述。]

患者：那是黑色的……（长时间的沉默）

治疗师：黑色……（长时间的沉默）[情感共鸣。]

患者：那就像……（强忍着眼泪）我根本没必要在这里……如果我那样去想的话。[深深的绝望感；对关系的疏远的防御产生的后果做进一步描述，见第 6 章。]

治疗师：嗯，嗯。

片段 3：带着情感地分享体验和接纳性情感体验——感觉被理解

患者能够深入地体验核心的痛苦情感，而没有焦虑和防御的干扰，这表明她在此时此刻感觉自己不再是孤身一人。与此同时，要想让她去察觉并充分体验她和治疗师推进的关系中所产生的亲密与贴近的感受，她就必须去克服自己在关系上的防御——这个关系的发展规则和她主导性的内在工作模式是截然不同的。因此，在同一次治疗中，过了几分钟后，治疗师鼓励患者聚焦并说出她如何体验治疗师，包括更加具体地说出她如何体验对治疗师对她的反应。她提到的关于洞穴的比喻，是她的防御结构的另一个象征，为关系上的突破设置了场景——患者自发地敦促治疗师和她一起去探索她的内心世界。注意，患者在这里是向导：她有掌握感和控制感，而且她不是在体验焦虑，而是在体验一种正向情感（"去向别人展示我这样的感受，这真好"）。虽然患者对人际关系的领域并不熟悉，但是她迈着核心情感体验所特有的标志性的笃定步伐，在前面带路。

案例

治疗师：对我来说……（深深叹息）……关于这个充满恐惧的地方……这个黑色……这个隔绝……[更多的情感共鸣与加强。]嗯嗯……我想说，这对人来说是一个地狱。[强化对内在精神世界具象的呈现，见第 12 章。]可以和我谈谈它给你带来了什么样的感受吗？在这个过程中，你有什么样的感受？[邀请患者去进一步描述她和治疗师分享痛苦的体验，见第 10 章和第 12 章。]

患者：啊，它有点像……它有点像我们在走过或跨过（开始明亮起来）……一个变得越来越黑的洞穴，洞里非常黑。[接受邀请；自发的场景重塑，见第 12 章。]

治疗师：嗯，啊。

患者：而且……墙上也许有一个小小的洞（用手做出小小的圆圈形状），就像我现在对你做的这样（做出示意）。

治疗师：嗯，啊。

患者：（变得活泼起来）我打开这扇门，我们从一个宽敞的入口进到里面，那里有一条渐渐变窄的隧道。我打开这扇门时，像在对你说，"弗霞博士，打开这扇门，往里面看。"[突破对于关系亲密感的防御：患者自发地邀请治疗师去分享她的内在体验。]

治疗师：你已经在那里了……

患者：是啊，我的感觉是……向别人分享我的感受，是一件很好的事……[大幅度突破对于关系的防御：患者有了想和他人分享自己的情感世界的想法。]我觉得，因为你在某种程度上让我更多地去思考我是谁，我感觉你在其中也起了一定的作用，因为你在某种程度上让我不知不觉地有了这样的想法[联结到作为治疗师的反思自我的功能的接收方的感受]，所以我觉得你是这个过程的一部分，我在展示给你看。我像把一面镜子放在自己的眼前，我也在看着我自己，在审视……审视我自己，还有……[关系亲密和情感分享的自发的体验性的描述；患者自身的反思自我的功能开始运作。]

治疗师：（深沉的、缓慢的语调）我在哪里？或者，我是怎样的？可能比我在哪里更重要的是，我是怎样的？［敦促患者描述在这个场景重塑中对治疗师的体验，这可不是治疗师退却或害羞的时候，见第 12 章。］

患者：你是说，在这整个场景中吗？

治疗师：嗯，嗯。

患者：在某种程度上说，你一直在我身边……［患者感觉她在主导这个过程；她作为她内在世界的向导带领着治疗师。］

治疗师：你的感觉是什么样的？在这样的时刻，当我们一起在这个洞穴里面，越走越黑，越走越黑……

患者：对啊。

治疗师：而且我就在你的身后，你在向我描述它的样子，而我……

患者：就像……

治疗师：……和你一起看到它。

患者：是的，这是第一次，你是第一个和我来这里的人……而且我感觉你不介意看到它，你没有觉得自己被冒犯，你没有因为它的出现而大吃一惊，你没有说"哎，芭芭拉，我不想看到它"……你想看到它，就像你一直在推动我……［患者对治疗师一直想陪在她身边的体验］而且我在展示给你看，所以我得到了你的理解，你了解我来自什么地方……［患者通过看到在他人眼中的自己，其自我意识得到了发展］我觉得这里有一个对我的情况的滋养性的理解（nurturing understanding）……这就像……"我看到你从哪里来"……而且你在努力进一步地理解我是谁，我也允许你去看它……［自发地描述她和一个肯定她的他人在一起的体验；这个他人与过去排斥她的、蔑视她的他人的体验形成了对比；和一个肯定她的他人在一起，这让她想要敞开心扉并分享她的体验。］

治疗师：是啊。

患者：而且把它展示给你是很安全的，因为……在过去几个星期内我们自然地在某种程度上谈到所有这些……因为你努力去理解，你没有做出轻描淡写的样子，所以我展示给你看没有问题……因为这让我感觉我可以把它展示给别人，所以我感觉有一个人和我在一起。［面对难以忍受的痛苦感受，同时感觉没有孤单一人，和过去的经验形成了对比。］当我打开门的时候，也许你不太了解发生了什么，但是……我在和另一个人分享那些过去我不得不去忍受的东西，这是我真正的感受。［和一个情感促进的、不会被她的情感吓坏的他人在一起，这样的体验让患者能够分享她的负面经验，表露她对于之前一直否认的、对关系共鸣的渴望。］而且我以前从来没有对别人展示我的这一面，所以……我不知道，这让我感觉……（受触动的，含着泪水的声音）舒畅……还有一些宽慰……就像这个世界上还有另一个人（强忍着泪水）——一个可能会理解我是谁的人（哭出来）。
[说出内心深处对得到理解的渴望，当得到这个被理解的感受时，先是宽慰，之前对得到
理解的渴望被冻结而带来的情绪痛苦随即喷薄而出。]

　　通过让患者聚焦她对治疗师的体验，治疗师获得了在患者的世界存在的现实感，
患者和治疗师的联结变得更加真实。通过聚焦治疗师，患者产生了来自身体肺腑的认
识——有一个他人正在那里，既在她身边，又在她心里（Mann & Goldman，1982），使
她不再孤单。这个联结的感受贯穿了整个工作过程。在这个一小步一小步的过程（见第
10章）中，没有哪个时刻出现了阻抗或强烈防御的迹象。患者意料不到，在她对治疗师
讲述她不让任何人进入她的私人空间的同时，自相矛盾般地，她让治疗师进入了她的世
界。通过让她明确聚焦于她对治疗师的体验，她不只在情感上和另一个人连接起来，而
且察觉到了她连接的状态，而这个体验，基于完整的察觉，变得更加丰富。

　　当患者说"我猜，因为某种程度上你让我更多地去思考我是谁，我感觉你在其中也
起了一定的作用，因为某种程度上你让我不知不觉地有了这个念头，或者，无论如何，
但是……所以我感觉你是这个过程的一部分，我在展示给你看，我把一面镜子放在我的
眼前，而且我甚至在看着我自己，在审视……审视我自己"时，她在说出她反思自我的
功能的发展，通过和一个理解的、接纳的他人建立关系，通过接受这个他人的反思自我
的功能的影响。

　　同时这里也很重要的是，她体验到对于她强烈的、负面的和痛苦的情感，治疗师的
态度是开放，接纳（"你想要知道"）和期望知道更多。在这里虽然没有具体细节的表述，
这个新的经验和过去照顾者的态度形成了对比，在这里我们可以假设过去照顾者的态度
是她后来回避型依恋模式的主要成因。显然，过去他们会讨厌患者的情感反应度，感觉
被冒犯；因为恐惧她出现负面情感，他们便敦促她去处理而不去感受负面情感——她则
遵从了他们的要求。和他们不同：

　　而且我感觉你不介意看到它，你感觉自己没有被冒犯，你没有因为它的出现而大吃
一惊，你没有说"哎，芭芭拉，我不想看到它"……你想看到它，就像你在一直推动
我……而且把它展示给你是很安全的，因为…… 因为你努力去理解，你没有做出轻描淡
写的样子，所以我展示给你看没有问题。

　　她一生的伤痛都被浓缩在这几句话中。患者不要求完美——她非常知道足够好的效
能："当我打开门的时候，也许你不太了解正在发生什么，但是……"这已经很好了。通

过被接纳和感觉被理解，患者感觉自己被照顾到了：

我在展示给你看，所以我得到了你的理解，你了解我来自什么地方……我觉得这里有一个对我的情况的滋养性的理解……这就像……"我看到你从哪里来"……而且你在努力更好地理解我是谁，所以我允许你去看它……

还有什么比这个能更好地表达出患者的体验——感受到自己存在于他人的心中呢？

片段 4：化解致病性的孤独——真实自我的表露

治疗师邀请患者去具体地聚焦于她对治疗师的情感回应的体验：她在治疗师眼中所看到的东西，以及她由此产生的感受。

案例

治疗师：芭芭拉，你在告诉我……

患者：嗯，嗯。

治疗师：……成长的感觉是，虽然在某种程度上说这是你的旅程，但是在某种程度上说这是我们的旅程——我在那里，以某种方式和你一起。[通过明确予以的确认，加强亲密和贴近的感觉。]

患者：（流着泪点头）[确认的眼泪："拥有"的体验也让患者看到了过去的"不曾拥有"。]

治疗师：……啊，嗯。

患者：是啊，的确……我无法用语言来形容它，是的……就是那样，我不能用语言来形容，但是就像你刚才所说的那样，我们在一起经历这个过程。是的……基本上就是这样的感觉（很长的停顿）。[虽然患者已经说出了和治疗师一起经历的感受，但听到治疗师的反馈后，这个感觉又有了新的成分。]

治疗师：噢，那里有很多，那里有很多（停顿）。[确认已经做出的工作，然后再推进另一个阶段的工作，见第 10 章]。因为我也在好奇，我曾告诉过你我的感受（指之前的互动，而非此时此刻）……但是我好奇你看到了什么……在你对我说出以后，你在我的脸上看到了什么，又在我的眼睛里看到了什么？[鼓励患者关注她自己那一部分的相互观察，针对治疗师的非言语的肢体回应，并把她的体验性的观察付诸语言，见第 10 章；鼓励患者对接收性体验进行言语表达。]

患者：（认真地看着治疗师的脸，就像一个婴儿端详母亲的脸）噢，就好像你理解我从哪里来，而且你好像就在那里，就像我们在一起旅行，所以……我感觉那里有一个联结——对，我感觉就像有一个联结，有一份理解……还有……关心……你真的感受到了我从哪里来，也就是我的本原，而且……嗯，你知道……我感觉到某种程度上的……信任的感觉……因为老实说，你的脸，就好像每次我和你说什么的时候，你都真的感受到了（笑起来，把脸皱起来，模仿治疗师的表情）……这让我觉得，当我告诉你那些事情的时候，你真的能很好地理解我的反应——你脸上几乎出现了痛苦的表情……

治疗师：噢，是的……

患者：（打断，笑着）我不知道你是不是就是这个样子的，但是你看起来真的很痛苦啊……

治疗师：你说的有的事情的确是很让人痛苦的（痛苦的语调），而且……我很好奇的是……你的感受是什么样的——我的意思是，你对（你的）痛苦有非常好的接触。你以一种非常困难的、非常痛苦的、几乎让人无法承受的方式去感受……然后你看到我的反应，看到一个也为它感到非常痛苦的反应。［探索患者对治疗师共情地镜映她的痛苦情感的体验，见第 10 章。］

患者：尽管这有点怪，但这让我觉得有一个人理解我（轻快的语调，开放的笑容），所以我不用沉溺在里面。［分担情感的痛苦，并认可这个分担转化了这份痛苦，见第 7 章。］

治疗师：嗯嗯（配合患者的情绪，声音中带着笑意）。

患者：那就像一种宽慰，在我想到这个世界上有一个人理解我的反应时……那种感觉很好（声音中带着能量，情绪更加明亮）。所以，我可以把它［即那份痛苦］放进盒子里面一会儿。在这个世界上，我不会再觉得自己很孤单，因为还有一个人也关注着它，所以我不是孤身一人。在我发现我有这种感觉后，我把这种体验告诉了我的朋友。这说来有些古怪，但是上一次我们见面的时候，我真的很开心……［和另一个人分担情感的痛苦会深化这个体验，然后转化它；宽慰和愉悦开始和这种联结的体验相联系，哪怕此时联结的体验是与分担黑暗、痛苦的感受相联系的，见第 8 章。］因为那就像说，"噢，有一个人知道，我无须一直去隐藏它，有一个人在某个地方知道这个痛苦"（宽慰地吐气）。而且，我可以往前走……我可以非常真实地和你相处，这真好啊！我不需要做任何我不想做的事。我可以做我自己，这真好啊！我可以做我自己！我在工作的时候可不是我自己，我的意思是，我是自己，同时又不是，你懂我的意思吗？

治疗师：我懂你的意思。

患者：我可以做我自己，这让我感觉……让我感觉就像我跟别人展示自己私人的一面，这让我感觉轻松一些（深吸一口气），我甚至能呼吸得更舒服……[状态转化的情感标记；宽慰，感觉轻松，见第 8 章]。我觉得，这整个过程就像一种宣泄——或随便怎么称呼它都行。总之，我感觉好多了，因为有另外一个人看到了。这样一来，我就不再感到孤单。而且，在某种程度上说，这是一种很好的感受。

当患者说现在有另一个人见证了她的痛苦时，她至少可以暂时地把这些痛苦放在一边（"那种感觉很好。所以，我可以把它放进盒子里面一会儿。在这个世界上，我不会再觉得自己很孤单，因为还有一个人也关注着它，所以我不是孤身一人。"）。这里面的含义是，她之前需要守住自己的痛苦，因为她所体验的自我中有很大一部分正是这份痛苦。在这份痛苦得到见证（即通过在一个他人的情感现实中存在而获得现实感的过程）之前，如果她放开了这份痛苦，就等同于与一部分的自己失去了接触。一旦她的痛苦得到了见证和他人的理解，这份痛苦就会获得现实感，并得到了认同；她也无须再像抓住护身符那样守住这份痛苦了。

小结

以上的临床治疗节选是一个体验工作和反思工作一波波交替进行的例子。早期的体验工作通过镜映患者的情感经历绕过防御，由此深化患者对她极其痛苦的情感的体验。治疗师的共鸣深化了患者对自己痛苦的体验；在这个工作过程中，她能够对他人展示自己的真实历程，而不只是随便说说。这个体验的深度能让她到达谷底，在那里，由于痛苦情感伴随的孤独感受几乎达到了她无法忍受的程度，因此她产生了自杀的想法。患者和治疗师深深地联结着，患者的情绪状态取决于她当时具体体验的内容，双方关系的亲密在患者的开放态度中得到了佐证——不过，患者并没有直接认识到这一点。如果不是得到直接的聚焦，那么她很可能还会浸透在这次会面时描述的黑色的、空洞的隔离感中，并带着这样的感受离开，且无法从她经历的关系历程中得到体验性的收获。

这个反思的工作把她的体验焦点从"你的感受是什么"和"你如何体验你的痛苦、你的孤独"，转到了"你把你的痛苦和孤独和我分享，对于你是怎么样的"，相当于调换了前景和背景。患者被邀请去反思她的体验中一个内隐的部分，然后把她反思的光柱打到这里：一旦处于聚光灯下，治疗师和患者就会在体验和反思工作中来回切换，并保持着双方关系的联结。

片段 2 开始后不到 20 分钟，患者呼吸顺畅了，感觉轻快了，并且充满生命力地去向他人展示她的隐私的自我——这和那个黑色、空洞、带着自杀阴影的感受有着天壤之别。

The Transforming Power
of Affect

A Model for Accelerated

Change

第二部分

临床应用

第 6 章

结构性工具：三个代表性的图式

　　为了促进情感体验，治疗师不仅需要快速识别防御、焦虑和重复的关系模式，还需要能在真诚的关系建立中识别真诚的情绪（无论它是多么稍纵即逝），以及萌芽中的尝试（无论它是多么踌躇）。AEDP 的技术依赖于准确的、时时刻刻的对临床材料的评估。由防御而驱动的现象所需要的干预，与由渴望建立接触而驱动的现象所需要的干预，是有区别的。治疗师需要借助工具来更容易、更快速地完成这种评估。在评估过程中，基本的精神动力学结构的图式表述是必不可少的。当概念框架被图式化时（即只剩下最基本的要素），它就变得更容易被使用、讲授和学习。

　　冲突三角（triangle of conflict）和个人三角（triangle of person；在这里，我们将其重新命名为"比较三角"）这两种图式，已经帮助体验性的短程动力心理治疗师开展了时时刻刻、精神动力学取向的功能分析。这些图式最初是由伊泽瑞尔（Ezriel，1952）和曼宁吉尔（Menninger，1958）分别提出的，之后在马伦（1976，1979）的研究中得到发展和阐述，如今已成为短程动力心理治疗许多理论的基础（Crits-Cristoph & Barber，1991；Messer & Warren，1995），并且对于在短时间内想要尝试深度的动力学工作的治疗师来说也是必不可少的。在改变的情感模式中，还介绍了第三种图式——自我 – 他人 – 情绪三角（self–other–emotion triangle），它代表了任何情绪发生时所处的关系 – 情感背景。

　　冲突三角、比较三角、自我 – 他人 – 情绪三角都能帮助治疗师在功能上对临床材料进行分类，为治疗师的倾听提供一个结构性的指导，从而评估干预的影响并选择下一步干预。无论何时组织大量的材料，这些结构都会促进对情感和关系体验的准确的追踪，能让治疗师在错综复杂的各种临床可能性中开辟一条干预之路。在这些结构中来回地共振，会让治疗师对患者的动力学和在这个世界中的生存方式产生深刻的理解，即从内心（冲突三

角 ）、从关系（自我 – 他人 – 情绪三角 ），以及从历史性（比较三角 ）的角度去理解。

冲突三角

　　冲突三角依然是体验性 / 精神动力学治疗师的主要工具。有了它，我们就能放大和探索患者情感体验的时时刻刻的结构，这个结构是发生在一种关系矩阵中的（是以自 – 他人 – 情绪三角为代表的，讨论见后 ）。

　　我们假定一个充满情感的情景触发了患者强烈的情绪反应。再假定这些反应反复地伴随着来自患者生活中的重要人物的消极反应，这些反应反过来又引发了患者的消极情感（比如，焦虑和羞耻 ）。随着时间的流逝，患者会本能地得出这样的结论：任何的情绪激动（比如，核心情感体验 ）都会自动地引发焦虑或羞耻（比如，信号情感 ），这会成为建立保护性策略（比如，防御，其作用是确保过去发生的事情不会再次发生 ）的推动力。根据在核心情感体验、它们产生的信号情感以及用来回避引发焦虑的刺激的防御机制三者中产生的反馈回路，冲突三角描绘了情感体验的内在心理结构（见图 6–1 ）。

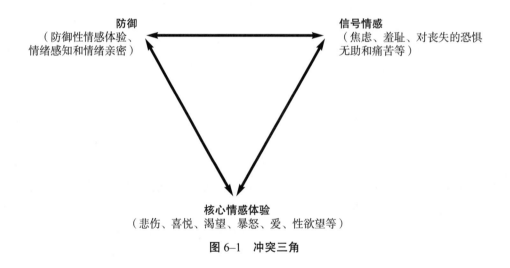

图 6–1　冲突三角

　　遗憾的是，尽管有最好的适应性意图（Pao，1979 ），但个体长期对防御的依赖会引起麻烦。回避的情感体验总是会被一些人际情景激活，这些人际情景会令人联想到过去这些产生情感体验的情景。个体无法处理它们，因为它们的力量和强度在不断地增强。它们引起的威胁会引起个体进一步的焦虑，这反过来又会强化旨在保持现状的防御。个体不断增加的对防御机制的依赖，以及对自发的情绪反应的回避，最终会妨碍其心理成长和发展。不仅如此，防御和回避的模式还会产生它们自身的痛苦的情绪后果[1]。与某些轴 I 障碍相关的症状（比如，抑郁症、焦虑障碍、解离障碍）和生活中的与性格障碍相关的问题都是适应性努力失败的临床表现（见图 6–2）。

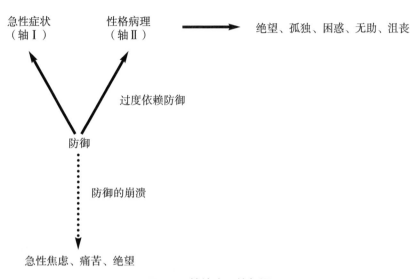

图 6–2　精神病理的起源

对于芭芭拉（第 5 章中讨论过的患者）来说，在情绪上不关心她的照料者的反应使她产生了极大的痛苦。因此，害怕再次受到伤害（信号情感）导致她在与他人互动时建立起一堵墙（防御），从而保留了脆弱的自我感（核心情感体验）。这堵墙使她产生以非常痛苦的绝望、孤独和慢性抑郁为特征的情绪隔离（防御的结果）。

我们可以借助冲突三角理解内在体验的动力学结构。位于冲突三角左侧顶端的防御，在临床表现中体现为适应不良的解决方案，尽管它有着最好的适应性意图。位于冲突三角底部的核心情感体验，包含着最佳情绪功能的潜力，等待着"恰当的条件"被激活。对于大多数人来说，这种潜力有时能被挖掘出来，尽管只是部分的或短暂的。

重要的是，我们的图式能够捕捉健康的和病理性反应的动力学结构。接下来，我们将讨论冲突三角的两个版本——防御性反应三角（triangle of defensive response）和表达性反应三角（triangle of expressive response），它们分别描绘了个体最差和最好的功能的结构。

---

[1]　比如，如果个体借饮酒作为防御和回避的工具，那么酒精本身会产生第二重的伤害与痛苦的结果。换句话说，所有的防御和回避都会引发另一重的苦果作为副作用。——译者注

两种存在方式：防御性反应三角和表达性反应三角

> 这是我经常观察到的现象，但我并不理解。在一个人的内心可能存在着另一个人——一个完全成型的、慷慨的、值得信赖的人，除了偶尔的瞥见，他从不露面，因为他被一个堕落的、彻头彻尾的惯犯包围着。
>
> 彼得·侯格，《冰雪谜案》

　　心理功能在不同的关系环境中是完全不同的：恰当的、安全的情景与被体验为威胁性的情景会引发不同的存在方式（Mitchell，1993）。保守的和由恐惧驱动的功能模式，体现在弗洛伊德（1923）所命名的"强迫性重复"（repetition compulsion）中；敢于冒险和由希望驱动的功能模式，由修复或矫正性情感体验（corrective emotional experience）的驱力提供动力（Alexander&French，1946；Beebe&lachmann，1994；Emde，1981；Fosha，1995；Tronick，1989；Winnicott，1960）。我们在不同的时间点上都会以这两种模式的某一种去行使功能。通常，精神病理障碍的存在使得个体更倾向于去感知危险，且不可避免地重复有害的过去的模式，而不太倾向于去体验安全和新的场景的可能性。复原力能起到与之相反的效果——提高了环境被体验为威胁性的阈值。个体具有充满活力的、有复原力的自我的标志之一是，个体有能力创造有益于自身成长的环境，并能充分利似乎不受富有活力的尝试影响的环境。

　　由于不同的情绪环境能激活不同的体验模式，因此个体对一个特定的关系环境的占主导的体验会激活两种可能的冲突三角结构（防御性反应三角和表达性反应三角）中的任何一种。

　　在被感知为存在潜在危险的情景中，患者会率先调动自身的防御。防御性反应三角概括了令病理持久的模式——由恐惧驱动的结构特征（见图 6–3a）。这种图式代表了个体因与情感胜任力受损的照料者在一起的经验而引发的功能状况，使得个体在面对压倒性的情感时，心理上是孤独的。在这样的情况下，个体难以在感受和应对的同时还保持人际联结。

　　当个体将某种情景感知为潜在地促发情感时，他会更直接地出现情绪反应。表达性反应三角代表了由希望所驱动的结构，个体会加入谨慎的信任，其情绪反应也更为明显（见图 6–3b）。这个图式更具有流动性：虽然焦虑和防御仍然存在，但它们不那么显著，也不那么根深蒂固。表达性反应三角描述的功能反映了行动中的情感胜任力：它图式化了感受和应对的同时保持人际联结，其根源在于与情感上胜任的照料者的关系，照料者在面对关系不协调时既启动了也回应了修复性的努力。

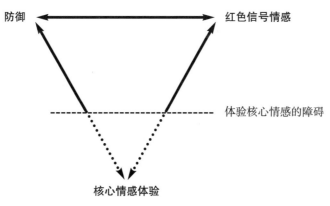

图 6-3a　防御性反应三角（防御驱动的功能）

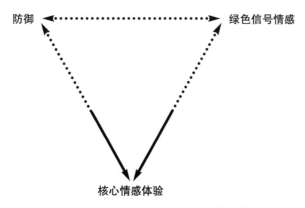

图 6-3b　表达性反应三角（功能的情感模式）

　　治疗关系在决定治疗中普遍存在的情感过程的性质上起着重要的作用。情感和依恋以协同的方式结合在一起：依恋的一个主要的功能是缓解焦虑，而焦虑缓解（以及随之而来的防御需要的降低）正是释放情感的转化力量所需要的。通过促进使患者感到安全的治疗关系，核心情感可以被推入对患者的即刻的治疗工作中。精神生活有如我们站在跷跷板的两端，我们需要在自我表达和自我保护之间保持平衡：关系环境（比如，治疗性环境）有没有使平衡向焦虑倾斜，导致我们必须引入防御机制（防御性反应三角），以保持我们在这个世界上精神的完整性、维持依恋和功能？或者，环境有没有使平衡向占主导的安全感（这种安全感是最佳自体功能的基础）倾斜（表达性反应三角）？

　　从刚开始与患者接触的那一刻起，AEDP 治疗师的目的就是促进患者最好地发挥表达性反应三角所代表的功能。成长、联结和感受真实的渴望会开始驱动体验，使心理疗愈的能力加入进来。相应地，这又能有助于患者重现过去那些促进情感（即让自己感到被抱持、被接纳及被明白）的关系。

冲突三角的两个版本体现了患者在治疗关系中的不同的体验，这需要治疗师采取截然不同的治疗回应和干预（我会在讨论技术的章节中做详细的探讨）。如果患者根据防御性反应三角形对临床材料产生了最佳理解，就表明患者在治疗关系中会感到不安全，治疗师需要使用那些针对安全感的缺乏、降低阻抗、减少焦虑的干预；必须考虑互动性错误需要互动性修复的可能性（Tronick，1989；Gianino & Tronick，1988）。如果患者根据表达性反应三角对临床材料产生了最佳理解，就表明患者在治疗关系中会感到安全，觉得自己被理解、被支持，感觉自己是好的、强大的、有能力的、清晰的——这是可以进行深入的情感工作的绿色信号灯。

核心情感、信号情感和防御之间的结构性关系，对冲突三角的两个版本均适用。不同之处在于，总的推动力是指向最大化的自我保护还是指向自我表达和交流——这就是情绪环境的质的影响被感受到的地方。

▼ 在防御性反应三角（见图 6–3a）中，患者从需要保护自己的位置运作，同时存在着对与治疗师亲密和亲近以及对自我表达的阻抗；患者对互动性修复的可能性以及对另一个人的修复性努力的回应都缺乏信心。正如此图所阐述的，有一种障碍阻断了对个体核心情感的触及；功能（图中实线所示）是由防御所驱动的。

▼ 在表达性反应三角（见图 6–3b）中，患者对与治疗师的亲密和亲近以及对个人体验的探索的阻抗明显减少；这里激励的因素是一种对自我表达和恰当的接触的愿望。在这下面，是患者所产生的"互动是具有修复性的"的感觉，以及"（他自己）在带来这种修复中是有效的"的感觉（Tronick，1989，p. 117）。注意，在此图中，三角的顶端和底部之间是没有阻碍的，即功能是受表达性和交流性努力所驱动的（图中三角底部的实线所示）。

▽　举例

在进入治疗时，克拉克对他的父母的看法是非常理想化的，宣称他有一个田园诗般的童年，他目前的困难——他感到与妻子的关系瘫痪了——肯定有其他的根源。在他接受治疗的过程中，克拉克梦到"地狱天使"（Hell's Angels）[①]

---

① "地狱天使"是一个被美国司法部视为有组织犯罪集团的摩托车帮会。——译者注

正在破坏他童年时的家。在讨论这个梦时，他谈到了这个治疗如何粉碎了他的幻想，以及他对治疗师是多么的愤怒。在这个案例中，表达性反应三角的现象，反映在这个案例中的患者能够公开并直接地表达他的负面感受上。这界定了积极性的治疗体验。当患者感到安全时，他可以自由公开地探索负面的感受，这是他在他的家庭里从未感觉到这是可以做的事情。

冲突三角的类别

在不同类别的冲突三角中呈现了什么样的体验？它们是如何发展的？它们之间的关系是怎样的？根据运行中的三角的版本，这些类别有什么性质上的差异？这些差异以动力性的顺序呈现在图 6–4 和图 6–5 中，我们将借助第 5 章中患者芭芭拉的案例进行说明。

核心情感体验（原发性情感反应）
（悲伤、喜悦、暴怒、爱、性欲望、对亲密和亲近的体验、依恋的努力、"真实自我"状态、脆弱、情感共鸣的调谐状态、放松的核心状态、开放，以及对自己主观真实的清晰感）

↓

消极的接纳性体验
（感到被讨厌、忽视、批评和抛弃；体验到自己和自己的情感是鄙视、不适、厌恶和痛苦的对象）

↓

厌恶性情感（继发性情感反应）
（恐惧、羞耻、情绪性痛苦、孤独感，原发性抑郁性反应：无助、无望和绝望）

↓

红色信号情感
［焦虑、羞耻、（对于失去、无助、失去爱的）恐惧、情感厌恶、疼痛恐惧症］

↓

防御
（正式的防御、策略性防御、非言语性的防御、防御性情感）

↓

防御性反应功能三角的结果
（症状形成：恐惧症、抑郁症、惊恐发作等。性格病理：感受但无法处理、处理但无法感受。隔离、依赖、缺陷感、抑郁和绝望）

图 6–4　导致防御性反应三角的体验类别的动力性顺序

核心情感体验（原发性情感反应）
（悲伤、喜悦、暴怒、爱、性欲望、对亲密和亲近的体验、依恋的努力、"真实自我"状态、脆弱、情感共鸣的调谐状态、放松的核心状态、开放，以及对自己主观真实的清晰感）

↓

积极的接纳性体验
（感到被抱持、理解、欣赏、支持、爱、鼓励和帮助；体验到自己和他人的情感是可被接纳的、受欢迎的、有回应的）

↓

促进性情感（继发性情感反应）
（感到安全、信任和调谐的状态，亲密和亲近，好奇和兴奋）

↓

绿色信号情感
（希望、期待着愉快的结果、好奇、兴奋、信任、自信）

↓

温和的防御
（应对策略；社交的方式；可以绕过的防御）

↓

表达性反应功能三角的结果
（情感胜任力、复原力、感受并应对的能力、推迟的能力）

图 6-5 导致表达性反应三角的体验类别的动力性顺序

核心情感体验

核心情感体验位于冲突三角的底部，在两个版本中是相同的：它们是自然的、适应性的情绪反应，在没有焦虑和防御时能被直接体验到（第 7 章将进一步讨论什么是核心情感、什么不是核心情感）。悲伤或喜悦或愤怒，或一种放松和开放的状态（比如，核心状态，详见第 7 章），在性质上是适应性的；它们反映了个体的一种固有的想要表达和交流的动机。一个有复原力的自我感和促进情感的他人的存在，能将核心情感适应性潜能被实现的可能性最大化。

在核心情感和信号情感之间：继发性情感反应

个体核心情感的表达会引起另一个人的回应，这反过来又产生了第二波的情感，即继发性情感反应（secondary affective reaction）。厌恶性的继发性情感反应（厌恶性情感）产生自对核心情感的消极反应的反应；促进性的继发性情感反应（促进性情感）产生自对核心情感的积极反应的反应。这些体验对塑造病理或精神健康的相对主导性至关重要，决定了功能主要是由防御性的还是表达性的目的所驱动。

厌恶性情感和防御性反应三角

对个体的情绪表达的回应，要么是不足的（互动中无意的错误），要么是嘲笑的、惩罚性的或贬低性的（互动中有意的错误），引起令个体痛苦的、无法承受的厌恶性情感（见图 6-4）的情绪表达是与情绪痛苦联系在一起的。厌恶性情感包括恐惧、羞耻、情绪痛苦、孤独，以及原发性抑郁反应（Joffe & Sandler，1965）——无助、无望和绝望。比如，羞耻是一种典型的厌恶性情感，在发展性病理学中起着非常重要的作用。对于芭芭拉来说，她真实自我（核心情感体验）的表达导致她父母的忽略和拒绝（负面的接收性体验）反过来引起了她的情绪痛苦（厌恶性情感）。

促进性情感和表达性反应三角

如果个体对自身的情绪是接纳的和支持性的，其情绪表达就会引发促进性情感——鼓励情绪回应的积极的继发性情感反应（见图 6-5）。积极的接纳性体验（比如，个体感到自己被抱持、爱、理解和支持）会引起促进性情感。这些情感包括喜悦、宽慰、希望和信任、亲密的感受、力量和真实；它们会激励进一步的体验、表达和交流。促进性情感会引发交流中必要的安全感，以及允许个体去感受的绿色信号情感：芭芭拉对治疗师强烈地希望分享她所有的感受（好的和坏的）的体验，让她感到"宽慰"和"信任"，这是对最佳发展的整体要求。

信号情感

信号情感反映了个体对情绪环境的解读，个体在这种环境中会预期自我表达的可能性结果。最初完全是继发性的情感反应（羞耻、痛苦、无助、恐惧，或相反的——希望、兴奋、感激、信任等），最终只会被个体部分或最低限度地体验到，但足以发出心理威胁（红色信号情感）或安全（绿色信号情感）的信号。内藏于焦虑或希望等的信号情感是一种评估过程，被称作"认知的聚焦情绪的应对过程"（Lazarus，1991，p.285）。

红色信号情感

生活在不足够好的情绪环境中会使个体在核心情感体验和灾难性后果（比如，厌恶性情感）之间建立起一种联系，这会让个体对环境体验为不安全的阈值降低了，充满情绪的情景更容易触发红色信号情感。红色信号情感传递了与厌恶性情感同样的信息，但个体不用体验完全的精神痛苦——因为只是小剂量地体验，所以这会起到信号的作用。

焦虑标志着对危险的预期（Freud，1926），是一种主要的红色信号情感。焦虑可以由任何厌恶性情感引发。个体害怕体验到这些情感（对感到羞耻、无助、孤独、痛苦或恐惧的害怕），以及对感受的一种整体的恐惧 [一种情感恐惧症（Perls，1969）]，激发了对威胁会触发这些情感体验的防御性排除（Brenner，1974；Jacobson，1994，p.20；Sandler&Joffe，1965）。焦虑驱动行为的力量是精神动力学对所有的关于精神病理的理解的核心（Wachtel，1993）。

羞耻是另一个主要的红色信号情感。汤姆金斯（1993）和内桑杰（Nathanson，1992，1996）指出，尽管羞耻本身是一种强有力的感受，但它还起到了"辅助情感系统"的功能。羞耻感通过"使人的脖子失去张力、会低头，还会让人转移视线和脸红，打断了放大刚刚产生的对美好场景的兴趣和享受"（Nathanson，1996，p.11）。愉快的体验会让个体开放和没有防御。在这种毫无防备的脆弱状态下，来自另一个人的消极反应会越发令人震惊和羞辱。随着时间的推移，个体学会了远离任何会引发另一个人愤怒和谴责的东西——这反过来又引发了羞耻；其结果是限制个体的活力。当个体感到他最好的东西（比如，他的爱）引起他人的拒绝和破坏时，会给他的精神带来损害（Ferenczi，1933；Suttie，1935；Guntrip，1961，1969）。

情绪痛苦以及原发性抑郁反应也都有红色信号的方面。约菲和桑德勒（Joffe&Sandler，1965）假设，一般意义上的情绪痛苦，尤其是原发性抑郁反应，都有非同一般的引发各种防御的驱动力量，以免个体被感到绝望的痛苦淹没。痛苦就像焦虑一样，可以被限制为一种信号或一种警告功能（Sandler & Joffe，1965；Jacobson，1994）。

绿色信号情感

通过回应满足一个人的需要以及随后在感受和应对上的成功会引发促进性情感，这反过来又会让个体产生绿色信号情感，鼓励更开放和更少防御的体验。

希望是一个最重要的绿色信号情感：它向体验发出了开放的信号，愿意冒险，还有并不一定要控制住的内在活力。安全感和快乐感、对他人的信任，以及对自己的信心都有信号的功能，就像好奇一样，在具备安全的条件时，这是个体想要去探索的标志。成功的探索有助于激发个体的热情、效力和自豪感（Emde，1983，1988；Kissen，1995；White，1959，1960），也影响了个体对未来风险的承担。

防御

设置防御机制，旨在防止个体的心理混乱并帮助个体恢复安全的体验。防御是通过阻断情感体验来起作用的，它使个体既不会感受到那些令自己恐惧的核心体验，又不会感受到那些在信号功能失败以后全面展开的令自己厌恶的情感体验。它包括：正式的防御，比如情感隔离、投射和否认；策略性防御，比如含糊不清和礼貌性的言语表达方式；非言语防御（nonverbal defenses），比如回避目光接触；以及防御性情感（defensive affects），个体在这种状态下会以一种情感做主导，以便不去感受另一种情感，借此规避使得自己感觉更痛苦的情感。

防御代表了一种选择——以牺牲精神生活的某个领域为代价来保护另一个领域，比如，在来自环境的反应失败的情况下，以及当自我的需要和关系中的需要发生冲突的时候。举两个例子。一名患者的防御表现在她不断地关注自己的不足，否认自己有相当强的力量；如果承认自己的独立性和胜任力，就意味着她会冒着失去他人的危险，放弃终有一天她会被关爱的希望。对于另一名患者来说，他表面的关系（防御）对他缓解严重的孤独感丝毫没有帮助，与一位重要的他人坦诚地建立关系则意味着他要冒着失去自尊和自我的危险（比如，他人可能会蔑视、拒绝他，认为他不够男人；他会不知道自己是谁）。

为了尽可能减少他人对自我的消极回应的影响（Bowlby，1973；A. Freud，1937），防御可以通过以下方式达到这个目的：

▼ 在内心中阻断情感体验；
▼ 在感知上阻断对引发情绪反应的现实状况的充分觉察；
▼ 在关系上将人际现实转化为对亲密和亲近的防御。

比如，在引发愤怒的情景中，像反向形成这样的正式防御可以被调动起来转化愤怒；个体也可以通过与情绪保持距离来防御，通过撤退来尽量减少被触发愤怒的可能性。正如前面讨论过的，这些排除性的策略都源自个体保存依恋关系的努力，反映了对保持亲密的策略的内化。

防御机制在短期内是适应性的，但长期依赖就会限制个体的体验和功能，最终导致出现症状和"生活中的主要问题"（Sullivan，1953，1956）。通过防御性排除（Bowlby，1973，1991）或选择性忽视（Sullivan，1953）来限制体验。防御限制了学习，因此也限制了个体的成长和发展。这样一来，个体的某些体验领域永远都不会被扩大，从而失去了在这些领域界定技能和回应的机会。比如，童年抑郁症的毁灭性后果之一是令这个孩子与同龄人隔离，严重地妨碍了他的社交技能的发展。

严重人际障碍引发的孤独或对愤怒的防御性排除导致的脆弱感和恐惧感，都是个体因长期依赖防御机制而引发的情感体验的例子。许多人寻求治疗的抑郁、沮丧、困惑和绝望，都是以防御占主导的生活的情绪副产品，或防御崩溃导致的"解体产物"（Kohut，1984）。注意，这些既不是核心情感，也不是继发性情感反应；尽管这些体验对患者来说是真实的，但它们既不是转化性的，也不是适应性的。

当防御性努力被击溃时，个体便无法简单地应对在很大程度上处于觉察之外运作的信号体验；相反，个体会被焦虑、恐惧、羞耻、无助、无望和绝望淹没。它们也不再只是信号，而是成为成熟的厌恶性反应，证实了个体对一旦感受其后果之后最严重的恐惧。许多患者与情绪相关的失控，并不是被其直接体验到的核心情感的一部分；未加调节的、失控的感受来自核心情感与羞耻或焦虑或内疚的混合。如果个体获得足够的支持，就不太会感到无法忍受自己的核心情感；疗愈的种子已包含其中。只有当核心情感变得和焦虑或羞耻体验不可避免地联系在一起时，它才会变得让人无法忍受并压垮人的自我；这种结合再加上它失控的性质，就是灾难性的。

软防御

仅仅通过强调情感或放松焦虑就可以绕过软防御；这是表达性反应三角的领域。促进情感的环境可以将看似根深蒂固的机制转化为不那么可怕的障碍。软防御是"一种社交方式，它是有适应性的"（Winnicott，1960，p.150），就像在环境的要求下推迟情感反应和让自己准备战斗的能力，当安全感恢复时，个体就可以放松了。

尽管这里的重点是原发性和继发性情感反应之间的联系，但并不只是核心情感引发了个体启动防御机制的信号情感：个体精神功能的任何方面都可以引起对方的强烈的情感反应。继发性情感反应能够（而且确实会）和自我以及自我体验（比如，智力、性、才能、脆弱性、抱负、躯体或心理特征、人格特征）的任何方面建立联系，并决定这些方面的命运。

防御性反应三角对不安全依恋的应用

让我们考虑回避型依恋。假定一个孩子对与照料者分离的反应是悲伤和愤怒（核心情感体验）。在重新团聚后，照料者忽略了孩子的情绪，这让他感到自己被拒绝（Main，1995）。拒绝（消极的接纳性情感体验）引起了恐惧、痛苦和羞耻（厌恶性情感），以及更多的悲伤和愤怒。如果这种情绪痛苦以及无法获得与另一个人更亲近感受的循环不断地被重复，这个孩子就会放弃任何表达消极情感作为修复努力的希望（Tronick，1989）；相反，他开始专注于处理自己的消极情感，并学会了防御。一个情绪痛苦（红色信号情感）的迹象就足以触发防御。对于回避型的孩子来说，他们会将与依恋相关的情绪反应与引发关系性防御的红色信号情感建立起联系；他们依赖于忽略所有重要依恋关系的价值的防御。久而久之，他们就变成了去应对而不是去感受。这是对芭芭拉治疗前的动力结构的完美概括。

然而，先占性的个体的情绪状态常常被错误地理解为核心情感；它是焦虑和退行反应的产物，与核心情感差距较大——核心情感是个体与他人协调一致的且会释放适应性的行动倾向。先占性的依恋方式是在这样的环境中发展出来的：情绪状态和黏附（即感受但不应对）最大化了个体与一个不可靠的依恋对象的情绪联系的可能性。退行性的防御方式（这种方式在成年人身上表现为过度强调自身的不足并无视他人的局限性）是建立在防御性地排除会威胁依恋联结的关系信息的基础上的：他人的不可靠是可怕的，并强化了情绪状态和黏附——否认他人的不可靠的各种防御。如果没有这些防御，且让个体清楚地意识到自己的情绪状况的现实，个体就不得不应对令人可怕的孤独感和脆弱感，以及愤怒和悲伤。先占的模式是一个情绪状态作为对真实情绪的防御的绝佳例子。

自我 – 他人 – 情绪三角

如果不理解情感体验所形成的关系矩阵，那么任何情感体验都不能被完全把握或理解。在冲突三角中被图式化的动力性的相联系的体验，发生在一个关系情境中，这种关系情境是通过充满情感的自我与他人的互动而构建的。

自我 – 他人 – 情绪三角（见图6-6）能够让我们描述关系动力学如何组织情感体验和形成情绪的环境。这个三角充分地体现了个体对一个情绪意义重大的事件的体验（通

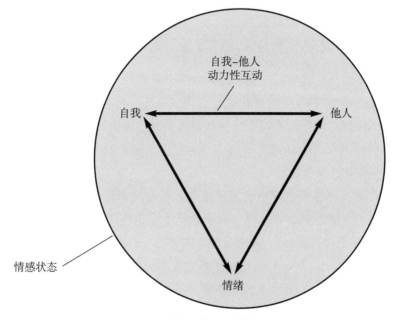

图6-6 自我 – 他人 – 情绪三角

过冲突三角被图式化了）是如何深深地植入自我－他人互动的矩阵中的，以及自我与他人的表征是如何动力性地相互联系的。自我和他人的互动提供了一系列被内化的动力学，会影响个体的心理结构，同时形成情感背景，强烈地影响着什么样的状态组合会被呈现出来（一种特定的自我－他人－情绪三角的体验总和的状态）。这些组合能够符合来自依恋研究的数据，这些数据表明了同一个孩子对于不同的照料者如何拥有不同的内在工作模式，在每种组合中，情绪都是以不同的方式被处理的。

自我－他人－情绪三角也反映了个体的关系和情感模式。类似的被结构化的时刻无数次地反复被泛化为情感关系模式，这种模式体现了个体在特定的二元关系中的体验。这些模式不仅描述了曾经的样子并塑造了互动的期望，还反过来塑造了个体的感知和行动。将这些体验联系起来形成一种单独的模式的是它们的情感的匹配：它们沿着类似的动机的、关系的、体验的路线被组织在一起。

虽然患者常常只是体验其自我－他人－情绪三角中的某一个方面，但填满整个关系矩阵很重要，特定的体验只是这个矩阵中的一个元素。比如，在一段关系破裂时，个体不仅需要处理对他人的丧失，还要处理与这个人相处方式的丧失，以及处理一种特定的成为自己的方式的丧失，所有的情绪都与那个结构有关。哪里有一个特定版本的自我，哪里就有一个特定版本的他人，以及它们之间的一种特定的动力性互动。哪里有互动，哪里就有相关的情绪以及处理它的特定的方式。每件事——自我、他人、二者之间的联系，以及相关的情绪——都是状态依赖性的、情境化的，以及动力相联系的。

▽ 防御性反应三角与表达性反应三角

当临床材料没有流动时（要么被卡住了，要么绕来绕去），患者会处于防御性反应三角（参见图 6–3a 和图 6–4）。防御似乎牢不可破，核心情感体验在很大程度上是无法触及的。患者对于开放地建立联结和深入地进行感受存在着阻抗。高风险的情绪状况只会加强患者防御性的努力，这反过来又会打乱情感协调和相互状态协作的二元过程。

相比之下，当临床材料比较容易流动，且在向新的情绪深度推进前，患者只需要一些对他的恐惧的确认时，患者就处于表达性防御三角（参见图 6–3b 和图 6–5）。防御是"柔软的"，焦虑是相对可控的（Fosha，1995）。表达更多地充满了情感是自发的，且更多的是来自感受而非头脑。很重要的是，当诸如希望等绿色信号情感占上风时，焦虑、恐惧、羞耻或痛苦可能依然存在。不过，红色信号情感会被更强的绿色信号情感平衡，因此前者不会自动触发僵硬的防御。

这是情感胜任力起作用的另一个例证——厌恶的情感不会自动地触发防御。在此，反思性的自我功能显然也对复原力具有促进作用。比如，个体能够体验某些与深深地被照顾的渴望相联系的羞耻感，但这种羞耻感并不会自动地让他关闭自己。他想要关闭的冲动被一种感觉平衡，即推动和表达真实的感受会带来羞耻感的减轻（尽管可能不是彻底消除）。这是自信地对修复的期待的本质：积极的体验让患者知道，有觉察的情绪表达是克服恐惧和羞耻的最佳方式；抑制表达只会加重恐惧和羞耻。

安全的依恋（在联结的同时也在处理和感受）会导致表达性反应三角；而两种不安全的依恋类型［感受（同时困惑）但无法处理，或处理但无法感受］代表了防御性反应三角。

核心情感、信号情感和防御之间的功能和性质差别

在冒险和寻求我们渴望的东西与留心恐惧和谨慎行事之间，都时刻存在着拔河般的竞争。这种竞争的命运反映在个体时时刻刻的情感体验中，表现为因为希望或恐惧而导致的表达与防御之间的相对平衡。时时刻刻对核心情感、信号情感或防御这些临床材料的分类依据，是患者的交流所起的作用，及其所反映的动机。

情感（尽管不是核心情感）能够在冲突三角的全部角上起作用，因此可能具有欺骗性。

▼ **防御性情感**的存在使得个体无须去面对更苦恼和更可怕的感受，就像在退行性障碍中情绪状态起到防御作用那样（Davanloo，1986–1988）。比如，一名被傲慢的父亲羞辱的患者会防御性地使用愤怒，这样他就可以不去感受令人羞耻的对需要和孤独的体验了。

▼ **厌恶性情感**，比如，焦虑、羞耻、恐惧、羞辱和无助，能对情绪环境的性质发出警告，传递信息。

▼ **核心情感**具有深刻的表达性功能，具有巨大的转化的潜力。

基于我们是如何进化的，进而大脑是如何连接的因素，无论核心情感最初是多么令人痛苦，伴随着核心情感体验的表达则总是会令人得到缓解；而且，它们的体验变化方式是有限的（cf.Stern，1985）。厌恶性情感和防御性情感缺乏这两种特征：尽管悲痛减轻了，但退行性的哭泣可以没完没了；类似地，羞耻和羞辱不是有限的，无论以何种方式，对它们的体验也不会达到一个令人满意的状态。比如，愤怒既可以具有核心情感体验的功能，又可以起到防御悲痛和

脆弱的作用。对于前者，表达愤怒代表了一个重要的和直接的治疗性机会；对于后者，体验和表达愤怒则不太可能带来变化。防御性情感的表达在治疗上是重要的，主要因为它是通往被掩盖的感受的道路上的一个中转站；防御性表达本身并不能带来具有持续价值的治疗性结果。不过，理解和肯定这种情感反而能够允许患者放弃（至少是短暂地）防御性的依赖，并冒险承受更深刻的体验。

从患者的角度来看防御、信号和核心情感的体验性区别

患者对这些状态的差别的体验性了解至关重要，在疗愈过程中起着重要的作用：能够和它们保持协调是恢复对他的情感体验的掌握的第一步。

▼ 防御性交流很少或没有触及核心体验，会让人产生无聊感和无意义感——它们漫无目的。

▼ 来自表达性反应顶端的交流会感到在本质上是有意义的，尽管在路线上是带有干扰的。这种干扰就是焦虑和潜在的防御的困难；虽然它们可能是柔和的和可被处理的，但它们依然会抑制核心情感具有的治疗性作用。

▼ 在来自任何一种冲突三角的底部的交流中，路线都是非常清楚的。

一位患者曾表示，对她来说，触及核心情感的感觉就像是"发自肺腑地表达"。当她触及自己的核心情感时，不仅她交流的流动是清晰和自然的，还产生了一种内在宽广的躯体体验。当通过静止表达时，她则表示自己没有这种感觉。宽广伴随着清晰的自我感："我感到我是一个完整的人，而且我很清楚我在想什么。我不矛盾。"清晰和真实的自我存在（Bollas，1999）从核心情感这个"地方"流动出来。

▽　举例

奥利弗，一位有能力、有成就的患者，他最终拥有一种对自己有"两个头脑概念"的认知。有时他感觉自己是强大的、机智的，就像某个"有用的和优秀的"人；有时他则感觉自己是脆弱的，没有足够的能力去应对生活的挑战。在向他详细地阐述了与他的每种自我体验相关的自我－他人－情绪三角后，他越发清楚地意识到他容易体验到不胜任的、"担心不够好"的那个自己——要么是因为有一个"代表了美德"的严厉的、评判性的他人在场，要么是因为他压抑自己的愤怒。这样的他人可以追溯到令他焦虑得可怕的母亲，对她来说，他

肯定是"不够好的",永远都无法疗愈她的抑郁。在和其他人在一起时,人们欣赏他超凡的智慧和热情,他能够放松并做自己。在"不够好"的自我 – 他人 – 情绪三角中,自我是防御的结果(即紧张的以及缺乏使用自己在情绪上的资源的能力)。在"有用的和优秀的"自我 – 他人 – 情绪三角中,他更能触及他的真实的感受、更放松,因此也更智慧、更柔和。

自我 – 他人 – 情绪三角的类别

自我 – 他人 – 情绪三角的类别是根据参与互动的个体的"假定的主观视角"(Stern,1994,p.11)来概念化的(见图 6–6)。

自我

左上角是自我的表征,具有特定的感知、认知和体验的方面。这可以包括自我概念和行动中的自我的表征(作为动因的自我)、作为体验者的自我,或与他人的关系中的自我。

他人

右上角是他人的表征,是个体在他们特定的互动的环境中所感知和体验到的他人的表征。他人的表征也有感知、认知和体验的方面。他人的表征的一个重要的方面包括个体对自身的感受。自我关于他人对自己的感受和态度的注意与反应,构成了其接纳性情感体验的领域。

自我 – 他人的动力性互动

连接自我和他人的这条线代表了自我 – 他人的动力性互动,这是一种"与另外一个人相处的图式,它是对动力性的一系列事件的记忆"(Beebe,Jaffe,& Lachmann,1992,p.73)。自我 – 他人的动力性互动可以让我们探索在协调、失调和修复的过程中支配二元的时时刻刻中相互作用的动力学的规则:动力学是一种互惠的关系,还是一种支配性的关系?在什么情况下,其中的一方会起带头作用?其中一方是如何回应另一方的撤退或热情洋溢的?

情绪

三角的底部是伴随互动的情绪。注意,情绪与自我、他人,以及自我 – 他人的动力性互动这三个元素存在于同一层面：虽然情绪是自我体验的一个方面，但个体在体验上常常感觉它们是分开的，是独立于自我的；它们具有他者或分离的特质，使得它们呈现出独特的情感体验。斯佩扎诺（Spezzano，1993，p.214）曾经讨论过这个现象，他写道："情感的真相并不是我们找到的，而是它主动找到的我们。"

情感状态

如图 6–6，圆圈代表了情感状态，包含自我 – 他人 – 情绪三角。除了与它们的互动相联系的特定的情绪，自我与他人之间持续进行的对话也产生了一种情绪氛围——安全的或有威胁的，促进情感的或忍受情感的。它深刻地影响了个体对任何在情绪上重要的事件的体验，同时也被这些体验影响。正如凯尔斯壮（Kihlstrom，1987，p.1451）所指出的，"这些事件发生的环境的某些表征"一定是与体验和自我的心理表征相联系的。情感状态就是那种环境——一种情感的背景声音，其特征是一种特定的自我 – 他人 – 情绪三角的自我主观体验。促进最佳互动的情感状态会产生一种基本安全感的情绪微环境，被个体体验为幸福感。

▽   新生的二元现象和相互影响的转化模式

动力性互动过程本身具有塑造个人体验的力量。毕比、杰斐和拉赫曼（1992）提出，自我感、对他人的感觉，以及对自我和他人动力性互动的感觉都是"新生的二元现象"；它们无法仅凭单独一个人来解释。

最初被表征的并不是客体本身，而是一种客体关系——与对方行为相关的自我的行为，以及它们的二元调节模式。因此，婴儿所表征的是一种新生的二元现象，并不存在于任何单独的一方（Beebe, Jaffe, & Lachmann，1992，pp.73–74）。

要将个人的人格理解为它反映了个体的、其情绪上重要的他人的，以及他们的互动的贡献，这需要一个"相互影响大的转化模式"（Beebe, Lachmann, & Jaffe，1997）。这个概念强调了变化的双向性和双方在构建个体心理结构中的积极作用。尽管影响是相互的、转化性的，尽管双方都做出了贡献，但他们的贡献既不相同也不对等——照料者拥有更广泛和更灵活的资源，有更多的机会影响这个过程（Tronick，1989）。这个模式描述了转变的情感模式。我们关注的焦点并不仅仅在于患者的特性，还在于治疗师的贡献（其个人、态度和技巧），以及会影响过程和决定治疗结局的患者 – 治疗师的互动。

自我 – 他人 – 情绪三角类别的体验性质

任何二元情绪互动都有可能产生五种情感现象，它们都是新生的二元现象，都是二元建构的，包括：自我体验、关系体验、类型情绪、朝向和关于他人的感受，以及情感状态。这些情感现象是自我 – 他人 – 情感的基本类别的自我情感体验。在任何关系 – 情感事件中，这些情感现象都是共存的，都需要对它们进行探索、表达和反思。治疗师选择关注哪个方面取决于患者正在处理什么，以及接下来什么会自动出现，或者什么动力性地与患者的议题相关。任何一种体验类型的改变都足以让我们进入一个不同的自我 – 他人 – 情绪三角。

我们都曾有过这样的经历：前一分钟和一个人在一起时会感到自在和自信，下一分钟和另一个人在一起时则感到害羞和不舒服。根据它所产生的互动和情绪背景，我们对当下自己是谁的感觉，我们对他人的感觉，以及我们当时所体验的情绪可以也确实会发生变化。

就像冲突三角有两种基本结构一样，也有两种基本的自我 – 他人 – 情绪三角来捕捉最差自我和最佳自我功能：妥协的自我 – 歪曲的他人 – 受阻的情绪三角（compromised self–distorted other–blocked emotion triangle；见图 6–7a），以及有效的自我 – 现实的他人 – 核心情感三角（effective self–realistic other–core emotion triangle[①]；见图 6–7b）。在成功的治疗过程中，以后者为特征的功能状态占据主导地位，而由前者为特征的功能状态在频率和情绪显著性上则会减弱。

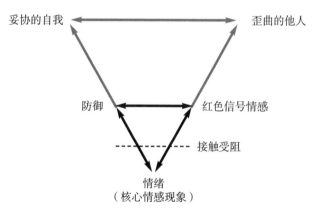

图 6–7a　最差自我

妥协的自我 – 歪曲的他人 – 受阻的情绪三角和防御反应三角

---

① 请注意，作者在此处的"核心情感"使用的英文为"core emotion"，而非"core affect"。为了方便读者的阅读和理解，我们将其都译为"核心情感"。正如作者在本书第 1 章交代过的，"core affect"和"core emotion"是可以互换的词。——译者注

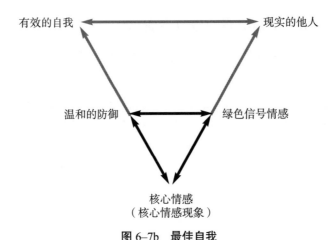

图 6–7b　最佳自我

有效的自我 – 现实的他人 – 核心情绪三角和表达性反应三角

▽　模式场景：叙述自我 – 他人 – 情绪三角

　　拉赫曼和利希滕贝格（Lichtenberg）关于模式场景（model scene）的结构处理的问题与那些在自我 – 他人 – 情绪三角中呈现的问题类似。模式场景是一些内在工作模式，情感在这些模式中是显著的，而且通过这些模式，"情感类似的体验的压缩……一个成年人的关系和动机的实质"被传递出来。拉赫曼和利希滕贝格（1992）指出："模式场景是对行为有显著影响的记忆结构。它们通过一个关键的情感情景的窗口来理解是什么激发了患者……通过将类似的充满情感的体验共同组合进入模式场景来实现心理上的放大。"（p.260）在治疗性工作中，模式场景让我们去"触及这些患者体验中至关重要的内在心理的触发因素和组织因素"（p.124）。

　　模式场景描述了自我 – 他人 – 情绪三角的图式；后者使得前者中所有内隐的因素都变得外显。这是我们寻求将我们工作立足于何处的一个具体的例子。这种类型的治疗性努力被马雷尔（Mahrer）称为"非常强烈的感受的场景"，且在这种场景中，"就在感受最强烈时的那个时刻"（p.260）。

冲突三角和自我－他人－情绪三角之间的关系

对自我和他人的体验与情感体验是如何组织的密切相关。后者又与自我和他人是如何被感知和体验的密切相关。要想理解情绪在不同的自我－他人－情绪三角中是如何被差异化处理的，就可以在每个自我－他人－情绪三角的底部（那里代表着情绪）想象一个冲突三角。

最差自我：妥协的自我－歪曲的他人－受阻的情绪三角和防御反应三角

在情绪功能是以防御性反应三角为特征的情况下，妥协的自我－歪曲的他人－受阻的情绪三角是常常会导致患者寻求治疗的功能的特征（见图 6–7a）。

个体的自我感在某种程度上是烦躁的、痛苦的或不胜任的；他人则以一种歪曲的、二维的方式被感知；自我－他人互动在最好的情况下充满了挫折和不满，在最坏的情况下，对自我和他人（或对两者）而言是压倒性的、痛苦的，在某种程度上是毁灭性的；几乎无法修复。这种结构是由患者习惯性地依赖对体验的防御引起的；还可以由一个批评性的、惩罚性的或羞辱性的他人引起。事实上，与这样的人的互动是引发个体产生这种情绪功能的首要原因。因为许多重要的资源被切断，个体对感受的阻断会助长其不胜任感，且个体感到自己没有能力处理情绪性的事件，这种不胜任感又会强化其防御性的依赖。

最佳自我：有效的自我－现实的他人－核心情感三角和表达性反应三角

有效的自我－现实的他人－核心情感三角与一种以表达性反应三角为特征的情绪功能类型相关（见图 6–7b）。

能够触及核心情感现象以及这种现象中存在的精神资源，个体会体验到自己是有效的，现实地体验他人以及他们之间的互动——积极的或厌恶的——至少是可控的或可能被修复的。治疗师的主动性（他对患者的修复努力的回应）在此起着非常重要的作用。

▽ 举例

在一次治疗的最后几分钟，被治疗师拒绝的体验让阿吉不知所措，在治疗间隔期无法见到治疗师时，她陷入了极度的情绪痛苦中。她将随之而来的痛苦和脆弱描述为"受不了了"，这让她甚至想要一死了之。她通过采取旧的防御机制让自己变得"麻木僵硬"以对抗痛苦，这样她才能保持正常功能。尽管她的防御切断了她与越发难以忍受的痛苦的联系，但她同时也切断了她与所有的活力来源的联系。结果是虽然她能保持正常功能，但她感到"与自己脱节"，麻木、易怒、"精疲力竭且毫无目的地忙碌"。她感到自己是脆弱和依赖的，而治疗师是自私和冷漠的。在下次治疗中，尽管阿吉感到被治疗师的反应羞辱了，但她还是决定告诉治疗师她的感受，治疗师也对此表示欢迎和鼓励。用阿吉的话来说，治疗师对她的反应是"完全欣然接受的"。治疗师再次为阿吉让自己了解她发生了什么表达了感谢，并从共情的角度重新表述了阿吉的体验；治疗师再次强调，她希望在阿吉需要她的时候能够在她身边。当她们继续交谈时，阿吉感到自己"活过来了"，这是她的防御放松的主观体验。通过使她免于孤独和自我惩罚的联结，她感到自己恢复了深层感受的能力。阿吉说道："我重新获得了一种'我是我自己'的感觉。"她还谈到了一种类似"管道修通了"的感受，即通过情感促进、肯定和与治疗师的爱的联结，她再次与自己的核心情感和根本自我建立了联结。

当 AEDP 工作进展良好时，会展现真实的自我 – 真实的他人 – 转化性情绪三角，且它产生于深刻的真实体验之后。也就是说，个体可以通过将他人体验为能深刻地理解的和充满爱的、自己是真挚的、情感环境是安全的，以及能够体验到内心深处的情感来实现。这些时刻是能够发生重大的治疗性改变的时刻，被拉赫曼和毕比（1996）称为"加强的治疗性时刻"（heightened therapeutic moments），被斯特恩及其同事（1998）称为"现在时刻"（now moments）。在这种状态下，个体以最佳的状态体验自己，并将他人体验为真实的。他们的互动的特征是开放和放松，以及慷慨和共情，有时甚至是一种坚决的诚实。这些时刻都是极好的治疗性的机会：通过这些体验，患者（通常也包括治疗师）处于自己过去无法触及的世界中。一旦发自内心地体验到，这些现象就可以被处理、被反思和被修通，直到它们成为患者更纯熟的技能的一部分（See Mahrer，1999，on the "new person."）。

以下是一位患者关于真实自我 – 真实他人 – 转化性情绪状态的描述：

在这种状态下，我以最不设防的、开放的、不受约束的、不受阻碍的、肯定的、流动的、有感受的、蓬勃的以及行动的状态与自己保持联结。我感觉自己像是摆脱了其他的存在方式。就像那些旧的存在方式松动了、消失了，它们在萎缩，而且也不易被激活了。我越来越多地把那些其他的存在方式看作歪曲的、不现实的，那并不是真实的我。

我们可以借助许多治疗策略来实现将力量的平衡从妥协的自我－歪曲的他人－受阻的情绪三角，转变为有效的自我－现实的他人－核心情感三角。随着对这些模式的觉察的增加，患者能了解到哪些情绪环境可能会促进其积极的自我体验，哪些可能会引发妥协的自我状态。不过，最有效的途径依然是越过防御和获得核心情感体验。一旦完成了这一点，自然的核心情感反应就会释放适应性的行动倾向，这必然会带来良好的自我体验。

截至目前，以上基本没有讨论治疗关系中的模式如何与患者生活中的其他关系模式相关联。在其他的关系中（如何有的话），这些动力结构——疗愈性的或病理性的——会不会起作用？这种治疗关系与其他关系有什么相似或不同之处？为了找到答案，我们必须考虑接下来要介绍的图式——比较三角。

比较三角

比较三角考察了三种转化性影响的来源之间的关系：当前的关系（current relationships，用"C"表示），时时刻刻的治疗性关系（moment-to-moment therapeutic relationship，用"T"表示），以及关系模式在其中得以形成的过去的关系（past relationships，用"P"表示）。因此，它跨越时间界限将三种自我－他人－情绪三角联系起来，每种都有根植于其中的冲突三角（见图 6-8）。无论是自我－他人－情绪三角，还是冲突三角，它们的任何构成要素（比如，防御策略的类型）或要素模式（比如，自我感和特定的情感状态）都可以在时间上或不同的关系范畴上被追踪到。

比如，曼恩和戈特曼（Mann & Goldman，1982，p.21）几乎只关注情绪的痛苦，"那些私下感受到的、很少用言语表达的、当下的和长期忍受的痛苦"，在主观体验上是跨越时间、持久不变的。他们认为情绪痛苦是"一种关于一个人现在如何感受自己，以及一直以来如何感受自我的重要的陈述"。通过考虑情感一致性的模式，将"过去、现在和将来"联系起来是可能的，"那是患者的个人的时间线和伴随记忆的情感……我们认识到患者在他的一生中一直在与什么做斗争，他如何试图去掌控它，以及他所遭受的无情的痛苦"（Mann & Goldman，1982，pp.23-24）。

这种图式在传统上被用来探索患者当前的建立关系的模式，包括与目前的他人和治疗师的关系中，他如何重复之前的致病模式。T-C-P 的联系是精神动力性工作的主要的、标志性的特征（Malan，1976，1979）。AEDP 对比较三角的使用更为全面；它不仅被用来探索情感的相似性，还被用来探索情感的差异点。焦点是放在重复的模式及在重复的模式之外的现象。一旦一个模式（尤其是在患者的困难中起着非常重要作用的模式）被

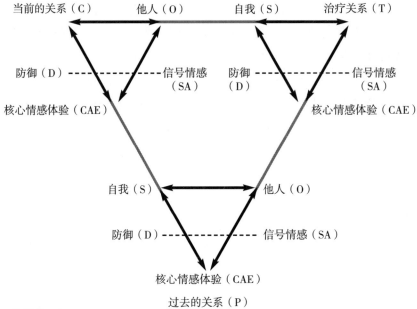

图 6-8　比较三角

比较三角与冲突三角和自我 – 他人 – 情绪三角的关系

识别出来，找出以完全相反的模式为特征的关系（如果有的话），与找出该模式所描述相似的关系（如果有的话）是同样重要的。此外，AEDP 的焦点不仅仅在于致病性的、对情感厌恶的关系模式；对肯定性的、对情感促进的关系模式的探索同样至关重要。充满着各种机会的治疗性关系，可以被视为一种建立在信任基础上的关系的生动的例子（Wachtel，1993）。患者与治疗师的良好的体验能促进个体对其他好的关系体验的记忆的恢复，这些体验之前要么长期被遗忘，要么被认为是无关紧要的。

就像其他两个表征图式一样，这里也有两个比较三角来捕捉两种存在方式——抑制情感的关系三角和促进情感的关系三角。即使工作主要聚焦在抑制情感的模式的重复中，事情足够好的可能性在患者的头脑中依然是一种强大的力量：一种积极的比较三角在那里，要么是等待被发现，要么是一种被实现的可能性。

AEDP 治疗师一开始的策略就是要立即行动，否定患者的致病性信念（Weiss, Sampson et al., 1986）：不是成为患者当前生活（C）和过去生活（P）中不足够好的他人，从而形成不足够好的他人、受阻的情感和妥协的自我这样的 T-C-P 联系，而是立即寻求启动比较三角的 T 的一角（比如，表达性反应三角，联系涉及足够好的他人和有效的自我之间互动的模式，有可能会触及核心情感）。具有一个自我 – 他人 – 情绪三角，以及它特定的冲突三角，在体验上拓展的行动就像一块磁铁：一旦那个图式被激活，就会"吸引"其他类似结构的图式。

患者与治疗师之间的肯定性的经验往往被体验和描述为"第一次"发生。看上去似乎只有情感促进的比较三角的 T 端的一角在运作。当患者能够将他美妙的新的 T 的经验运用到他的 C 的领域（这是他所生活的领域）中时，治疗就是成功的（Mahrer, 1999）。这项工作一开始似乎就是在鼓励患者在与治疗师的积极体验的基础上去发展新的 C，以填补新的比较三角的 C 端的一角。因此，积极的治疗性经验往往伴随着个体发现过去被认为是不存在的东西：在拓展新的比较三角的过程中，常常有一些长期被遗忘的、深深的肯定性的过去的关系（P）被挖掘出来，由此充分地完成新的比较三角。在这个类别中，我们常常会发现祖父母、老师、隔壁邻居和宠物。在以下举例中，患者找到了她的姐姐。

▽ 举例

一位患者一边描述自己与父母的痛苦的生活经历（这些经历让她感到自己"很糟糕""不可爱"，而且永远都是顺从的），一边哭泣。治疗师让她举个例子。她讲述了一件她受到母亲残酷且不公正的惩罚的事。她还提到，后来她姐姐到她的房间来安慰她。患者的情感从极度的绝望转变为一种柔软的感受。治疗师温和地要求她把注意力集中在她对姐姐的体验上。患者记得姐姐告诉过她，她可以借患者一条她非常想要的新裙子。患者哭了，因为她意识到无论发生了什么，姐姐都一直在她身边。她感到很感动、感激和振奋。她发现了一段她感到被滋养和被珍惜的关系，她感到自己更有能力去处理之前与父母的痛苦经历。

▽　　促进情感体验而没有移情重复

　　大多数精神动力学模式，包括马伦和达凡卢的体验性短程动力学心理治疗模式，假定重复的场景是不可避免的，治疗过程应该最大限度地利用产生阻抗的重复以获得不同的结局。治疗师需要精巧地设计用来处理患者防御和阻抗的技术，从而帮助患者获得情感接触的方式。然而，AEDP 寻求消除因医源性的原因而导致的对治疗时间的延长。AEDP 治疗师从情绪开放和共情性参与的治疗性立场出发，从一开始就旨在激活表达性反应三角（在有效的自我 – 现实的他人 – 核心情感三角内），由此开始拓展足够好的比较三角。治疗师努力让患者充满希望地（也可能是谨慎地）准备好面对新的体验，避免重复 – 阻抗的路径。如果从第一次治疗的最初时刻开始，患者就感到自己被一位情绪在场的治疗师理解，那么在防御和阻抗的力量有机会积聚动力和启动之前，他的自我表达和联结的驱力就能获得优势。

　　当患者意识到病理模式的重复和它们在他的生活中普遍存在时，重复 – 例外的模式就会变得非常强大，患者会下决心以不同的方式去做事情。在患者意识到自己可以有不同的选择时，这是一个意义深远的时刻。谢恩、谢恩和盖尔斯（Shane，Shane，& Gales，1997）根据涉及新的自我的三种可能的关系组合来构想患者的不同的选择（注意，"新的自我"是整合在一个自我 – 他人 – 情绪三角中的，在这个三角中能够很好地触及核心情感和它固有的适应性的行动倾向）：

▼ 新的自我和旧的他人（比如，患者会在特定的情感环境中与某个特定的他人的局限性达成妥协）；

▼ 新的自我和正在成为新的他人的旧的他人（比如，他人作为对患者的改变的回应也发生了改变——这种现象比人们想象的更为常见）；

▼ 新的自我和新的他人（比如，在一个有利于健康的人格结构的环境中，患者会变得不一样）。

　　在以下举例中，患者希望形成"新的自我和正在成为新的他人的旧的他人"这样的组合，但她撞到了他人的防御性的城墙。接受了"新的自我和旧的他人"这样的组合无法改变，她对他说再见，并为当前的但从一开始就很不稳定的关系的局限性感到悲伤。她很清楚，她将在她生命中的其他地方培育和滋养"新的自我和新的他人"的组合。

▽ 举例

在痛苦地修通自己与难以承受情感的父亲的关系过程中，苏珊越来越震惊于她现在与老板的关系在很大程度上重复了她过去与父亲的关系。她了解自己和父亲的关系是多么地具有破坏性，因此她尽力不让自己与老板的关系重蹈覆辙。然而，事实证明，她的老板无法应对更开放、更诚实的关系的挑战，总是抱着防御性和破坏性的模式不放；他无法与她一同建立一种新的模式。患者形容她新建立起来的坚定和亲密的能力是痛苦的但不绝望——"我知道我可以与其他人这样做"。她可以对她的老板做她在现实生活中无法对她的父亲做的事情：说再见，悲悼，继续前进。纠正性的情感体验（Alexander and French，1946）消除了病理性的悲悼，这曾是必须进行治疗的病理的核心。

当患者在体验上比较了两种对立的情绪效价（emotional valence）[①]关系时，他对这两种关系以及他在每一种关系中的不同体验的有了认识，一项强有力的治疗工作就得到了完成。

小结

虽然这三种结构的每一个的多种版本都会在任何特定的时间发挥作用，但为了清晰起见，我们始终聚焦安全和不安全的条件下的两个版本的功能特征。这样一来，我们也能发现这样的一个临床事实：我们的确常常有一个妥协的自我的主要版本和一个有效的自我的主要版本，分别掌控着我们最差和最佳的功能的行使。

从冲突三角到自我－他人－情绪三角，再到比较三角的转变过程中，我们已经从对情感体验结构的微观的、时时刻刻的考察，转变为对于情感－关系状态的肉眼观察，再到一种跨越时间的捕捉关系－情感实质的宏观视角。我们还发现，当我们动力性地去理解时，一个人一生之中的普遍模式的结构与其当前与治疗师的关系中时时刻刻的动力模式的变化是相似的。正如英国诗人威廉·布莱克（William Blake）在《天真的预言》（*Auguries of Innocence*）一诗中所吟诵的：

一沙一世界，
一花一天堂。

---

① 即情感积极或消极的程度。——译者注

无限掌中置，
刹那成永恒。[1]

---

[1] 此处采用徐志摩的译文。——译者注

第7章

核心情感体验之种种

> 一个人永远不能够站在一个情绪外头探测它，或探测它的命令。……每个情绪都遵循它自己的逻辑，并且都引申出任何别种情绪不能得到的演绎。[①]
>
> 威廉·詹姆士（William James），
>
> 《宗教经验之种种》（*Varieties of Religious Experience*）

个体一旦拥有了核心情感体验，就会开启深层的转化过程。个体对这个核心情感的肺腑体验，包含着一个状态的转化（Beebe & Lachmann，1994）。当患者能够触及内容时，深层的疗愈工作会在这个变化了的状态中得以实现：

▼ 那些更深层次的潜意识材料现在可以被修通（Davanloo，1986—1988，1990）；

▼ 之前因情感的关闭而失去的生命活力和能量的关键来源（Herman，1982；Winnicott，1960）；

▼ 核心情感体验所固有的适应性行动倾向（Darwin，1872，Frijda，1986；Goleman，1995；Greenberg & Safran，1987；Lazarus，1991；Safran & Greenberg，1991），以及体现着个人追求探索性成长的自由（Ainsworth et al.，1978；Bowlby，1982）；

▼ 适应性关系行动倾向，表现为一种更加开放、更深地而且更令人满意的建立联结的能力；

▼ 适应性的自我行动倾向，基于对基本需求和愿望的清晰了解（Greenberg，Rice，&

---

① 译文援引自商务印书馆于 2011 年出版的版本。——译者注

Elliott，1993；McCullough Vaillant，1997），以及对坚定地实现这些基本需求和愿望的承诺；

▼ 与根本自我或真实自我保持联结的感觉（Bollas，1987，1989；Hart，1991；Perls，1969；Winnicott，1949，1960）。

在疗愈的关系中发自肺腑地体验深层的情感，能帮助患者掌握一个关键的心理过程，意义深远。发自肺腑的体验是至关重要的：仅仅患者说他感觉悲伤或害怕，或者仅仅治疗师通过对临床材料的动力性处理中假定患者有这样的感受，这些都是不够的；患者必须要在他的肺腑中、他的心里、他的脸上或者肌腱里都感受到这份悲伤和恐惧。

触及核心情感和达致一种核心状态都是实现真正的转化的路径。"核心"（core）这个词需要与情绪理论中的"原发性"（primary）和"基本"（basic）区别开来。"核心"归属于临床现象，指向两样东西：（1）从功能上讲，它指向一个特定的状态，这个状态具备深刻的机会去实现深入、快速和变化性的心理治疗工作；（2）从性质上讲，它指向没有防御、没有红色信号情感的表达。

类别性情感，或称核心情感，包括悲伤、愤怒、愉悦、害怕和厌恶。在纯粹的形式下（即没有防御和红色信号情感），它们的体验和表达会导向一种自动的状态转化。核心状态（core state）指的是一个变化了的状态，一个开放的和接触的状态。在这个状态中，个体对自我和关系体验的重要部分有着深入的联结，这样的联结体验本身就被视为各种核心情感体验，它们具有驱动转化的可能性。这些核心体验包括：针对他人和关于他人的感受（比如，同情、喜悦、仇恨）；真挚的自我状态和自我体验（比如，感觉有力量、性感、有攻击性、脆弱）；和关系的体验（比如，感觉贴近、疏远或者共通）。最后，活力情感（vitality affect）指的是那些"感受有驱动力的、有身体动能的部分"（Stern，1985，p.156），比如"上涌""消褪"或"爆炸性的"，它们与情感体验中那些持续进行的部分有着迥然不同的特征。

在核心情感体验的范畴内，区别之一是类别性情感和核心状态，区别之二是基于个人所处的经验领域（比如，事件、自体或关系）。比如，类别性情感（和感受）是个体对事件的反应，这些反应通常在涉及他人的关系事件中，个体基于他对外在环境的体验而做出的。自我情感体验（self affective experience）涉及个体对自体及其状态的体验性阅读和评价。关系情感体验（relational affective experience）是个体对关系和关系所处状态的体验性阅读，埃姆德（1988）称之为"对与他人共享的现实的主动性体验"。

在下面的内容中，我将详细描述核心情感体验的每一种类别，对转化体验的可能有的不同形式进行说明，并介绍它们在临床和技术上的应用价值。

类别性情感

类别性情感（或称核心情感），比如，悲伤、愤怒、害怕、悲伤、愉悦或厌恶，是具有"独特的生物标志"的核心情感现象（Goleman，1995，p. 6.）。这些类别性情感：

表达了通过进化遗传下来的普遍性的生物规则，且这些规则已经被证实在适应性方面是有用的。它们源自一种遗传的神经结构，涉及一种特征性的神经肌肉反应模式，并与每种情绪的独特主观性质相关……通过一组复杂的和互相连接的肌肉，脸部将人类在物种进化过程中继承下来的主要情绪天然地表达出来，而且……每种情绪的表达模式对那个物种来说都是普遍适用的。我们有愤怒的脸、害怕的脸、快乐的脸等，尽管在某种程度上，社会文化变量会影响表达的模式和时机，但一个情绪化的脸部表情可以被抑制、伪装，或有意做出。（Lazarus，1991，pp.70–71）

在冲突三角（两种版本）和自我 – 他人 – 情绪三角的底端体现的就是这些类别性情感的现象：那些包含着自我、他人和行为的元素的、具有情感意义的人际互动事件所带来的明显的感受。就像是温尼科特（1960，p.141）说到的那个婴儿——他的冲动对他来说就像是一个外在的事件，如同"打雷的轰隆声或击打声"，我们也往往会感觉类别性情感就像一个有着独立生命的现象。从现象上去描述，类别性情感：

往往被体验为一种能量的上升，或者一种柔和的流动感，从躯干部分流向四肢，从身体发出……这种上升或流动会产生一种行动倾向，如果被适应性地运用，它就是一种对事件的恰当的反应，会给人带来一种宽慰或满意的感受。在某些情况下，诸如带着哀伤的行动反应，或带着维护自身意愿的行动反应，往往会导向问题的解决。（McCullough Vaillant，1997，p.232）

类别性情感与其他种种的核心情感体验不同（Darwin，1872；Ekman，1983；Coleman，1995；Izard，1977；Lazarus，1991；Nathanson，1992；Tomkins，1962）。类别性情感的体验和表达本身包含着一种状态的转化（我们将会看到，在其他情感体验的例子中，它们的体验和表达只有在与核心状态同时出现时，也就是在那个变化了的、开放的、放松的和深度关系联结的状态中，才会带来促成转变的驱动力）。

有些核心情感（比如，愤怒、哀伤、快乐和爱恋）具备基本的激发和表达的功能。其他的（比如，害怕和羞耻），既可能在冲突三角的底端发生作用，又可以作为红色信号情感。在作为红色信号情感的时候，其主要功能是抑制其他情感的体验和表达。羞耻的功能大多体现在抑制其他的一些往往令人愉悦的情绪状态中（Nathanson，1992，1996）。

类别性情感是深植于身体的回应，有其独特的生理特点和唤醒模式（Ekman，1983；Zajonc，1985），以及一整套的特征性动力结构（Darwin，1972；Nathanson，1992；Tomkins，1962，1963）。比如，愤怒或暴怒的到来会伴随着一系列的生理反应来帮助个体做好战斗或者逃跑的准备。关于暴怒现象，有这样的描述：

> 面部变红或者变紫，额头上青筋凸起，颈部扩张……胸部起伏，膨胀的鼻孔发颤……兴奋的大脑给予了肌肉能量，也给予了这个意愿能量。（Darwin，1872，pp. 238–241）

> 血液流向手部，让手能够更容易地抓起武器或向敌人打出去；心跳加快，同时伴随着荷尔蒙（比如，肾上腺素）的大量分泌，会产生大量的能量，从而使个体进行高强度的活动。（Goleman，1995，p. 6）

莎士比亚笔下的亨利五世，在战斗就要开始时，"耳边响起了战争的召唤"。为了鼓舞手下，亨利五世说道 [①]：

> 我们要学虎豹的行径，
> 鼓足勇气，热血沸腾，
> 收起善行，露出狰狞，
> 同仇敌忾，怒目圆睁，
> …………
> 露出利齿，张大鼻孔，
> 憋一口大气绷紧神经。

与愤怒的体验和表达相关的典型焦虑包括对失控和报复的恐惧，以及因为幻想摧毁愤怒的目标而感到的内疚。被完全体验到的愤怒，其释放的适应性行动倾向常常包括一种被赋予了能量的感受，以及一种源于对心理力量、自我价值和情感胜任力的重新发现的自信。

[①] 以下内容出自《亨利五世》（Henry V）一书的第三幕第一场第六景。译文援引自外语教学与研究出版社于 2016 年出版的版本。——译者注

AEDP 特别关注的类别性情感

悲悼和情绪痛苦

在治疗性关系的安全氛围中，患者开始能够去面对他之前不得不承受和已经错失的部分。那些丧失、缺乏的部分和错失的良机（往往与患者随之而来的放弃的反应累加在一起）会唤醒强烈的情绪痛苦，这个悲悼的对象是自己。悲悼和情绪痛苦的现象研究［在汤姆金斯（1963）的图式中被称作"苦恼"（distress）］包括流泪、有节奏的啜泣、眼帘低垂、眉毛挑起、嘴角下垂，有时是真实的身体疼痛——患者会感到胸口、心脏周围和眼睛周围疼痛。

由于患者对一些相关的情绪痛苦有着强烈的害怕，因此他很多情绪的体验和表达被限制住了。与治疗师的联结给予了患者力量，让他去面对他在之前独自一人感觉无法承受的部分。"情绪痛苦代表着体验中的那根尖刺，那个令人无法承受的部分。通常来说，情感孤单会使痛苦变得令人无法承受，因此与治疗师的联结在疗愈过程中是至高无上的元素。"（McCullough Vaillant，1997，p.275）一旦患者与一个能够分担他的痛苦的他人在一起，便能开始悲悼。患者对悲悼和情绪痛苦的充分体验能引发适应性行动倾向，从而更新他对自我和他人的同情和怜悯。出于弥补失去的时间的愿望，患者常常会再次确认想要好好生活。

感动、充满情感和感激

这个情感组合是在疗愈体验中产生的，比如患者感觉自己得到了理解，并在治疗师的帮助下能够面对曾令自己恐惧的情景。这个组合在婴儿时期是不会出现的，因为它需要个体具备成熟的认知机能和人生经验；它的本质是去满足个体在情感上渴望但之前从未经历过的事物。感动和感激的体验是深刻的，是能促进变化的，而且与其他的类别性情感一样，都具有独特性和可分辨性；它突出的身体和生理的表现为悲喜交加的眼泪，目光抬起，以及内在能量的上涌。相联系的适应性自我和适应性关系行动倾向包括更强的同情怜悯的能力，对自己同情怜悯的能力，以及爱和理解自己和他人的能力的显著提升。

核心状态

核心状态是自我的内在情感抱持环境，反映的是自我在面对自己的体验时的情感胜任力。核心状态既可能在互动之前就存在并且形成了互动，又可能从安全的感受中演化出来。其中，安全的感受正是安全型依恋在体验上的体现，是一个关键的元素。

核心状态有这样的特点：毫不费力的聚焦和关注，自在和放松，一个主体感受的清晰、纯粹、真实，以及令人赞叹的语言表达能力。此时，情感体验是显著的、明确的；感官是敏锐的，形象是生动的，言语表达是没有压力的，而且材料是流动的。联结的特点是清楚且不费力的接触。核心状态是一种深深的开放，自我的调谐，对他人的接受，由此展开深度的治疗工作。

核心状态和活力情感

体验是连续的（比如，健康的状态），除非得到特别的关注，否则它只作为投入其情感环境的个体制造的一个背景的哼鸣。"一个背景感受，与在情感交织中坚持不懈的身体状态互相呼应……我们对于一个不被情感摇撼的身体风貌的影像正是这样的背景感受。"（Damasio，1994，pp.150–151）被达马西奥称为"背景感受"的对象，被斯特恩称为"活力情感"，并认为这些情感发生在不同的类别性情感之间；活力情感对于调谐过程是至关重要的，这个过程也被称为"一小步一小步的过程"（详见第 10 章）：

在一个通常的母婴互动中，可以明辨的情感表达只是偶尔出现的——大约每 30~90 秒出现一次。因为这样，对他人的追踪和调谐如果只限于类比情感就不能是一个连续的过程。一个人不可能只是待在那里；等待着明辨的类别性情感表达的出现，比如等到惊讶的表达，然后开展调谐重建。感觉的调谐更像一个不中断的过程……对活力情感的追踪和调谐让一个人可以和另一个人"在一起"，在一个几乎连续的状态下分享内在体验……我们感觉联结的体验……寻求一个在所有的和每一个的行为中不断运行的激活环境，又用这个环境来保持沟通渠道的不中断。（Stern，1985，pp.156–157）

不过，当注意力被投注到这些连续的体验上时，背景和前台对调，背景中的感受来到了体验的前沿；它们也具有独特的体验特征。

核心状态和身体

从生理上，核心状态参与了诸如快乐、爱、温柔的感受，以及性满足等身体感受的"景观"中：

在快乐的重要的生物变化中有一个在大脑中心增加的活动，它抑制负向情感，促进可用能量的增加，同时让那些产生担忧想法的部分噤声。不过，这里并没有一个在生理中特别的转移来保持一个静止，这使身体从一个生物的扰乱的情感中更快地恢复过来。

这样的组合让身体得到休息，也为应对任何可能出现的任务做好准备并确保有足够的热情，并朝向一个更大范围的目标努力。爱、温柔的感受和性满足需要副交感神经系统的唤醒——这与在生理上感到害怕和愤怒所带来的"战斗或逃跑"的机动化是完全相反的反应。这个副交感神经的回应，加上"放松反应"，就是整个身体的全套反应，它产生了一种广泛的平静和安全的状态来促进合作。（Goleman，1995，pp.6–7）

在核心状态下，朝向他人的、关于他人的感受，自我体验，以及关系体验都在加深，变成改变的力量。适应性行动倾向、适应性自我行动倾向，以及适应性关系倾向都得到了释放。这些情感体验呼应了自我－他人－情绪三角中的自我、他人，以及自我－他人的动力互动类别。

感受

朝向他人和关于他人的感受属于核心情感现象，它们：

是之前谈到的五种类别性情感的微妙的变化版……喜悦和狂喜是快乐的不同版本；伤感和惆怅是悲伤的不同版本；惊恐和胆怯是恐惧的不同版本。这些第二个类别的感受在体验中得到微调，就是细微的认知状态的不同色调与细微的情绪身体状态的不同变化联系起来。这种联系，包括这里错综复杂的认知内容和一系列预先组织的身体和状态模式的对应，使我们能够去体验不同程度的悔恨、尴尬、幸灾乐祸、辩解等。（Damasio，1994，pp.149–150）

除了诸如悔恨、尴尬、高兴这些感受外，这个类别里还有爱、怜悯、骄傲、仇恨以及温柔。

类别性情感是原始的、普遍的、发自肺腑的。在广泛的定义中，情感是与众不同的，交织个人的意义，是一个认知与情感的混合体。要想让感受影响转化，就需要它们与核心状态同时发生。

AEDP 特别关注的患者的感受

AEDP 特别关注的患者的感受是怜悯、慷慨，以及对他人的关心（在治疗过程中，治疗师会关注到患者对治疗师的关心）。通过聚焦患者在爱、同情、给予和关心上的能力，我们可以认识到患者深刻的情感能力和资源（适应性关系行动倾向），这些部分在过去常常没有被认识到，甚至有时候会成为被攻击批评的对象。认识到患者的爱和慷慨，同时肯定他所具备的正向影响和有效地慷慨给予的能力，对患者来说会是赋予能量和证实性的支持。

这些基本感受是患者能够提供的最好的部分。再没有什么比一个人的爱的感受被视为有毒的更有摧毁性了（Guntrip，1961）。当爱被嘲笑、拒绝或羞辱时，爱会和痛苦与丧失、虐待与自我毁灭画等号（到了那时，爱本身，以及与它伴随的亲密，都会变得令人恐惧）。而那些因为失去所爱的人而感觉被压垮的患者，则会把爱的感受和死亡联系起来，选择一个对情感全面保持距离的模式，由此带来人格上的贫瘠。然而，当情感环境能够帮助患者感觉足够安全可以去冒险并能放下防御时，他可以再次接触这些核心情感。患者会因自己能够拥有爱的能力并得到确认而感到欢喜和宽慰，还会因过去自己必须在摧毁自己和失去与他的依恋对象的联结纽带这二者间做出选择而感到悲伤。

一方面，整个 AEDP 的体系建立在治疗师代入患者体验的能力和患者对他的共情回应的接收的基础上；另一方面，患者对他人和对自己具有共情能力也非常重要。患者共情能力的丧失往往是因对关系体验不加区分地进行防御而导致的，治疗师需要妥当处理这一点。

▽　举例

克拉克和他抑郁的母亲关系很亲密。在克拉克四岁时，母亲伤心欲绝的抽泣和随意表达的自杀渴望在他看来是极为可怕的，他感觉自己的"内在被撕裂成了无数个碎片"。随着他慢慢长大，他养成了一个习惯，即进入自己房间后会关上门，营造一个井井有条、有完美次序的环境。他的房间变成他内在状态的客观映照——在那里，他能有效地把几乎所有的东西都与乱糟糟的情绪相关的部分关在外面。成年后，他把情绪和需要视为脆弱的表现，而且每当他做出有情感的回应而不是理智的回应时，他都会鄙视自己。在他妻子流产时，他因无法对此有情感的反应而导致他们的婚姻出现了危机，于是他不得不来寻求治疗。虽然他对自己的失败反应感到愧疚，但他丝毫没有表达出对妻子的同情或对自己有任何的悲伤或难过。在治疗中，治疗师的同情让他感觉非常愉悦，同时又让他感觉很不安。克拉克敦促治疗师要变得更加"弗洛伊德式"："我以为你应该是保持中立的。你对你的患者流露出感情难道不违规吗？"克拉克第一次感觉到共情体验的突破，是当治疗师告诉他她需要手术，并会因此离开几个月的时候。他的眼中立刻盈满了泪水："如果你有事，我会受不了的……我只是不想你有任何的痛苦。一想到你在受苦，我就会觉得很难过。"治疗师感谢了他，为他的反应而感动，同时鼓励他和他的感受待在一起，保持目光的接触。他的眼神和面部表情都变得柔软起来。他开始意识到自己感觉害怕。"我只是此刻感觉太脆弱了，我也不知道这会意味着什么。"这个转变性的、自发的时刻是他体验同情——先是对他人，然后是对自己——这个缓慢的恢复过程中的第一步。

正如达尔文所说，即使是对于那些同情的回应能力并未被阻隔的人来说，对他人的同情也往往比对其自身的同情更容易出现（1872，p.216）。对有的患者来说，即使对自己的同情有问题，他们也能完整地接触到同情回应。当同情的对象是治疗师时，治疗师需要看到并肯定这一点，这是非常重要的。确证和感激患者的同情，并把它视为其在关系投入中精神和能力的慷慨的表现，这在提高患者的自我形象和自信心中能起到很重要的作用，可以为他赋予能量，让他最终向自己和自己的困境给予同情。自我同情的能力对心理疗愈的过程是关键的，它可以成为化解具有极端破坏性的自我责备和自我厌恶的有效解毒剂。

自我体验、自我状态，以及活力情感

"自我是在身体基础上形成的……自我发现它自然地位于身体之中。……是自我和自我生活本身根据行为和个人观点来理解的。"（Winnicott，1972，pp.15–16）自我状态和自我体验（比如，感觉有力量、感觉没有价值、感觉有活力、感觉老了、感觉虚弱、感觉有能力、感觉失落、感觉有攻击性）包含对这个主观感受到的感觉的探索（Gendlin，1991；McGuire，1991）。这些是情感的现象，其中自我的一些突出的方面被特定的自我 – 他人 – 情绪动力结构唤醒。自我状态和体验是具有个人意义的、以身体为主的情感体验铺陈的产物，因此它是自我身份认同的一个特征部分（Bollas，1989）。

在这样的背景下，活力情感（Stern，1985）指的是体验的质量，它是如何被自我录入的。比如，如果类别性情感是悲悼，那么自我对它的体验可能是感觉它变得生动了，或被赋予力量了，抑或枯竭了。活力情感符合自我体验，传递了一种体验对自我的意义。

自我体验可能是过渡性的、与特定情景相联系的现象，但是在它变成个性特征并成为个人身份的一部分后，就会变成具有个人特点的体验性反映。比如，虽然个体在一些特定的互动中感觉自卑和不够好属于常态反应，但是具有普遍性的自卑感对其人格的组织会产生深远的影响。有一位患者，自卑感是其自我感觉和自我身份认同的一个核心部分，他对这个感觉的体验是没有解脱："我的自卑的感觉总是在那里，它不是一种片刻的体验，不是被这件事或那件事触发的，而是一直和我在一起。它还总是让我不同于其他

人——我想我是唯一一个有这种感觉的人。直到我遇见汤姆，我才意识到，原来其他人也有这种感觉，而且他的感觉甚至可能会比我的糟糕。"

　　向欢迎和理解自己的他人公开披露自我状态，这的确可以让这个状态得到转化（Rice & Greenberg，1991）——对同情自己的他人说出自己自卑感的患者，最终会感觉自己没有那么自卑了。

▽　举例

　　有一位男性患者，他的高智商是他痛苦的来源，因为他的父母总是羞辱他、指责他在故意炫耀，让他在一个比较平庸的层次去生活，不鼓励他神采奕奕地表达自我。在治疗过程中，当他成长到能够体验到自己是聪明的，并且处理了那些一度与他非凡的智力表达联系在一起的羞耻和惊恐感觉后，他卓越的创造力被激发出来，使他有能量去追求自己的兴趣，并将其以新的方式整合起来。同时，他还发展了反思自我的功能，使他在得到确认的那一刻会越发容易掌控之前留下来的尴尬感觉。

　　自我情感体验很大程度上留存于个体体验的背景中。当患者的自我状态没有得到情感上的体验时，治疗师可以聚焦其情感在身体内扎根的那些成分，从而把治疗工作落实到其肺腑的感受上。聚焦的改变可对治疗过程产生积极的影响，由此把过程中干巴巴的没有身体参与的内省解放出来，释放情感过程的变化力量。当个体的注意力通过共情的理解和共鸣聚焦这个体验时，处理、掌握和成长的良机便呈现在他面前。有了不断成长的自我共情和自我接纳的信息，适应性自我行动倾向便得到了释放：个体能意识到他的基本需求的本质，并能致力于在现实层面去满足这些需求。

AEDP 特别关注的自我体验

脆弱

　　脆弱是一种情感化的自我状态，常常伴随着冒险和不带防御的体验。当患者感觉孤单或他的资源快要被淹没时，脆弱就会出现。如果患者能够得到帮助，他就会感到自己在此时此刻并不孤单，治疗师正和他在一起，那个脆弱感可能是有积极意义的，而不是让人害怕的。对于那些将过度自我依赖当作自己心理存活的方式的患者来说，脆弱感是一个特别有希望的临床标志——它昭示着防御的松动、信任的苗头，以及对表露需要和渴望的愿意。这里需要治疗师的敏感和分寸感来帮助患者感觉到自己被抱持，不让他因为有渴望而遭到羞辱。

真实自我体验

真实自我状态和对根本自我的体验是核心情感现象，它们在其他深刻的情感体验被唤醒时会被启动。比如，个体对于一种类别性情感的强烈的体验，尤其对一种之前害怕自己无法承受的情感，常常会带来一种同样强烈的真实自我状态。真实自我体验是核心状态的一个方面，可能带着快乐、幸福和放松的感受，以及一种万物是简单的、容易的、美好的感觉。一位患者把这种体验比作"横笛在铜管乐队的乐声"。小说家约瑟芬·哈特（Josephine Hart）将这种愉悦、真挚和有活力的感受比作"进入自我的耀眼爆发"（1991，p.41），这也呼应了弗里茨·皮尔斯（Fritz Perls）所说的"进入愉悦、欢笑、生活的喜悦的爆发……它把真挚的性格和真实的自我联结起来"（1969，p.60）。治疗师能够意识到这些体验的门槛 —— 在这个过程中，个体感觉真挚、"真实"和"活着"—— 应该是很低的，因为这些感受需要得到关注和滋养。

关系体验

有三个互动的到达自我的路径和分享的意义，包括"我"的感受、对他人的感受、对"我们"的感受……一个"我们"的感觉包含着自我角度的一种深刻的转化——转化为和他人分享现实是一种积极的体验（Emde，1988，pp.36–37）。

关系体验是被概念化为呈现中的二元象（emerging dyadic phenomena）的核心情感现象，也就是说，它们来自二元中的双方都参与的情感建设（Beebe，Jaffe & Lachmann，1992）。它们是在没有防御和焦虑的情况下，对自我 – 他人的动力性互动（self-other dynamic interaction）的自我体验在体验上的关联。关系体验包括在一起、感觉分离、感觉亲近或疏远，感觉同步或不同步。从定义上来看，包括关系体验在内的所有体验，都是在自我的范畴内得到感受的："亲密的一个非常显著的特点是，虽然个体依赖另一个人的在场，但它其实是以每个人的自我为中心的（Kelly，1996，p.59）。""关系体验"这个矛盾的词被故意选择用来有意识地表达一种二元的联合性的体验（它的组成明显是基于每个人所拥有的个人体验）。这个主体间性（Stern，1985）得到了广泛的探索："孩子发展着的'我们'的感受和那个分享意义的人际的世界，如今已成为备受关注的研究焦点（Emde，1988，p. 36）。"

联结和亲密的感受是基于婴儿和父母的情感互动而产生的（Emde，1988；Stern，1985，1998；Tronick，1998）。通过这个情感的沟通，母亲 – 孩子的二元关系中实现（在失去协调后重新实现）相互的协调状态（Tronick，1989）；这个二元协调的状态是情感共鸣，能让孩子感觉自己得到理解，这最终会成为安全型依恋的基础。

在 AEDP 中，患者和治疗师聚焦并详细阐述对关系和亲密的感受的体验。把内隐的变为外显的，增加和放大这样的情感体验，使得那些体验由此得以转化，从而释放了个体的适应性关系倾向。随之不断增加的觉察和接触，使个体变得越来越有动力去按照他能够实现自己的关系议程的方式去行动。亲密和接近的接触越来越多地与安全、愉悦的感受联系在一起，越来越少地与害怕丧失自我和适应他人联系在一起。在这个过程中，还会唤醒越来越多的共情和自我共情。

AEDP 特别关注的关系体验：匹配、情感性分享和共鸣

AEDP 特别关注的关系体验是，那些比较容易产生接纳性情感体验的体验（比如，感觉得到理解、被看到和被爱）；开放和方式的状态；亲密和接近。对这些体验极其重要的是，匹配的和情感性分享的状态，那些是"互动中的关键时刻"（Beebe & Lachmann，1988，p.329）。斯特恩（1985）认为状态分享就像声乐合唱或情感的感染，是主观亲密感的基础。当我们再现了伴侣的情绪表达时，我们自身也会被唤醒一种与他人相似的心理和身体状态（Ekman，1983；Zajonc，1985）。

就像毕比和拉赫曼（1988，p.320）注意到的："与人建立联结和对他人更加敏感调谐的过程中，在一定程度上包含着变得更加相似……这是指在行为上的相似性、对称性，与一种相似的感受状态的一致相联结。"这些形成了一种机制，创造出主体间性的生理层次的基础（即分享的情感状态），并解释了为什么治疗师的情绪参与在由情感主导的心理治疗中是如此重要。没有治疗师的情绪参与，亲密和共情体验的转化性潜力就无法完全实现。

在情感性分享的过程中，患者与治疗师分享自己强烈的情绪会引起强烈的接近感和亲密感。宽慰、轻松、融化的体验和其他的同步状态（in-sync states）是情感性分享和核心状态中的开放和放松在体验上的关联。值得注意的是，患者在与治疗师分享自己的强烈的痛苦和负向情绪时，常常会感到宽慰和轻松。这里就是达成（和再次达成）相互协调状态的精髓，即通过情感体验的开放、没有防御、相互调谐的交流，实现协调状态。

此外，表达本身能够改变这些体验——强化它们甚至将它们转化为完全不同的体验。比如，向一个带有确证性的、共情倾听的他人诉说自己失去联结和同步的感受，就能把失去联结的体验转化为亲近和被理解的体验。相互间认可的共鸣能够"使重音越来越高"，导向"共鸣、欣喜若狂、敬畏，以及和对方在同一波长的高峰体验"（Beebe & Lachmann，1994，p.157）。这样的体验——匹配、情感分享和共鸣——会导向核心状

态，以及开放、接近和亲密的关系体验。一旦双方都感觉同步（即协作状态在体验上的关联），并将他们各自的体验投入其中，影响深远的治疗时刻就会到来。

深入的自我体验与亲密感体验是密切相关的：

> 亲密感体验的超乎寻常的品质是与我们的真实自我产生联结的感觉。它让我们能够产生一种新鲜的对人、对事，以及对自身状态的觉察。它与自省、内观不同，后两者是关于我们看待自己的方式的……在亲密感体验中，我们是在他人在场的情况下去了解自己的。它要求我们不去想也不去看，但是直接发生；它是体验性的（Malone & Malone，1987，p.19，quoted in Kelly，1996）。

对深度的关系和亲密感的体验——直接、来来回回的、真实感受的分享——意味着对他人开放、坦露，以及愿意展示脆弱。它是一小步一小步过程的关键，双方都自发地对自己和对方的自我体验的真挚性保持着敏感的调谐。这个来来回回和一小步一小步的过程涉及能直接向那个激发情感的对象表达的能力，从而保持联结，同时接收对方的反应，并在时间的推进中保持这个情绪主导的对话。在核心状态中，这个关系过程会深化和强化每一方的体验。

在情绪和关系上投入进来并不容易，因为对于患者（也可能是治疗师）来说，情感参与和焦虑、愧疚、羞耻、情绪痛苦，以及厌恶性情感相联系。大部分人未曾体验过这个要求严格的过程；对未知的恐惧和对自己胜任力不足与无助的恐惧，或对被人发现和暴露自己的恐惧，是患者（也可能是治疗师）需要克服的重大障碍。

对于治疗师来说（除了治疗师自己个人的问题，这些问题解决起来可能较为艰巨），这个一小步一小步地培育开放和亲密的过程是一项很少训练过的工作内容；它不仅涉及真挚和共情，还涉及治疗师自我的积极加入，以及对自己情感体验的积极应用。与大多数的训练准备相比，这要求治疗师冒更多情绪上的风险。对于这样的工作，治疗师的开放、情绪投入，以及对个人反应的关注是至关重要的（Alpert，1992；Fosha，2000）。如果没有这一点，治疗工作——其中情感与关系过程是密不可分地交织在一起的——就不可能进行。

治疗师的开放会加深患者的体验，加深他在这个过程的参与程度。当这个过程进展顺利时，患者的能量会被大大激活，与治疗师的互动不再只是浮于表面，提高觉察能力，并在治疗过程中闪烁着意义和重要性的光芒。

这种相互体验的能力是成熟的情际关系和支持成长的依恋关系的基础。就像福纳吉、特罗尼克和他们的同事们的工作所展示的那样，通过情感性的沟通达成的协作状态，会促进我们知道自己存在于我们生活中重要他人的头脑中，从而为安全型依恋打下基础，进而导向我们的蓬勃生长。

五个有临床意义的区分

接纳性情感体验：充满情感的、重要的，但不是核心情感

治疗师的共情对患者的影响是以情感为主导的变化模式的核心。在此，我们考察的是个体对共情的体验。麦卡洛（1997，p.294）注意到，"接纳能力是脆弱、开放、情感联结、共情、亲密的基质"。接纳性情感体验，就是个体对他人向他做出的情感回馈的体验。这个潜在的过程包含感知的、认知的和情感的因素。虽然人们常常是以感受的词语来表达（比如，"我感觉被爱"），但我们指的是一个充满情绪的评价。这个评价导向感受往往是核心情感，比如：感觉愉悦的、鲜活的、开朗的（有生命力的情感）；平静、有自信、安宁（自我状态）；感动和感激（类别性情感）；还可能导向虚弱或耗竭、激怒和混乱，或感觉害怕和担忧。

在一个依赖共情和以依恋为基础的关系体验的心理治疗模式中，我们需要能够去衡量患者对共情和依恋的体验。接纳性情感体验发生在情绪回应之前，并为之奠定基础。与患者一起详细探讨它们是十分重要的，因为只有这样，治疗师才拥有对患者情感回应的真实的图像。接纳性情感是评价的结果（即阅读环境的能力），也是适应性的核心。对于那些情感体验被防御性排除的患者来说，这个适应性能力需要被重新激发：他们会因为意识到他人对自己的影响而感觉自己受到威胁。

意识到他人的爱、恨、愤怒、情绪淡漠或同情心（即意识到他人针对自己的强烈情感）是至关重要的。比如，如果我们成为某个人的愤怒的对象，可能就会使我们感觉愤怒、害怕（类别性情感）、弱小（自我体验），抑或兴高采烈（感受）。当我们把个体意识到了体验这一点外显化，就能把个体的愤怒、害怕、弱小和兴高采烈的感受放到具体的情境中去。

作为治疗师，我们依赖自己的能力去理解他人（即我们的患者），我们也或外显或内隐地依赖我们的患者在谈及他人的时候对这些人的理解能力。我们知道，误读和歪曲可能是任何感知 – 评价的一部分（源于患者过去的经历和动机），就像它们可能是任何心理过程（包括我们自己的心理过程）的一部分。然而，我们必须假定，通过时时刻刻的变化，另一个人的情绪状态是能够被了解的，即使有时是不完美的（Kiersky & Beebe，1994，p.389）。这些变化的发生源自它们彼此的紧密联结，在联结中互相影响，"为彼此

提供了一个理解他人的行为基础"，由此让人们能够进入"他人的认知、暂时的世界和感受状态"（Beebe & Lachmann，1988，p.331）。

让我们来看一下患者对治疗师的共情的体验意识。虽然我们讨论治疗师的共情状态，但决定治疗师是不是共情的是患者，然后患者会对此产生感受。在谈到露营者们是否需要担心熊的无端攻击时，亨利·希特沃勒（Henry Heatwole，1988，pp.45–46）说："我从没有听到过无缘无故的攻击。是熊，而不是你，来决定它有没有被挑衅。"巴雷特–伦纳德（Barrett-Lennard；in Greenberg，Elliott，& Lietaer，1994）阐明了共情的三个阶段，并用"接收到的共情"（received empathy）这一术语来描述第三个阶段：

第一个阶段，治疗师和患者产生共鸣（治疗师感受到共情）；第二个阶段，治疗师就共情与患者沟通（表达的共情）；第三个阶段，患者感受到治疗师的理解（患者接收到的共情）。我们看到患者接收到的共情与治疗结果之间的关联性是最强的。（p.522）

AEDP 中重点关注接纳性情感体验

我们对于患者感觉自己得到理解、赞赏、帮助，并且由此产生安全的感受这类接纳性情感体验很感兴趣。在回应这种体验的过程中，往往会产生疗愈性情感（healing affects，详见第 8 章）。此时，我们常会邀请患者格外关注那些因感受到被爱、安全或被理解而产生的感觉。有的患者说，在感受到积极的接纳性情感体验后，会随之感受到一种放松，一种像是身体上卸下一层防御的感觉。一位患者这样描述她得到关怀的感受："我努力去注意自己在哪里感受到了它。我体会那种感觉是沿着我的身体表面、我的皮肤、肌肉和下面的组织而流动的。在我的皮肤上，我感受到了那种安全的接触，我的皮肤放松了。"另一位患者有更多的内在感受："那就像我的内在状态正在被抚慰。"在约瑟芬·哈特（Josephine Hart）的《烈火情人》（Damage）一书中，主人公描述了自己感到被看到、被认可的体验性结果："一种寂静降临在我身上。我深深地叹息，就像我突然从我的皮肤里面滑出去了。我感觉苍老、满足。那种被认可的震惊就像有一股强力的电流穿过了我的身体……我终于放松下来了。"（1991，pp.26–27）

以下是保罗·奥斯特（Paul Auster）在《月宫》（Moon Palace）一书中对被爱的体验的描述，展示了被爱是如何逆转了一个病理障碍自由落体般的发展的：

我刚刚从悬崖边跳了下去，然后，就在我快要到底的时候，一个非同寻常的情形出现了——我意识到有人在爱着我。能够那样地被爱，让一切都变得不一样了。它并没有减少坠落带来的恐惧，但是那个恐惧有了一个新的含义。我刚刚从悬崖边跳了下去，在那个最后的时刻，有个东西伸出来，在空中把我接住了。我把它定义为爱，那是唯一能阻止一个人坠落，唯一大到能逆转重力定理的力量。（p.50）

奥斯特的话让人想到温尼科特（1962）提到的一种让人不敢去想的焦虑——"永远坠落"，也使人想到了它的解药——"被抱持"。后者可以使人获得平息、安抚、缓和，不仅能将那个甚至让人不敢去想的焦虑转化为可以去想的（即反思自我的功能），还能转化为安全的感受。这就是积极的接纳性情感体验的疗愈性精华所在。

转化性情感和需要转化的情感

就像所有的短程精神动力学治疗一样，AEDP 实践的基础是它对情感体验的区分——是正在带来转化的情感体验，还是我们寻求去对其进行疗愈性转化的情感体验。根据冲突的三角模型，其本质上的区分基于这个现象是属于三角底端，带来转化的现象（核心情感），还是属于三角顶端，需要得到转化的现象（被厌恶的和防御性的情感）。

转化性情感：核心情感

核心情感体验（即核心情感和核心状态）导向根本自我，导向理想的情际联结和处世功能。所有的转化性情感的体验都被整合在一个自我 – 他人 – 情绪三角里面，其特征是，自我是真挚和有效的，他人是被准确地认知的，自我和他人的互动是尽在掌握中的。

需要得到转化的情感

厌恶性情感

与核心情感相比，另一组强烈的情感体验是由需要得到治疗性转化的情感组成的。它们是厌恶性情感（比如，焦虑、羞耻、痛苦、无助、孤独、绝望），这样的情感回应往往源于过去依恋照顾环境的失败，无法提供足够好的经验。适应性行动倾向的释放是核心情感体验的一大特征；相反，厌恶性情感的标志是瘫痪的感觉。"自我攻击或抑制性情感的回应不是自由流动的，不具有从内到外的适应性情感趋势，而总表现为退缩萎靡、收缩、收回和对凝视的厌恶。"（McCullough Vaillant，1997，p.143）当厌恶性情感成为显著主导时，防御往往代表个人在此情境下所做的最大努力，来保证心理上的基本生存和功能；否则，心理痛苦会变得无法承受。这些回应（包括厌恶性情感和其演化成的红色信号情感）是精神病理障碍发展的核心，也相应地成为临床工作的基础。疗愈性转化的目标是让这些厌恶性情感不再严重地抑制那些适应性的反应。

▽ 举例

患者含着泪，痛苦地向治疗师描述她被贬低的感觉，她的父亲不请自来地对她的一个原创作品做出了苛刻的评价。她说她总是感觉自己"不够好"，这使她痛苦不堪。就这个过程本身而言，这些感受（即对自己不够好而感到的痛苦）突破了她快乐活泼的表象而得到表达，这代表着她在治疗中向真实性迈出了重要的一步。治疗师对她和父亲互动的描述提供了支持和共情的回应，由此唤起了她做出这种信任和开放的行为。

虽然这些代表了一个治疗性的良机，但要想促成 AEDP 所寻求和培育的那种转化，这样的突破和致病性的厌恶性情感在身体上的直接体验是不足够的。患者勇敢地暴露了她最脆弱的无力——一种长期处于痛楚和孤独中的感受，从而创造了一个机会，让她的孤独能够在支持和共情中得到转化。只有它得到转化，真正的疗愈才会发生。

治疗师可以回应说自己欣赏患者的勇气，对患者的痛苦感同身受，表达出长期孤独一人承受这些该有多痛苦；说出自己因患者对他开放而十分感动；或者只是共情患者，与她一起叹息。要想让这些治疗干预方式真正起作用，就需要患者能接收到治疗师的情感回应。在患者的情感开放之后，针对治疗师的情感抱持，她是会进一步地加深与治疗师的接触，还是会因情感上的接近而产生焦虑和距离感，这是治疗师特别需要注意的问题。当治疗师以共情、肯定和支持来回应患者"从不感觉自己足够好"的痛苦和羞耻时，便会萌生转化的良机。接下来，治疗师需要帮助患者接收这些回应。

在这个案例中，如果患者能够接纳治疗师的抱持，她就能放弃对防御性策略的依赖，自我 – 他人 – 情绪三角便能转变成一个"自己是有价值的，他人是对自己肯定的，自己不仅能承受情绪还能让这情绪激发生命活力"的图式。患者由此会感觉更有力量，可以去面对那些过去害怕自己无法承受的类别性情感（无论是对自己没有得到好的父母的悲悼，还是对父亲的愤怒），还能从它们相应的适应性行动倾向中获益。这进而又能提高她有效的处世功能，建设和强化她的自我感受，最终提升她的情感胜任力。

如果患者不能接纳治疗师的抱持，那么她的不接受就会成为接下来治疗工作的焦点。可以说，潜意识知道，共情会让我们暴露于过去被剥夺的悲伤。

防御性情感

情感体验中另一组需要转化的是防御性情感。它们往往被用来掩饰那些没有得到满足的、对依恋和联结的渴望，以及保护自我体验中脆弱的部分。比如，防御性的攻击和防御性的性欲，往往在掩盖没有表达的悲悼和愤怒——关于没有得到满足的、正当的对爱、认可和理解的需要（McCullough Vaillant，1997）。比如，在前面的案例中，患者对治疗师的共情报以鄙视，责怪治疗师太过"感情用事"。她的鄙视就属于防御性情感的一个例子——它保护患者不去感受一生中失去亲密关系机会的悲悼，也不去感受因为强烈地渴望他人的欣赏、肯定而产生的脆弱感。退行性的情感（比如，乱发脾气、啼哭呜咽、自怜自艾）也都属于防御性情感，因为它们逼真地模仿了真挚的情感，有效地掩护了患者极力避免的、更加令人恐惧的体验。

情感体验中适应性的和非适应性的方面

达尔文关于情绪是适应性的断言有着明确的临床意义，它让我们能够进一步判断什么是核心体验、什么不是核心体验。核心情感是自我－他人－情绪三角中的一个有机部分，在这个图式中，自我是真实的，他人是被准确地感知的，人际间的互动在条件允许的情况下是可控的。这个自我－他人－情绪三角会带来一种平静的感受，一种真实的存在和真实的感觉，或一种真挚的自我接纳的视角。在这里，核心情感和适应性行动倾向都将导向心理的健康。

非适应性体验的意义

如果自我被感知为不好的，他人被感知为非凡的或者无足轻重的，人际间的互动被感知为不满的但又无法避免，那么这就不是核心情感体验。如果个体自我的体验在某种程度上是被攻击威胁的（即不好的、无价值的或虚弱的），那么在他的自我－他人－情绪三角里面，他对核心情感的接触是被防御机制阻隔的。扭曲的、二维的、对他人或自我的不准确的视角，同样意味着个体会因防御而无法触及体验的存在。如果他人被个体认定为"和蔼的"，而自身是"不值得的"，那么个体此时的核心情感被压抑到了禁止的程度。如果个体能接触到那些情感，那么他对自我的认识和／或对他人的认识将会发生改变。比如，如果愤怒是一种被防御的情感，那么当愤怒成为可接触的躯体体验时，自我可能会被重构为有效的（有力量的、有自信的等），他人则变为不真挚的、苛刻的、脆弱的、自恋的或是其他一系列的不"和蔼"的品质。如果个体主要是在回避感受他人的爱，那么自我的无价值感防御会对被爱的渴望和过去被爱时的负面经验带来脆弱感；如果个体能够触及恐惧，那么这个重构就会引发一种开放和脆弱的自我感，并产生他人是有爱心的感受。

情感的非适应性的表达会带来一种失去控制的主观感受：焦虑出现，情感的表达不是为了自我的表达或沟通；相反，是防御被强烈的感受和焦虑所压倒的结果，它们的表达会带来令个体惧怕的后果（即厌恶性的情感）。这个失控的主观感受往往标志着非适应性情感的表达，而且会给个体带来自己不愿见到的后果。

适应性体验的意义

情感的体验在幻想中的表达（比如，在之前的案例中，暴怒体验为想要杀人）与在现实中的表达存在着重要的区别。在幻想中，暴怒和攻击通过其强烈程度促进了与根本自我的接触；实际的表达（相对于在心理治疗环境中的表达）则必须是合适的、经过调节的，否则它不符合自我的最佳利益。在现实中，当暴怒被用于自我防卫、辨别性地对抗和表达自信时，它是适应性的。

核心情感的适应性表达会伴随着一种独特的主观感受，即自我是在掌控中的，情感是自我基本目标的体现。

核心情感的适应性方面体现在它们如何激发行动倾向，以提升患者的有效性上（Coughlin Della Selva，1996；Laikin，1999）。我们以愤怒为例来进行分析。失去对冲动的控制并不是适应性的；愤怒的冲动表达也不是核心情感的表达；它们或是防御性情感，或是原始的、未调节的精神病理障碍的反映。适应性的愤怒则是能够完全地体验个体想要杀人般的暴怒（但不是付诸行动）；个体能够充分地了解感受能给予自己力量，为自身采取有效的行动。适应性的自我感包含着责任感；对自我的攻击和对他人的攻击都不是适应性的。适应性的自我体验会导向适应性自我行动倾向的释放，包括对自己的共情。治疗师要想帮助患者，就需要从一个共情的角度去看待他。同时，患者也需要与之类似地去深切地关怀自己。归根结底，真正的责任感需要个体在同时具备对自我的共情。

发光的不一定是金子：区分情感和情绪化

我们必须把促进变化的核心情感体验与起到防御或回避作用的、高度情绪化的体验和状态进行区分。真挚的情感体验具有以下的清晰特征：

▼ 身体感觉，肺腑体验，带着突出的意象；

▼ 要么是"某种形式的能量向外涌动、流动或共振"（McCullough Vailant，1997，p. 232），要么伴随着一种自在、平静和放松的感觉；

▼ 一种开放和向前的感觉；

▼ 与之相伴的认知往往是有层次的、具体的（Marke，1995），而不是空泛的、刻

板的；

▼ 不管它们多么痛苦，它们的表达最终都会带来一种释放的轻松；

▼ 它们是有限的，也就是说，它们体验所激活的变化曲线（Stern，1985）是呈波浪形的。

红色信号情感和防御性情感没有上述特征，它们的特征为：

▼ "能量的方向是向内的（收缩的、退却的、压抑的）"（McCullough Vaillant，1997，p. 233），或带着紧张和沮丧；

▼ "产生过度的阻挠或自我攻击的压抑行为"（McCullough Vaillant，1997，p. 233）；

▼ 被关闭、被阻碍，或失控的感受；

▼ 僵化或者停滞的感受，感觉没有出路，或感觉在恶化、沉沦、下坠、分崩离析等；

▼ 与防御性或焦虑的情感相关的认知是概括性的，并会持续下去。

考虑到共情、情感传染和情感分享等现象，治疗师的回应可能有助于分辨情感和情绪化。对于一位调谐的治疗师来说，核心情感状态是变化的、强烈的，会唤起他人强烈的情感和共情的回应；治疗师会对患者的感受产生共鸣，或对患者的经历感到痛苦、愉悦和同情。当面对的是患者的非真挚的情绪化状态时，调谐的治疗师会感觉很别扭。就像跑调的歌唱对歌唱家来说是一种折磨一样，不真挚的情感也会让调谐的治疗师感觉内在别扭难过；真挚的情感则会吸引他人的亲近。

细水长流：区分情绪 "真相" 的宣言和理智化的时刻

当一个人平静地、以一种有分寸的口吻说话时，并不意味着缺乏情绪，也不意味着其处于防御状态；安静的、简单的表达有时可以是对真实情感的陈述，对个人意义深刻感受的宣言（declaration），那也会是核心状态功能的一种体现。

如果个人经验的 "真相" 在过去是无法承受的或被禁止的，那么对这个 "真相" 的宣言就需要患者敢于说出那些痛苦的 "事实"，放弃那些无论自己付出多大代价都要对他人忠诚和维护的致病性的需要（Kissen，1995）。这个清醒的直面和宣言对患者来说可能是一种多方面的解放。

在没有防御、没有焦虑的情况下，聚精会神的、清楚的内在信念的表达是情绪真相叙事的标志。其确定性的性质、"确信的状态"（James，1902）是核心状态的特征。其语调可能是充满激情的和共情的，带着特定的情绪所独具的色彩（比如，痛苦、悲伤、渴望或愤怒）；抑或是宣言般的、平静的、安详的、几乎没有其他的情绪，只是强烈的、聚精会神的信念表达。无论如何，它都是毫不含糊的。

　　注意，这些有着高度意义的宣言不该被当作防御性的理智化，我们也不应该把对那些针对防御、焦虑和羞耻等做出的个人真相的宣言当成防御、焦虑和羞耻的实际表现。承认防御并对其负责，这与实施防御的状态是截然不同的：陈述个人的真相的动力是表达和沟通，而不是保护和逃避。对一个痛苦真相的毫不退缩的表达（比如，挑战个体羞耻的深度或关系疏离带来的后果），正是冲突三角底端的核心情感体验。

第 8 章

疗愈性情感

> 喜悦和痛苦交织在一起，
> 作为神圣灵魂的一件外衣。
> 每一个悲伤和痛苦中，
> 都能找到快乐的踪迹。
>
> 威廉·布莱克，《天真的预言》

元治愈和转化性情感

身为心理治疗师，我们要为患者带来改变。我们通过干预，试图激活患者转化的过程，缓解他们的痛苦，帮助他们生活得更充实、更丰富。与此同时，当患者体验到我们的共情并确实感到自己被理解时，到底发生了什么？当患者能够克服一种恐惧症并在他们的生活中获得（或再次获得）一种自由感时，到底发生了什么？当通过深刻地体验过去令人无法忍受的情感，患者获得了掌控感并修通了过去的创伤时，到底发生了什么？当患者的抑郁得到缓解、焦虑得到控制、人格束缚被解除，以及症状消失时，到底发生了什么？

当改变最终发生时，它就是一个新的开始。在这里，元治愈及其标志（即转化性情感）开始起作用，由此提供了一个加深和增强治疗效果的机会。无论治疗师的取向是什么，在所有进展顺利的治疗中，治疗师和患者都会体验到一种成就感。元治愈——患者对治疗过程的体验——是与被称为"转化性情感"的特征性情感联系在一起的，是治疗性改变过程的标记。认同掌握感、悲悼自我和接受肯定是三种主要的元治愈，它们都有各自独特的情感标志。

▼ 在认同掌握感的过程中，患者成功地克服了阻碍他充分体验自己情绪的障碍。对掌握最常见的情感标志是类别性的喜悦情感，以及充满活力、骄傲和幸福感（Tomkins，1962；White，1959，1960）。

▼ 在悲悼自我的过程中，治疗体验激活了患者对过去的觉察，尤其是他没有拥有什么、失去了什么、错过了什么。与悲悼的工作类似（Freud，1917；Lindemann，1944；Volkan，1981），悲悼自我包括面对和修通那些导致患者精神折磨的痛苦的现实影响。与悲悼自我相关的情感标志包括情绪痛苦的体验，悲悼的对象是自我的体验。

▼ 接受肯定的过程是悲悼自我的另一面。肯定包括充分的认同、感受和修通治疗体验（比如，那些缓解患者痛苦的体验，以及促成新生的、不断发展的幸福感的体验）。与肯定相关联的情感标志是疗愈性情感，其中包括两种主要的类型：感到被感动、被触动或感到内心强烈的情绪反应；以及对给予肯定的他人产生的感激、爱、温柔和欣赏之情。

体验性的和反思性的工作交替进行

当患者和治疗师一起追踪成功的治疗性合作中的情感变化时，元治愈的过程也处于发展中。这项工作要求并进一步促进了患者和治疗师双方的反思自我的功能的发展。这种相互关系的探索会涉及体验性（Greenberg&Safran，1987；Greenberg，Rice，&Elliott，1993）和反思性（Fonagy et al.，1995）工作的交替进行。元治愈的过程类似于给演讲者提出的建议：告诉听众你要做什么，去做，然后告诉他们你做了什么。这里包括：促进一种治愈性体验（therapeutic experience）；命名并认同这一治愈性体验；探索患者对该治愈性体验的体验。换句话说，就是感受和交谈，交谈和感受，以此类推。患者不仅成功了并得到了帮助，他还深深地知道自己成功了并得到了帮助。他了解自己对那个成功和帮助的体验，以及那对他来说意味着什么。改变的过程被患者识别并标记为一种连贯一致的体验，从而成为他的情感 – 认知 – 行为经验库中的一个可获取的部分。体验、反思和意义的建构——在关系联结的情境中——都是元治愈中不可分割的部分。

元治愈

为什么元治愈及其相关的转化性情感具有临床上的价值？我认为有三个原因。

第一，通过让患者明确地聚焦元治愈体验，而不是让治愈性过程无声地运作，治疗师给患者提供了一个良机来处理，进而学习那些他已经有成功经验的帮助性体验的性质。这会推动疗愈性学习向治疗以外的经验的转移（Mahrer，1999）。随后，患者便能对这些过程进行反思。正如福纳吉及其同事（1995）以及梅恩（1995）的工作所表明的，对自身体验和他人体验的反思能力，与复原力和精神健康是紧密相关的。

第二，认同和聚焦于对正向的治愈性体验的接收会产生特定的临床现象，这些现象触及精神的疗愈性力量，具有巨大的治愈潜力。聚焦这些过程并促进转化性情感的体验会导致另一种状态转化，患者在这种状态转化中可以获取更深层次的资源。这种双重过程反映在疗愈性情感中，它既是疗愈过程的标志，又是疗愈本身。以下状态转化是紧随着转化性情感的充分体验之后出现的：

▼ 适应性行动倾向的普遍苏醒；

▼ 适应性的自我行动倾向（比如，自信和自尊水平的提高），以及更大的自我共情的苏醒；

▼ 接触到顺遂、平静、自如和放松的状态；

▼ 接触到真实的自我状态和生命力、活力和真挚的体验；

▼ 适应性的关系联结行动倾向（比如，深入的亲密和接近的能力），以及共情的苏醒；

▼ 真正的领悟（即对自身困难的性质有了深刻理解和清楚的认识，以及产生了自身拥有克服这些困难的资源的感觉）。

第三，作为这种治疗性体验的接收者，其对良好关系的记忆复苏。与治疗师的情感体验可以帮助患者恢复关于正向关系的记忆，这些关系对他们的精神生存至关重要，只是之前被他们遗忘了。

▽　举例

治疗师让患者先就父亲不能理解、滋养和欣赏她这一点，聚焦她深切的悲伤和愤怒（比如，悲悼自我的过程）。在治疗过程中，患者被治疗师对她的关爱深深打动了。她从治疗师那里获得的体验唤醒了长期被她遗忘的早年与父亲在一起时的记忆，那时父亲既爱她又为她感到骄傲。她想起了他给她起的昵称，她已经很多年没有想起来了。她还想起在她六岁时，她因父亲对她的写作兴趣感到十分自豪，她便宣布自己是个"女作家"。对这些正向体验的发现，使她对自己体验的动力结构有了更好的理解。她曾经享受过父亲的爱，但在她少年时期不可挽回、无法理解地失去了（这似乎与另一个孩子的出生有关，也与患者的年龄到了她父亲失去自己的父亲的年龄有关）。通过感受到治疗师的爱的体验，唤回父亲早期的爱的记忆，对她产生了深远的影响。尽管爱的失去以及随后与父母双方关系的艰难塑造了她成年后的人格和忧虑，但唤起她记忆中关于父亲爱她的体验则能巩固她自己是好的、值得被爱和被理解的根本自我感。它也帮助我们理解那些损害她功能的对丧失的恐惧的来源，这些恐惧一度抑制了她的成长和发展。如果没有对（与治疗师的）关系体验的元治愈聚焦，这些更正向的和巩固性的既往关系体验的记忆就可能永远都不会被唤起。

承认情感掌控力，以及喜悦、骄傲的体验

汤姆金斯（1962，p.292）曾写道："突然对之前尚未完全掌握的恐惧的来源有了一定的掌控感会让人高兴。"阻止患者体验更为原始的情感或在情绪上保持联结的往往是对痛苦的恐惧，正如皮尔斯（1969，p.56）所说的："发展的敌人是痛苦恐惧症，即个体不愿意忍受一点点痛苦。"随着原始情绪的释放，患者会发展出面对痛苦真相的新能力。

通过给患者提供支持、共情，以及一个有利于并能促进其情感过程的环境，患者不再是孤独的，能够体验到那些以往觉得非常可怕或让他难以承受的情感。每种体验都包含着一定的治疗效果，且往往都会伴随着对情感的掌控，尤其是当患者和治疗师一起聚焦在患者对他刚刚完成了他所完成的过程这一点上时是什么样的感受。通过认可患者的情感掌控力（affective mastery），患者会感到喜悦和骄傲。当无法承受的东西变为可以承受的时，随之而来的体验过程包含着喜悦、骄傲、自信，以及对自己能力的新的认识。不过，请注意，情感掌控力并不局限于个体能够感受到之前自己无法感受到的东西；这个术语适用于对于情感处理的过程中一切有意义的胜利和成就。

对掌握、有效性和能力的体验的认识和承认，在巩固自我感、自尊和自信中起着关键作用（White，1959，1960）。应该强调的是，类别性的喜悦情绪是与克服障碍相关的心理过程的标志。

下面这段话摘自哈罗德·布罗德基（Harold Brodkey）在身患不治之症的最后阶段写的一篇文章，他动情地描述了在他与妻子埃伦共同坦然面对自己即将死亡的现实以后的心境：

这一个星期以来，我对作为某种神秘的循环的一部分感觉很好，也感觉非常开心。世界似乎依然很遥远。当每一刻的耳语滑过时，我都听到了。我感到很开心——甚至过于激动，虽然这听起来很荒谬，但确实开心。想到一个人可以享受自己的死亡似乎很奇怪，埃伦已经开始嘲笑这种现象了。我们知道我们很荒谬，但是我们又该如何呢？我们很开心。（1996，p.54）

正如这个例子所表明的，喜悦可以是个体充分面对和克服恐惧的另一面。

悲悼自我和情绪痛苦的体验

> 因此他们在极度不安中哀号起来，
> 在他们的哭泣中一天过去了。
> 但最终特勒马科斯找到了他想要说的话。
>
> 荷马（Homer），《奥德赛》（*The Ody ssey*）

当患者触及以前被隔离的情感和关系体验时，悲悼的过程就被激活了。意识到丧失、被剥夺和失去的机会将触发深层次的情绪痛苦，这种体验将启动疗愈的过程。治疗性工作包括专注于这种体验，并长期专注于此，因为这些丧失必须得到悲悼。

情绪痛苦（一种类别性情感）是一种悲伤的体验，来自对自己的失望、被剥夺、失去的童年、失去的机会，以及完美父母的神话的破灭，这种体验需要有一个反思自我。尽管情绪痛苦是深刻的、纯粹的，并且可能具有深远的治疗意义，但它并不是一种幼儿的情绪：它是基于一种信念，即事情不应该是现在这个样子——它们现在的样子不符合事物的秩序，且普遍存在的现实是悲惨的。正如约菲和桑德勒（p.396）所指出的："（精神痛苦涉及）自我的实际状态和幸福状态之间的差异。"

对于患者来说的动力结构问题

还有一种不可避免的焦虑是，痛苦是难以承受的。患者常常说他们害怕自己一旦开始哭泣就永远无法停下来，或是自己会崩溃。帮助患者承受痛苦并给予支持，帮助他们经历一个在体验痛苦的同时还能保持自体完整的过程，能在很大程度上帮助患者消除这种恐惧。

对痛苦现实的否认也被用来维护"好的父母养育"这一神话：父母被理想化，无论自我需要付出多大的代价。要想充分地面对现实，就需要个体放弃这种幻想并进行悲悼。一位患者在回家之前说："我不抱任何期望。我放弃了从她（指患者的母亲）那儿得到她从来没有给过我的母爱的希望。"说完，她失声痛哭。

对于治疗师来说的动力结构问题

治疗师常常与他们的患者面临同样的恐惧，即治疗师正在让患者经受一次折磨，而且患者自己并没有足够的能力完成这项任务："我不知道要做什么。"在这里，由患者对他痛苦的生活真相的越来越多的觉察所触发的大量情绪痛苦，必须得到充分的承受。对于治疗师来说，就像对于患者一样，没有什么比经历一个完整的体验更为重要的了（他们会因此从适应性行动倾向的激活中获益），从而帮助患者克服这些恐惧。观看其他的治疗师的录像也会非常有帮助。达凡卢（1986—1988）将暴露于充斥着强烈情感的治疗中（他自己的或同事的）的过程称为"对治疗师潜意识的脱敏"。

悲悼之后带来的疗愈是意义深远的。患者会出现新的能力，这通常包括重新唤醒的对生命、智慧、清晰和新的接纳的渴望。患者以前在否认和回避痛苦的现实中所消耗的能量，如今可以被用在生活中，从而提高了患者成长和体验情绪的能力。当患者放弃了建立在否认基础上的期望时，他就为真实的希望体验和真诚的、令人满意的关系的可能性创造了空间。悲悼之后的疗愈包括接纳、和解、放手和超越。

在接下来的临床案例中，这位患者正经历与伴侣查理的痛苦的分手，他们是交往多年的恋人，分手是查理先提出的。这位患者长期以来在分离上有困难，一直不敢迈出这一步，但患者还是这么做了。在案例中所展示的这次治疗之前，患者经历了一个深切的悲悼过程，不管有多么痛苦，她都没有逃避感受。下面的片段来自患者刚刚搬出去之后的治疗。

案例

患者：星期一醒来后，我有了这样的想法，让我好受了一些："我必须想明白这件事，也许有一天我们还能在一起，但这个必须先发生……所以放手吧。"

治疗师：嗯。

患者：我在星期一醒来后，我说"放手吧"（满脸笑容）。我一直在检查这种感受并问自己："这是防御吗？"不是。它就是"放手吧"。

治疗师：放手吧……太棒了。

（在后续的治疗中）

治疗师：我很喜欢这句"放手吧"，它让人感触颇深。

患者：这种感觉非常好。

治疗师：它来自一个很深的地方，发自内心的开心的地方。（**开心的语调**）它确实很神奇。

患者：我走在街上，想着我所经历的一切——离开查理，我在想"我做到了"，我做到了，我做到了。我和这个人分开了，我挺过来了，这种感觉很好（**停顿**）……

患者通过充分地感受自己对丧失的悲悼，以及这个过程对于她的意义（即她能够承受爱人离开的痛苦，既没有抽离，也没有放弃自己的立场），由此获得了力量。这个"放手吧"在它发生的时候是一个强有力的现象，是一个适应性行动倾向涌现并主导的明显的例子。在"放手吧"中，还包含一种她并不是孤身一人的感觉，这一点也很重要。

促进悲悼过程

当患者沉浸在理解自己的过去、防御和应对方式时，会不可避免地必须面对他所遭受的许多丧失。虽然因无法控制的事件（比如，父母去世）或照料经验不足造成的丧失是非常有破坏性的，但为了应对原发的丧失而做出的适应性努力所造成的病理状态会导致第二次的丧失：长期以来对防御的依赖损害了患者拥有充实、丰富的情感生活的能力。治疗师需要帮助患者认同和体验对这两类丧失的悲悼。治疗师需要利用自己体验的悲悼和悲哀，陪伴患者去承受他不得不经历的痛苦，从而促进和加深这个工作过程：这一次，患者不再是孤身一人，他能够忍受这些极其痛苦的体验。治疗师的情感参与提供了一个支持性的、抱持性的环境，这种环境在所有的文化和宗教中都得到了认可，是帮助悲悼者进行痛苦的悲悼工作中至关重要的一部分，且在这个过程中，疗愈的种子将会萌生。

随着治疗接近尾声，面对治疗关系的限制和未来不可避免的丧失可能会成为悲悼的催化剂。患者和治疗师必须在他们的关系架构中去承受和分担，看到什么是可以的、什么是不可以的。当他们一起挣扎在丧失的体验中时，患者变得更能在生活中的其他领域表达它、承受它。伴随着这个新的能力，患者和治疗师也会对他们能够一起分担的部分有一个现实的良性的认知。

接受肯定和疗愈性情感

接下来，对应着"真实自我"的概念，我会介绍"真实他人"的概念。随后，我将详细地探讨接收肯定的过程，并描述疗愈性情感的现象学。

真实他人

温尼科特（1960）所说的"真实自我"，一方面，作为一种患者和治疗师共同建构的产物而具有极端重要性；另一方面，捕捉到了在纯粹形式中很少遇到的体验的核心性质。它确实存在于所谓的"巅峰时刻"的体验中。它是一种接近经验的建构，是一种对体验自我具有深刻意义的建构。真实他人是真实自我的关系性的对应方，类似地描述了一种主观体验：当一个人能够以最适当的方式回应另一个人时，那个人在那个时刻就被体验为真实的。真实他人具有体验的有效性，它对识别和确认个体的体验是非常重要的。

最佳功能在很大程度上是以足够真实的自我（true-enough self）为特征的，是一种真实自我和一些防御的混合体，这些防御要么是有意识的（社会性的必要性），要么是潜意识的（心理性的必要性）。然而，当我们有纯粹真实的自我体验时，就存在着体验和自我实现的时刻。关于这样的体验，存在着多种描述，比如，巅峰体验、心无旁骛（being in the zone）、心流状态（flow state），等等。类似地，在他人的反应的最佳情况下，我们有温尼科特所说的足够好的母亲 / 他人作为例子。在关系领域中也是如此，生活中存在着这样巅峰时刻，一个特定的他人会以这样的一种方式回应个体，提供的恰恰是个体所需要的，即使在它实现之前我们都没有意识到这种需要；这些是巅峰关系时刻。这种现象指的是一种必要的回应，一种深刻地被知晓和理解、被看见或被帮助的方式，这是有意义的、协调的、欣赏的、激发活力的。

从治疗的角度来说，这样的时刻并不是我们去努力争取的东西；它们只能是完全自发出现的。尽管如此，意识到患者将他人体验为真实的是极其重要的，因为存在于这种体验中的治疗潜力是巨大的：通过与一个真实他人在一起，个体更容易唤起并在体验上与真实自我产生联结。

将真实他人的体验定位在当下是很重要的，不要将其误认为一种对完美的要求，或是过度理想化的东西。真实他人与对需求的回应有关；它是对特定的情绪困境中的特定时刻的捕捉，在体验上达致一个准确的评估。真实他人是真实的、实际的、深刻地感受到的，是不容置疑的。理想化只发生在患者持续地假定真实是他人持续不变的特征的情况下，即假定他人永远都能保持绝对的，而不是把他看作一个有着弱点和缺点的人类。就像它的对应方真实自我的体验一样，真实他人的体验也发生在一种深刻的情感联结状态中；与理想化不同，它是依情况而定的，不是僵化的。

关于真实他人的感觉如何捕捉到一种与理想化没有任何关系的体验上的准确评估，在电影《闻香识女人》（Scent of a Woman）中就有一个典型的例子。斯莱德上校是一个性情非常暴躁且有缺陷的人。他自恋、傲慢、酗酒、毒舌，他的失明、孤僻和疏离是一种严重的、终生的性格障碍的悲剧性后果。电影中的另一个主要角色查理是一个年轻的预科学校男孩，带着可爱的天真和正直。虽然查理对斯莱德不抱任何幻想，但两人之间发展出一种情感纽带。有那么一刻，查理面临着一个可能带来灾难性后果的局面。就在这时，斯莱德为了查理挺身而出，并成功化解了困局。斯莱德深深地理解查理需要什么，便雪中送炭：斯莱德就在那里，在关键时刻起到了重要的作用，完全抵消了查理痛苦和伤感的孤独。在那一刻，尽管一生都有自恋的病理障碍，但斯莱德上校成了查理的一个真实他人。

接受肯定

肯定的过程不像悲悼过程那么广为人知，在临床文献中更是少见。与悲悼自我的过程相比，作为肯定的接收者涉及处理拥有（相对于"没有"）以及已经（或正在）处于与一个真实他人的关系中正向的情绪影响。接受肯定的过程是由自我的一个重要方面被肯定、认可、理解和欣赏的体验所激活的，并包含这些体验。肯定可以用于对个人成就的承认；它可以是他人对自我的行动的基础；它还可以涉及对一个人的自我转化的深刻的承认。肯定的来源可以是一个人的自我，也可以是他人。

认同为了更好而做出改变，这是肯定的一个本质方面。自我内在发生的深刻转化是与另一个人（毋庸置疑是一个真实他人）在一起的结果；是被看见、被爱、被理解、被共情、被肯定的结果；是能够去做过去一直太过可怕的事情的结果；是接触过去害怕无法承受的各种情感体验的结果；等等。作为转化的结果，一个人更加接近真实的、核心的自我，那个我们一直都知道自己是什么样的自我。正如一位患者所说："谢谢你，让我找回了我从未曾拥有过的自我。"

对于肯定的接收回应会引发一种高度具体的情感反应，这种反应似乎有两个方面：一方面，是被感动、被触动的感觉和强烈的情绪反应；另一方面，是感到爱、感激和温柔。英语中没有用来描述这种情绪的词语，但它似乎具有一种统一的类别性情感的所有特征：一种特定的现象学（很可能具有独特的生理特征），特定的动力结构，一种状态转化的发生，当它被体验到的时候会引发适应性的行动倾向。作为治愈性体验的一个标志，"疗愈性情感"的标签似乎是恰当的；著名的赞美诗《奇异恩典》（*Amazing Grace*）捕捉到了这部分：

> 奇异恩典，如此甘甜
>
> 我等罪人，竟蒙赦免
>
> 昔我迷途，今归征途

曾经盲目，今得重见

　　一旦一个人意识到他的情绪痛苦正在减轻，他在以自己一直渴望的方式被看见或回应，而且他在那一刻感到自己是真诚和真实的，就会产生疗愈性情感。疗愈性情感表达了一种让人欣喜的变化——"曾经盲目，今得重见"，这种变化要么被他人见证或理解，要么反映了他人对自我的影响。

　　两种类型的疗愈性情感区分了肯定过程的两个方面。被患者描述为感动、动情或触动的体验似乎与向着更加真实的自我转化的过程密切相关。对肯定接纳性情感体验的觉察带来了第二种类型的疗愈性情感——爱、感激、欣赏和温柔，它们是对肯定的他人所产生的感受。

疗愈性情感的现象学

　　疗愈性情感的躯体及生理表现包括因竭力控制情绪和忍住眼泪而发出的颤抖的声音；眼睛是清澈明亮的，且常常是湿润的、向上凝视的，且凝视方向的不同，似乎意味着内在状态的不同改变——尽管向上和向下凝视可能都与情感性质的内在状态改变有关，但向下凝视似乎是悲悼和丧失体验的一个标志，向上凝视则是疗愈性情感和肯定体验的标志。与向上凝视相关的体验往往是一种有某种东西上升、涌出、汹涌澎湃或感到向上提升的感觉。无论个体使用什么词语，在感觉体验中都存在着一种向上的感觉。

　　当患者在表达感动、触动或激动，以及表达爱或感激时，通常都会流眼泪，尽管他很清楚地表明自己既不是因为悲伤而流泪，也不是因为痛苦而流泪；他常常会说自己是因为感到开心或喜悦而流泪。当这种反应混杂着悲伤或情绪痛苦时，他会放开怀抱接受痛苦，将其视为非常值得感受的，而没有被吓到并试图回避它。在一集《芝麻街》（Sesame Street）中，我的女儿注意到了它的存在，并给这个现象起了一个名字，叫"快乐的哭泣"（happy crying; Lubin-Fosha, 1991）。韦斯（Weiss, 1952）曾经写到过这个反应，并将其称为"快乐结局时的哭泣"（crying at the happy ending）现象。一位患者想到了"真实的眼泪"这个短语。尤金·简德林（Eugene Gendlin, 1991）捕捉到了这些眼泪的本质是对核心被触动的回应：

　　眼泪可以为现在的生活而流，而不仅仅是在悲伤的时候。有一种哭泣会出现在一个人对现在的生活的需要萌动时。也有安静、温柔的眼泪。最深刻的眼泪并不总是表现为无法控制的啜泣。非常温柔的眼泪也可以是很深刻的。当人们被深深地触动或是触及自己内心深处时，就会流下这样的眼泪。当有新的东西产生并鲜活了片刻时，就会有眼泪

流下来。（p.274）

　　因充分的自我表达和强烈的、肯定性的联结而产生的改变体验具有一种特殊的性质。疗愈性情感是简单、清晰、纯真、新鲜、甜蜜、辛酸的。个体处于一种开放和脆弱的状态，但这是一种没有焦虑和不需要防御的、具有积极意义的脆弱性。个体会产生一种轻松和放松的感觉。围绕疗愈性情感的心境（或原发性情感状态）既可以是严肃的、心酸的和温柔的，也可以是喜悦的、充满惊讶的，此刻患者常常展现出一种温和的几乎是害羞的微笑。威廉·詹姆士以其具有特征性的言辞和现象学的精确将疗愈性情感称为"与变化的危机相关的、融化的情绪和激动的情感"（1902，p.238）。总之，疗愈性情感是甜美的、纯真的、愉快的、温柔的、融化性的。在《奇异恩典》中，这些特质在"声音是多么甜美"的乐句中得到了表达。

　　对比是疗愈性情感不可分割的一部分。哈罗德·布罗德基（1996，p.52）写道："也许你可以说我一生碌碌无为，但回报……是巨大的，是痛苦的、耀眼的和美妙的。"这是一个经历过痛苦的人所体验到的喜悦，在多年黑暗之后所体验到的光明，在被误解之后所体验到的被理解。下面的段落来自达尔文（1872，pp.214–217），他引述了荷马的部分文字，文中谈到了喜悦的眼泪，这些眼泪通过与个体之前的情绪痛苦相比，获得了情绪上的冲击力。

　　被称为"温柔"的感受是很难去分析的；它们掺杂着情感、喜悦，尤其是同情。这些感受本身具有令人愉悦的性质……以我们现在的观点来看，它们是如此容易让人流泪，这一点很引人注目的。许多父子在久别重逢时都会落泪，尤其是在意外重逢时。毫无疑问，极度的喜悦本身会对泪腺产生作用；但是在这些情况下，他们可能会想起以前那些模糊的悲伤的想法，他们可能不会再见面了，这些想法可能会在他们的脑海中闪过；悲伤自然会引发流泪。因此，尤利西斯回来时，特勒马科斯：
"起身，抱着他的父亲放声痛哭。
被压抑的悲伤像雨点一样笼罩着他们，如此地渴望。"
所以当佩内洛普终于认出她的丈夫时：
"接着她流出了眼泪，
她跑到他身边，
用她的胳膊搂着他的脖子，
温暖的亲吻的泪珠向他涌出……"

这是幸福结局时哭泣的本质，就是重聚战胜了丧失和随之而来的悲伤带来的恐惧的幽灵。

在下一个段落中表达了类似的感觉，用黑暗和光明来做比喻。光明的比喻尤为恰当，它与詹姆士（James，1902）讲到的向上凝视和显著的光联觉现象（photisms，即看到光线的现象）相关。我们也可以从中看到比较和对比，同时伴随着一种与新的体验相遇的矛盾的认识——第一次遇到却也是一直都知道的东西：

他似乎认出了那个地方，他在某种程度上也不是很理解；似乎这是一个他一直寻找的地方，就像一个人在梦里居住过的完美的房子。在黑暗中站在光明的边缘，他感到内心一阵剧痛，一种甜美的、不可思议的痛苦，他想留住它，去探索，去理解，似乎一旦掌握了它，他就能不在意痛苦、丧失、死亡，以及任何能让他难过的东西，除了偶尔出现的像雨滴般的吻。（Preston Girard，1994，p.240）

强化的感觉和新的感知定义了一种强烈的鲜活的感觉。有一种"内在和外在都干净和美丽的新鲜感"（James，1902，p.248）。

在接下来的两段引文中，疗愈性情感的所有现象学元素都汇聚在一起。以下是卡萨诺瓦（Casanova）描述的他从监狱的监禁和迫害中死里逃生后的体验：

然后，我转身看了看那条美丽的运河，没有看到一艘船，我羡慕一个人对最美丽的一天满怀期待，壮丽的太阳的第一缕光从地平线升起，两位年轻的船夫全速地划着船；与此同时，我想着我度过的那个残酷的夜晚，我昨天去过的地方，所有那些帮助了我的巧合，我觉得有种东西抓住了我的灵魂，它上升到慈悲的上帝面前，激发了感恩的源泉，以一种非凡的力量感动着我，我的眼泪如泉水般涌出，抚慰着我的心，喜悦得让我无法呼吸。我像个孩子一样开始哭泣。（Casanova，*Histoire de ma vie*，in Flem，1997，p.66–67）

我们所描述的所有元素都在这里：侥幸逃脱的悲剧与当前快乐的情境的对比；一种新的状态感在生根；上升的情感涌现和强化的感受与知觉；疗愈性情感，一开始是被感动的体验，然后是"快乐的哭泣""喜极而泣"的眼泪，对肯定的、极度抱持的他人的感激之情，在这个例子中是"慈悲的上帝"。

在接下来的例子中，患者是一位30多岁的男性。最近，他已经克服了与创伤性记忆相关的恐惧和自我厌恶，他曾被一群同学当作替罪羊，受到了他们的欺负和威胁。在写下下面这段话的几个星期前，当患者想起和再次体验了那些日子里的折磨和恐怖时，他还回忆起了一个安全的地方——他想起自己坐在一棵树的树荫下，在那里寻找心灵的慰藉。他的背靠在树干上的感觉，凉爽的空气，令人愉悦的宁静，都让他感到平静和踏实。他在最近一次回老家时，他去了校园。令他吃惊的是，他胸中既没有恐惧，也没有恶心。校园——那个令他在童年时感到最恐惧的地方，如今看起来那么渺小。几次治疗之后，他谈到他已经不再焦虑，而是感到很自信。他提到前一天晚上他在家里"无所事事"时，他感到自己产生了一股想写作的冲动，他也的确写下了自己如何被他心中冒出来的东西感动，那种感觉是多么地愉悦。他把他写的东西带来给我看，并允许我摘录下来：

当我回忆起自己的童年时，我的脸上浮现出了微笑，那是从肚脐附近的某个地方开始的。起初，它只是一种想法，然后在某个时刻，它到了一个有白噪音的、寂静的地方。没多久，它便划破了寂静，冲上我的胸口、大脑，继而逐渐平复下来。正如我说的，那就是微笑浮现在我脸上。那种想法让我感到喜悦和激动。有一股暖流穿过我的皮肤，产生了一种巨大而真实的感觉，但我却看不到任何东西。爱就是这样的，平静、温柔、恰当。它给了我某种勇气，让昏暗的光线变得明亮。我坐下来，眼泪马上就要流出来了——是那种闪亮的泪，而不是悲伤的眼泪。这一切都有点令人困惑，让我很想知道为什么一个微笑、一个充满爱的念头，以及一个激动的感受就能让我热泪盈眶。然后，我进行了更深入的思考，仅仅用了一秒钟。我觉得自己又回到了童年，终于又感受到了幸福。

在此，疗愈性情感的现象学也是明白无误的：快乐的情景出现在过去令个体感到痛苦的地方；体验的感觉是不请自来的，而不是寻找得来的或强求的；强烈的感觉，包括向上的情感涌现（"它便划破了寂静，冲上我的胸口、大脑"），以及温暖的感觉；感动的眼泪与悲伤的眼泪不同；爱的感受；平和但确定的平静，温柔和恰当感受；在疗愈性情感发生其中的状态转化后的、一种更深层次的状态转化的感觉（更深一步）；最后，紧接着疗愈性情感体验后的下一波正向体验——带着某种"让昏暗的光线变得明亮"的勇气，患者迈出"更重要的一步"，体验到"终于又感受到了幸福。"

从元治愈中获益

描述接收肯定的过程与疗愈性情感的现象学是很重要的，以提醒治疗师在治疗性过程中发生了什么——也就是治疗进展顺利的原因。它还能告诉治疗师，在这个时刻，在这个组合中，治疗师与那些在患者困难的成长过程中扮演了重要角色的人是不同的。这对那些对感知坏的和旧的重复有较低的阈值、对感知好的和新的有较高阈值的精神动力学治疗师来说尤为重要。比如，不要把"快乐的哭泣"或"真实的眼泪"与悲伤的眼泪混淆是至关重要的。因为负向状态的气息总是会在那里形成对比，如果治疗师以此来引导治疗过程，患者就可能很容易进入负向状态或情绪痛苦——一旦如此，就会错过一个宝贵的机会，因为对元治愈的充分探索提供了额外的疗愈性机会。

元治愈在根本上涉及承受和认同拥有（而不是剥夺），或身处一个促进情感而不是敌视情感的关系的体验。个体必须学会承受、认同、处理并接纳好的东西，比如，爱、欣赏、理解和认可。由于这些是新的和不熟悉的感受，因此美好的事物反而可能会令患者感到害怕、无助或缺乏信心。"我现在该怎么办"是患者在面对未知而感到脆弱和失控时的一种常见的抱怨。患者常常会产生一种冲动，想要退回到那个痛苦的、自我毁灭的但是熟悉的仿佛非存在和非体验的模式中。当发生这种情况时，就会激活另一轮的工作，以促进进一步的修通。

另一个困难是，正向的体验往往与痛苦的体验相联系；拥有只会凸显出没有拥有这一令人感到痛苦的残酷现实。要想体验正向的东西，就要冒着沉浸在痛苦感受中的风险。患者依赖他们的防御来防止自己产生这两种体验。其他的对体验和对完全拥有正向体验的恐惧还包括，害怕这样会让自己更加难以忍受丧失带来的痛苦，因为一旦意识到了美好到底能够有多美好，丧失就变得更加令人难以忍受。在肯定过程能够充分地进行之前，内疚感和无价值感的问题通常还需要多几轮的工作才能得到解决。

通过认可和拥有健康的功能、资源和情绪能力，患者能够调动其有坚实基础的自信，能够处理情绪化的情景，甚至在面对情绪逆境时能够偶尔获胜，而不担心被它击垮。他们变得自信，他们能够参与创造正向的关系体验，而且当这些正向情况出现时，他们能轻而易举地识别出它们。相信自己有能力做到，并相信发展有意义的、相互满足的关系是可能的，这是人际关系的重要基础。疗愈性情感本身能促进信任、希望，以及对"美好是可能的"的信心。在这里，动力性的任务是放弃防御性的自我依赖，打开自己去体验他人可能具有巨大的正向作用。放弃防御性的自我依赖，患者不仅能从联结和关系中获益，而且看似矛盾的是，患者还能通过承认他人对自己的影响而变得更强大、更有能量。

通过体验和反思的交替进行（即感受和交谈的交替），患者可以掌握转化的过程。正如一位患者所说的，通过同时体验它和谈论它，"个体开始了解被疗愈的过程，相信它，不仅仅是一个暂时的偏离轨道，或是一个脆弱的时刻，而是一种属于自己的体验部分，一个人可以完成的事情"。

对接收肯定的阻抗

有的治疗师对元治愈的临床关注的相对缺乏，主要原因之一可能是这项工作会让治疗师产生不适感。治疗师在处理负面反应方面得到了很好的训练，但当被认可、欣赏和喜爱的时候，治疗师则常会感到不安。在这里，患者的防御不是罪魁祸首，因为当患者的防御处于暂停状态时，疗愈性情感就会出现；相反，问题出在治疗师的不舒服上。有的治疗师似乎对如何处理患者的正向反应感到不知所措，比如，患者对治疗师帮助他们做出改变和感觉更好而表达的爱和感激；治疗师通常会用谦逊（甚至是虚假的谦逊）来掩盖自己因为做了最有价值的事情而得到感谢时的困难。精神动力学的治疗师善于探查患者 – 治疗关系的深度，对聚焦于和修通负向体验、挫败和失望这样的工作会感到更舒服。

在精神分析理论中，个体的成长常常被描述为这样的过程：当个体还是孩子时，他在每个阶段都被鼓励放弃某些东西，但这并不能保证他将获得更好的东西。这是一个艰难的学派，我们可能会好奇，我们内在的什么东西使我们被放弃的故事和剥夺的意识形态所吸引，无论它们是被称为"象征化"或"抑郁位点"（depressive position），还是弗洛伊德对俄狄浦斯情结的解决方案的描述。（Phillips，1997，p.744）

临床医生对患者在接受爱和体验共情上的困难的理解，远没有对他们被剥夺了爱和认可所引发的困难的理解那么多。这在一定程度上是传统的治疗师所持的中立立场的产物。接受和接收爱的困难——就像人们在得不到的时候渴望得到一样——在一位能够发起爱的交流的治疗师那里，比一位克制的治疗师更容易显现出来（Coen，1996）。类似地，当更多地关注患者的力量而不是他的病理状态时，去承认自己拥有情绪胜任力、智慧，以及由此而产生的自豪感的困难也会更快速、明显地显现出来。

比如，感激往往会在成功的治疗过程中产生；它的重要性在于它是患者对得到的治疗帮助在情绪上的认可。接受这样的赞赏会让治疗师感到脆弱：对个人价值或胜任力的不安全感、害怕丧失或羞辱、被淹没的感受，或是面对渴望的东西的不知所措，都是在我们内心中激起不安反应的常见例子。面对真诚的谢意，治疗师的防御会被激活——虚假的谦逊、对自身贡献的轻描淡写、对推断负向动机的敏感和对正向动机的迟钝，都会妨碍元治愈。这不仅对治疗师来说是失去了一个成长的机会，对患者来说也是一种更大的丧失。

在修通元治愈性过程和转化性情感时，彻底地、系统地关注和探索正向的治疗性体验，就像对待负向体验一样，都是非常必要的。对于治疗师来说，发展这一领域的胜任力是同样重要的：治疗师需要学会承受成为患者正向感受的焦点，避免将谦逊作为一种防御。

肯定和疗愈性情感在工作

接下来的案例放大了一个治疗性时刻，能让我们对接收肯定和疗愈性情感的过程一览无余。一旦出现这些核心情感，它们就会像任何其他核心情感体验一样，彻底并强烈地获得重视、关注、放大和探索。

患者是一名 30 岁的单身女性，尽管有过一段严重抑郁症的历史，但她之前从未寻求过治疗。她感到她的工作和个人生活都"被卡住了，停滞不前"。由于她在工作中突然哭泣且无法停下来，因此前来寻求治疗（尽管她很不情愿这么做）。患者在刚开始接受治疗时感到有些绝望，并感到极度无助。她还对自己需要帮助以及无法自己解决问题而感到很羞耻。

接下来的临床片段来自两个小时的初始评估的最后 15 分钟。在此之前的大部分工作都集中在患者的自我依赖式的防御和暴露它们的后果上，也就是说，是它们导致了她在情绪上的隔绝和孤独。在整个过程中，对患者的防御以及所有临床材料的理解都是在一个适应性-共情性的视角下构建的，通过强调这些，反映了患者是如何尽自己所能照顾自己的。在她描述自己当前和过去的生活，以及在探索进展中的患者-治疗师关系的现象时，治疗师注意到并肯定了患者的力量，以及她自己所做的治疗性努力。治疗师对患者是表达性的、共情的和支持性的，在情绪上是自我暴露的，而且非常认可患者的情感和关系体验。因此，阻抗相对较小；尽管患者在性格上有缺乏信任和自我依赖的倾向，但治疗师和患者在温暖和交互的氛围中完成了大量的情绪工作（Mann & Goldman，1982；关于如何从共情性协调的立场对患者的痛苦进行深度的探索而不引发阻抗，反而使患者有更多开放、信任的体验，以及治疗师"在身边和在内心"陪着他的接纳性的体验）。

案例

患者：我也总是想，"好吧，我可以自己做。我不需要任何人。我不需要任何人的帮助"。这是我一直以来的生活方式。"不用帮我，我自己就可以。"这也是在过去即使我想过"好吧，也许我要找个人谈谈——治疗师或是什么人"，但另外一个想法——"不，我不需要，没有必要"——就会冒出来的原因。[患者开放地描述自我依赖式的防御，良好的治疗联盟在起作用。]

治疗师：你看，我意识到，我把很多的注意都放在了你贴近自己的感受是多么困难上面。但是（放慢语速），我也很惊讶你对我如此坦诚、如此直接。[对患者自己的治疗性努力的肯定。]

患者：（点头，用力吞咽）[开始体验被感动的感受。]

治疗师：我更感谢你这样做，因为我越来越理解了是什么让你这样做的。这不仅仅是你的本能反应（打响指）让你那样做的。[更多的认可。]

患者：（声音有些颤抖，开始流泪）是的……对的。当然，以我的性格，我是不会说那些的，就是，告诉别人一些事情……[更多的情感流露。]

治疗师：你对我认可你这一点有什么感受吗？[回应早期的疗愈性情感，元治愈式询问：让肯定变得外显，询问患者对它的体验。]

患者：我对它有什么感受？（用力吞咽）嗯嗯……我感到……嗯，我很开心。[露出灿烂而羞涩的微笑。]

治疗师：（用非常同情的语气）嗯嗯。

患者：我很高兴你能看到这一点（悲伤地、温柔地笑）。

治疗师：（共情地，非言语情感共鸣）嗯嗯，嗯嗯。

患者：我不知道自己还有什么感受……我觉得，啊……如释重负（感动，声音开始颤抖，边说话边流泪），你知道就像，噢，也许，我很高兴你能理解我努力要告诉你的东西。[得到理解的感受唤起了疗愈性情感。]

治疗师：说一下如释重负的感觉是什么样的……你的话语再次触及了一些深刻的东西。[通过询问、共情性镜映和命名，引出更深的对疗愈性情感的体验。]

患者：嗯嗯，我试试看。

治疗师：（共情地，非言语情感共鸣）嗯嗯。

患者：我努力试着……

治疗师：不用试，告诉我就可以了。[绕过策略性防御。]

患者：好吧，我不知道我是否能……我不知道。

治疗师：没关系。

患者：嗯嗯……能够把它讲出来，你知道，确实感觉很好，就像……

治疗师：（深深地共情语调）你已经承载了太多太多……

患者：但是你知道，我认为我已经……我认为……当我上个星期给你打电话时，我认为那也是我当时的感受，就像（共情性的、坚定的、充满情感的语调，含着眼泪，声音颤抖）是的，你知道吗？就像，"是时候了"，你知道我的意思吧。（她的声音断断续续，开始哭泣）［接受并拥有这个针对她精神上的痛苦的共情性承认；深化疗愈性情感；肯定自己的需要的正当性。］

治疗师：（充满情感地、共情性地、温柔地）是为你做些什么的时候了。

患者：（肯定地点点头，哭泣；向下凝视，声音断断续续，啜泣了一会儿）……我确实感到……是的，我真的很想沉下去。我感到"不，好吧（双手握拳，手臂有力地下压），我就想这么做，我能够应对，我可以走出来了"，但我好像不允许自己这么做，我不知道，"纵容"我自己……我不知道这个词是否恰当，但是……也许像……感觉就像……倒不是说我是最后一个，而是说我是我自己最不想打交道的人，类似这个意思吧。［情绪痛苦，悲悼自我；详细、具体地描述她的防御，并感受到它们的负向后果；开始为基本需要和渴望腾出空间，这些基本需要和渴望正是她习惯性地去防御的体验。］

治疗师：就像是你感到你能够承受它。

患者：是的，我感到我能够承受它。

治疗师：你是你自己最不想要打交道的人，你对此有什么感觉？

患者：是的，就像我认为就是那样了。我认为我有点害怕真正地去看……你知道……背后是什么……我的面具，人们看到我的样子，比如在工作中。人们以某种方式看待我。而且……

治疗师：那里还有什么？

患者：嗯，就像，我不知道，我害怕去面对里面的东西。就像它是未知的，就像"哦，哦，它可能很可怕，我不知道我是否想这么做"，所以我就假装自己没有问题，或者我能够应对，或者它会消失的，或者总会好起来的，或者不管怎样，即使我不知它会怎样，但它不知怎么就会那样的。或者也许"是好吧，我确实不想在此刻去应对它，我会在其他时间处理好它的"。（声音非常触动）但我想，现在就是我说的那个"其他时间"（肯定地摇头）。［深入地描述防御导致了材料的深入和患者对自己的恐惧的表达；带着深入的情感，她自发地肯定并确认她寻求帮助的"正确性"。］

治疗师：是的。

患者：因为我感到我真的无法前进，所以我感到自己被卡住了、停滞了。尽管我感到自己被困了很长一段时间，现在这整件事情［指让她寻求治疗的危机］就像是有人逼我这么做的——因为出现了这种情况，所以它迫使我去这么做，这确实是一件很好的事……我是靠它才这么做的。［患者清晰地、毫不犹豫地表明了她的治疗动机。］

治疗师：让事情产生一个变化？

患者：是的，就像我觉得自己知道有事情要发生，但我不知道什么事情，可能很可怕，它……

治疗师：与你和成长有关……［肯定。］

患者：（触动）是的，是的。［接纳性体验，疗愈性情感。］

治疗师：而且照顾某些东西。

患者：是的（轻声地咯咯地笑），这是刚刚发生过的事情。［一轮工作结束。］

治疗师：你和我交谈有什么样的感觉？你对我有什么感觉？［治疗师发起过渡：在一轮工作的结束达到了一个令人满意的休整点，治疗师决定引出患者对治疗师以及对患者–治疗师的联结的关系体验。这项工作对于使用防御性的自我依赖的患者尤为重要：她刚刚允许自己接受别人的帮助，对她来说，意识到并在体验上处理这一点是非常重要的；无论这方面的询问唤起的是她的防御还是核心情感，都是一个重要的机会。因此，这是关系性的元治愈的开始。］

患者：我感觉就像是我一直想让你知道我来自什么地方，也许和你交谈就像……你感觉那是我能够做到的……凭借你的经验，你认为咱们能一起合作吗？有办法……来帮助我吗？［即便害怕，她也没有遮掩地、脆弱地、防御性地表达她对获得帮助的渴望；远离防御性的自我依赖。］

治疗师：啊（非常温柔，有些惊讶的语调，感动），我觉得我能表达的远远不止这些，你知道的。我确实对你、对你告诉我的以及你所经历的有很多的感受。你能对我如此坦诚，真的让我很感动。［患者的脆弱激发了治疗师的温柔，通过对患者更多的肯定以及自我表露她自身的、由患者激起的疗愈性情感，治疗师开始直接回应患者的需求的表达。］

患者：（感动，嘴唇颤抖）［接纳性体验，疗愈性情感。］

治疗师：这里有一些东西，关于你和我在一起的体验……让我很感激。［关于治疗师对患者的体验，以及在回应患者时她自己的疗愈性情感，治疗师做出了更多的自我表露。］

患者：（感动）嗯嗯……我感觉和你谈话一直都很容易。

治疗师：（感谢地）嗯嗯。

患者：就像，你真的，在倾听我。你真的……就像……就像……好吧……我想说，即使是我在电话里和你交谈的时候。

治疗师：嗯嗯。

患者：嗯，那里面有什么…你的语调（感动，忍住眼泪），你的声音中就像有什么东西，让我感觉很好，你知道的……让我感觉很温暖……就像，我不知道，就像拥抱之类的……我感到我可以就这样地和你交谈，我可以就这样地（温柔地哭泣，温和地微笑）……哭出来……如果我想要的话……你知道的。[患者描述自己被肯定的体验以及伴随的疗愈性情感；突破性的体验和表达对关系性联结的渴望。]

治疗师：（温柔的语调）嗯嗯。

患者：所以，它就像是感觉我得到了（温柔地哭泣），得到了，关心，这样的东西。[承认关心；疗愈性情感。]

治疗师：（温暖的声音）这些眼泪来自哪里？

患者：嗯嗯，我不知道（强忍更悲伤的哭泣）。

治疗师：（非常温柔）嗯嗯。

患者：我就是感到（非常明确地向上凝视，眼睛向上看）……就像我感到我想要……嗯，能够就那么放松，你知道那种感受……就是能够，就像如果你想要……被拥抱而且感到……温暖，感到安全，你知道，我想也许，也许那是某种感受，我感觉我想要……哭出来，你知道……因为我感到我不想一直都那么强大，我只是想能把一切都释放出来（脆弱地）……[进一步的突破性体验，表达对关系性联结的渴望，表达疗愈性情感（注意她的向上凝视）。]

治疗师：……释放出来。

患者：是的，释放出来，能够足够舒服地这样做……就像是你向后倒时，有人能接住你，这让我能够那么做。我脑子里一直有这样的画面……你知道那种实验吧，有两个人站在那里，一个人向后倒……

治疗师：……那个倒下的人不用撑住自己的身体。

患者：……是的，因为有人能接住他。我一直想获得这种"接住"的感觉，我不认为……我不认为我可以做到或我还做不到……[继续详细描述核心情感：体验和表达对关系性联结的渴望，伴随着疗愈性情感。]

治疗师：嗯嗯。

患者：所以，当我和你谈话时，我感到也许我在接近那个能够做到的目标……（擤鼻涕；现在安静下来，心情平静）[另一轮情感工作结束；状态转化以及紧接着接受肯定和体验疗愈性情感后对新现象的体验：信任、希望和放松。]

治疗师：（感动）你能告诉我这么深刻的体验……我真的，我的意思是……

患者：（温柔地少女般地笑，有点害羞，洋溢着开心）

治疗师：啊，谢谢你，谢谢你。[通过表达治疗师对患者的感谢，认同患者对治疗师的影响。]

患者：（有点害羞，开心，开放）这大概是我能描述这种感受的最好的方式。

治疗师：嗯，这非常有说服力。我想正是这一点让我看到了希望，让我对我们一起的工作抱有很大的希望。我认为这是一种联结的感觉——我的意思是，你刚刚以一种深刻的方式对我表达了这些体验，我也和你一同感受到了。我想你的信任是特别的，尤其是当信任对你来说来得不容易时……[使用元治疗性体验的证据和与之伴随而来的他们刚刚分享的情感，以及因为患者开放能力和表达能力的增强使治疗师能够对她有更多的理解，治疗师回应了患者的问题，表达了自己对她们一起做好治疗工作的期待和信心。]

患者：是的。

治疗师：……这非常有意义。

小结

患者通过元治愈，即通过认同和拥有他们在成功的治疗中采用的资源和情绪能力，获得了对处理情绪化情境的坚定自信，甚至在面对情绪逆境时会取得偶尔的胜利，而不会害怕被压垮。他们也会越来越有信心地去利用，以及主动地参与创造正向的关系体验。这些体验会打下基石，帮助患者树立对自己能力的信心（这是无助的反面），以及坚定自己可能建立有意义的、相互满意的关系的信念，还会支持他们发展出信任、亲密和亲近（这是绝望的反面）的能力。而且，治愈性体验也让患者苏醒，为他们带来了信任、希望、放松、清晰、共情和自我共情，敢于相信拥有美好是可能的，以及在没有获得最佳条件时相信自我是有复原力的。

第 9 章

你不再爱我了：一个展示合作构建的
心理动力概念化的案例

运用三个三角，将对心理动力的理解转化为临床上的行动

从患者讲述他的故事的第一刻开始（有时也可能不去讲述他的故事），治疗师就得到了两个动力信息的重要来源：故事的内容（包括表象和隐含的部分），以及治疗师与患者互动的过程。不论患者提供的是什么，治疗师都可以以此作为一个动力互动的起点。三个三角的图式能帮助治疗师在临床材料的丛林中保持自己的方向。治疗师可以把呈现出来的临床材料分类为防御、信号情感和真挚的情感体验，由此针对这些现象做出特定的干预。治疗师也可以从不同的防御、信号情感和核心情感的星象中，摸索其特定自我的状态和自我－他人模式的基础。最后，他能探索这些模式的"遗传相关性和适应相关性"（Mann & Goldman，1982）：它们在哪里产生，它们起作用的其他情景，以及它们不起作用的那些情景（最后一点是 AEDP 尤为强调的）。把患者的材料时时刻刻翻译和归类到冲突三角的类型中，能够帮助治疗师快速地评估一个特定干预措施的影响（比如，这个干预措施是让患者增加防御还是减少防御？它是导向更大的还是更少的情感开放和自发性），并使用这个评估来指导下一个干预措施。每一个回应都是患者对治疗师的现场督导：如果她能接收这个即时的回馈，治疗师就能在需要的时候改变治疗进程，提高治疗的有效性。

任何特定的情感体验（其内在心理架构是由一个特定的冲突三角代表的）都会导向一个特定的自我、他人，以及自我－他人互动的版本。这些成分中的任意一个都可以表

达着一个比较三角的特定结构，随着时间的推移，能与其他相似的三角建立联结。由此我们会对患者的动力结构，他在这个世界上的存在方式，内在心理上的（冲突三角）、关系上的（自我－他人－情感三角）和历史上的（比较三角）都产生更为深入的理解。

在一篇详尽的关于短程动力心理治疗的评论文章中，巴伯和克里茨－克里斯托菲（Barber & Crits-Cristoph，1991，p.338）指出："每一名动力心理治疗师——尤其是短程治疗的心理治疗师——的重要任务，是推断出患者呈现的症状与其核心冲突之间的联系。"把丰富且复杂的临床资料翻译为三种具有代表性的图式，能帮助我们系统化地理解症状、核心冲突，以及转化力现象之间的联系。而且，这套模型的临床应用易于教授，能够作为一种"清晰的启发式教学法"，正如巴伯和克里茨－克里斯托菲大力倡导的那样。

心理动力概念化的应用：从症状和时时刻刻的变化到核心问题

心理动力概念化的一个应用，是从患者告诉我们的故事中寻找到以情感为基础的组织结构（McCullough Vaillant，1997）。从第一刻起，在那个初始的主诉问题和被患者选取来展示这个问题的例子中蕴含的动力，以及患者和治疗师之间互动的动力结构中，都有着充足的心理动力信息。随着治疗师在这三个图式的指导下的倾听，这些信息便得到了某种程度的组织。

我们总是从当下的情形开始。"那个导火索事件，实际上就是令患者根本无法承受的最后一击。"（Mann & Goldman，1982，p.24）当我们追溯患者的痛苦时，我们可能会了解它如何联结现在与过去，以及它如何在演化的患者－治疗师的关系中继续凸显出来。与治疗师的关系会激发患者强烈的感受：在第一次会面刚开始的几分钟内，治疗师宣告他希望与患者建立联结。治疗师通过聚焦患者的感受，询问具体细节，以共情的、有感情的方式去回馈患者，激发患者对亲密和接近的复杂感受。

患者提出主诉问题和特定的例子，是患者对治疗师的第一个（"是什么让你到这里来？"）和第二个问题（"你能给举我一个具体的例子吗？"）的回答。主诉问题代表了核心冲突、这些冲突引发的焦虑、调动的防御，以及这些防御的后果的一个"最终的共同通路"（Mann & Goldman，1982，p.20）。我们要求落实到具体例子，远离模糊——治疗工作从这里开始。第一次会面刚开始的几分钟的情感氛围为治疗提供了巨大的良机，患者需要获得救援的苦难之下隐藏的动力结构在此时会得到披露。

很多的短程动力治疗流派的治疗师都看到了第一次会面所提供的独特良机（e.g., Coughlin Della Selva，1996；Davanloo，1990；Magnavita，1997；Malan，1976；Mann，

Goldman，1982；McCullough Vaillant，1997）。古斯塔夫森（Gustafson，1986）甚至提出"第一次会面的神圣性"这样的说法，提出聚焦在患者带来的问题上是至关重要的。如果之前的促发事件是一条共同通路，那么与治疗师的会见带来的希望和恐惧就塑造了患者和治疗师之间的动力互动，使得他们的会见成为第二条共同通路。

危机越大，良机越大。情感的能量创造了心理危机和随之而来的流动性（Lindemann，1944），其结果是出现一个跨越患者习惯性防御的前所未有的良机。在这样一个危机过程中，患者处理强烈情感的习惯性方式会变得明显，且当治疗师能够激发他新的联结方式时，他给予患者新的回应方式的能力也会越来越显而易见。

在第一次会面中，患者和治疗师作为一个全新的二元关系中的成员，在创造着他们二元自有的独特模式。由于双方都携带有最佳和最差的结构，因此很多事情都是可能的，没有什么是确定的。这样一个偶然创造的机会在他们的关系中也许永远都不会再次出现。在第一次会面中呈现的，并在治疗过程贯穿始终的另一个动力的信息资源，则是时时刻刻的治疗过程。做出干预然后观察其影响，这是一个先假设然后求证的模式。

在第一次会面中，治疗师可以问自己以下问题。

▼ 有没有建立接触？如果治疗师认为发生了，那么患者呢？如果患者认为发生了，那么治疗师呢？

▼ 那些防御的区域在哪里？那些放松的区域又在哪里？患者生活中困难的方面有哪些？愉快的方面又有哪些？

▼ 患者使用了哪些防御？有哪些资源可供他使用？

▼ 是什么使得会面过程容易推进？是什么使得会面过程发生停滞？

▼ 患者对共情、肯定、支持和面质是如何回应的？

▼ 患者对自己的情绪状态或是自己的情绪缺乏有什么样的反应？

▼ 关系重复的模式是什么？是什么触发了这些重复？有什么例外吗？

▼ 哪些感受对于患者来说是困难的，哪些感受对患者来说不那么困难（比如，患者能够感受到悲伤但不能感受到愤怒，或是能够感受到愤怒但是不能感受到脆弱）？正向感受是否比负向感受更令他难以感受到（或是相反）？是否所有的感受都令他难以感受到？

▼ 患者如何处理负向感受（比如，愤怒、痛苦、厌恶）？

▼ 患者如何处理正向感受（比如，喜悦、爱、愉悦、温柔）？

▼ 患者是否能承受工作过程中那些负面的部分（即停滞的部分、不赞同的部分、面质的部分，以及失望的部分）？

▼ 患者是否能承受工作过程中和治疗师互动中正向的部分（即共情的部分、合作的部

分，以及希望的部分）？

▼ 什么会带出患者最佳的部分？他在处于那个部分时是什么样子的？

▼ 什么会带出患者最差的部分？他在处于那个部分时是什么样子的？

AEDP 的过程同时追踪情感和关系联结：治疗师会追踪那些与患者的苦难相联系的痛苦；当病状的阴影被驱逐，生活中创造性解决方案带来的希望之火似乎获得了保证时，治疗师也会跟随患者的快乐和慰藉。每一个干预带来的回应都可能会导向开放或关闭、打击或深化同盟、孕育或阻塞潜意识的沟通，而且这些现象都是依据一个一致的、有意义的精神动因。这些因素编织在一起造就了一个精神动力角度的概念化，一种针对什么得到患者的首肯及其原因的、包含情感信息的理解。特别强调的是，我们的目标是到达位于重要的冲突三角底端的核心情感（我们的假设是，对于它的防御性压抑是造成现在的症状和困难的原因），在到达那个源头所在的过去［比较三角中 P（表示"过去的关系"的一角）］后，我们就会理解为什么对于患者来说核心情感曾给他带来那么大的困扰，以至于他必须依赖防御机制。在我们亲眼看到患者如何认同和内化过去那些致病性的因素后，就能看到这些因素如何体现在他对待自己的方式中，我们甚至有机会去理解患者如何依赖某些特定的防御机制（Malan，1976）。

第一次会面的目的是：（1）和患者建立联结；（2）得知患者对治疗的需求后面的故事；（3）找到一种解释方式，使得患者表面上看来好像是过度的或是不可理解的反应变得合情合理。第一次会面最重要的目标是，无论发生了什么，患者都应该获得一种治愈性体验。

尽管本章的焦点是治疗过程的基础结构，但临床过程有一个总体的目标——宽慰患者所遭受的苦难折磨，解放其情感资源。患者的那些情绪痛苦以及他想要解除痛苦的愿望，是治疗过程中的最大盟友。

案例演示：业余拳击手

以下的一次会面根本谈不上完美；正相反，它存在着很多失误。不过，错误带来了更正的良机，且患者也谅解了治疗师：因为归根结底，他们渴望到达那个真正重要的地方，因此他们为彼此提供了很多机会。虽然走了一些弯路，在这两小时的评估结束时，患者和治疗师到达了他们需要到达的地方。以下的内容展示了从主诉症状到核心冲突，然后回到精神动力概念化的过程。

呈现的症状，触发事件：第一个问题

患者带着一个相对常见的触发原因（分手后的忧郁状态）来到了治疗室。然而，在会面的 15 分钟内，他清楚呈现出来的问题却是在现在的忧郁之下的长期绝望，甚至包括自杀的想法。

案例

治疗师：你能不能告诉我，是什么使得你今天来到这里，和我会见呢？

患者：唉……呃……我最近很难受（呼吸沉重，用力吐气）……我在努力让自己镇静一点……我的三年的关系结束了，我感觉很受伤（开始哭泣，努力控制，说不出话来，挣扎着一边说一边哭）。

治疗师：让自己顺其自然，让你的感受进来，不要压制它们，好吗？［聚焦体验，鼓励。］

患者：好的（做了几个深呼吸）。

治疗师：你在和一些很痛苦的东西挣扎。［镜映，确认。］

患者：是的……我去看 × 医生的时候，也是这样的情形［他去找那位医生做过一次咨询］。我刚开始说话就哭。我想是因为我在这段时间总是会把它放得远远的，一旦我把它拿出来，就会非常痛。［患者在表达他是一个有心理智慧的人，觉知到自己的防御，能够用语言表达他的情绪模式。治疗师欣赏他的努力，并鼓励他和自己的感受待在一起。］

治疗师：嗯，嗯。

患者：这样……一段三年的关系在两个星期前刚刚结束。我感觉太难了，但是我也有点习惯了（再次开始流泪）。

治疗师：告诉我，你内心有什么样的感受。［聚焦体验，而不是事件。］

患者：嗯……我感觉非常地发紧，就在这里（敲击他的胸膛）……很奇怪。

治疗师：嗯，嗯……在你的胸膛里面？［镜映体验伴随的身体反应。］

患者：是的！很强烈的紧张感。

治疗师：你在里面压抑了很多东西吗？

患者：我想是的，但是我不太知道那是什么……这也是我来这儿的原因之一……去处理它，去说出它……我真的没有机会跟别人说。［这是一个早期的无意识的表达，说明有一个他自己没有意识到的部分存在着。患者也在声明他有着高度的自我调适能力：他来到这个治疗室的行为证明了他拥有着希望和信念，相信他可以超越这个难题。虽然他

在挣扎着去控制自己的强烈的痛苦、焦虑和紧张，同时有很多绿灯的前进信号。他也在传递着这样的信息——他在情感上非常孤立："我真的没有机会跟别人说。"]

治疗师：是的……所以你完全是自己一个人在面对很多的这些。① [镜映，强调这个在强烈的情感面前孤单一人的场景。]

患者：（点头）

治疗师：这很难（非常怜惜的口气）。

患者：是啊 [第一次呜咽持续了几秒钟（小小的突破），然后把眼泪咽了下去（小小的防御），继而缓过气来了] ……我来跟你说说我过去的一些事吧。我和前女友旺达交往并同居了三年。大约在四个月以前，我们开始出现问题，但我始终没弄明白到底是什么问题。大约在两个月以前，呃，在一次吵架后，她搬了出去……在两个星期前，她告诉我，她想和我分手……这段关系的破裂（努力想忍住眼泪），让我很伤心，因为我本以为她会是那个我命中注定的人（苦笑）……（深深呼吸）所以，在过去的两个月里，我真的是处于一种忧郁的状态中。我不知道这是不是一种对周围所有事情的合理回应，但是……

你可能会注意到，在患者对情绪痛苦做出第一个小小的情感突破后，随之而来的是慈悲、爱惜的心情；在这个小小的突破后，他第一次可以说话了。他需要时间喘过气来，这一点对他而言很重要，无论是从字面意义上还是更深层次的意义上来说都是如此，治疗师也很感谢能够获得这个信息。短暂的对情感的防御在这里发挥了它的作用；从会面开始到现在不到五分钟，这个情感不会就此消失。还有一个重要的方面是，我们看到了关于力量的证据：他在以自己能够做到的最大限度来开放自己、表达自己，他非常努力。就好像是这个危机使得他的防御变得柔软流动了（Lindermann，1944），所以他对自己情感的接触程度可能比平常更高。这一点对治疗工作来说再好不过了。

在初诊最开始的几分钟内，两个基本的问题都已呈现了出来，心理动力概念化应该能够对症下药：

▼ 为什么患者在这个失去上感受到这样大的震动（以及它在与什么共振），以至于超出了他自我修复的能力范围？

▼ 为什么他在过去需要这种会造成如此灾难性后果的防御模式？

---

① 原文是 "So you're dealing with a lot of this totally on your own." 在这里，我们想尽可能地保留原有的表达方式，因为在 AEDP 的工作中，常常会出现语言不完全符合语法、不完全通顺的情况，无论是治疗师还是患者都会如此。有时是刻意的创造性使用，有时则体现了寻找语言反映右脑过程的不容易。——译者注

在具体的例子中显露出来的动力状态：第二个问题

案例

患者：（深深叹息）……这个对我来说很难，面临着，呃……就像是在情感和理智之间有一个冲突。在过去的两个月里，我一直对这些感到很挣扎。[患者对他的动力结构很明了；防御机制是自我不协调的。]

治疗师：你的情绪在说什么？[优先情绪的尝试。]

患者：我对我的情绪不够了解，所以不知道。[更多的防御。]

治疗师：是啊……但是，那里有痛苦、丧失，还有……[第二次尝试绕过防御。]

患者：是啊，痛苦、丧失（又开始哭泣），还有孤独和……愤怒。（深深地叹息，擦眼睛）……我今天来是想了解发生了什么事情……唉，我不想（摇头）。[更深入的沟通；把愤怒和情绪孤立这些难题摆在明面上；宣告他得到理解的需要是多么重要：不能把他的反应单纯地视为理智化的防御，这一点很重要。]

治疗师：我想让我们去做一件事，就是去打开一些空间，让这些令你感到很挣扎的情感出来，你能和我分享它们，而不再努力地把它们压下去（在治疗师说的时候，患者用力地点头），看看我们可以如何去理解你现在的状况，看看这个根深蒂固的挣扎、这个超出你已经知道的部分，来自哪里……[通过外显化治疗的目标（比如，聚焦情感和情感分享），和患者建立合作工作；对患者说他不是孤单一人；镜映患者对影响当前体验的深层次问题的觉察。]

患者：好的。

治疗师：我们还会进入那些需要理智去分析的部分（长长的停顿，患者点头，带着期望地看着治疗师，目光清澈，暂时的镇静）。你说你的胸口有一种很难受的发紧的感觉。[对患者想要在自己的经历中找到合理性的解释表示理解；在继续推进之前对焦虑进行测评。]

患者：（再次拼命忍住眼泪）它是一阵儿一阵儿的……那是一个很让人迷惑的部分。其实，在大部分时间里，我都是很积极正向的。

治疗师：嗯，嗯。

患者：……而且我也很合群、放松、自信，但其他的时候我则会闷闷不乐、很抑郁。这很奇怪。[注意到患者在向治疗师表达自己的两个功能状态。]

治疗师：在过去的这两个月里，你曾经……

患者：是的，是那样……我把分手这件事看得很重，就像是痴迷其中，总是想着它，就像是不断地拿它来一遍遍地扰动自己，那很像是反复回放一卷录像带。[这个例子带着某种联想，治疗师决定先把它放在一边。]

治疗师：嗯嗯。

患者：……最近要少一点了。在我和旺达藕断丝连的那两个月里，我的情绪确实不太稳定。那段时间，我过得很艰难。说实话，等到我们分手以后，我的状态则变得相对好多了，至少在某种程度上，我知道自己的立场了。

治疗师：嗯嗯，所以那是让人既痛苦又困惑的两个月。

患者：非常痛苦……非常困惑……

治疗师：发生了什么事呢？[无论患者此时是否需要一个休整时间，治疗师似乎是需要的。因此，治疗师通过提问，将对话转向具体的事件。]

患者：发生了什么事？呃……

治疗师：给我举一个例子，在你们刚出现问题的时候。[治疗师恢复了状态，询问一个具体的例子；这是第二个问题。]

　　我们对患者举出来的一个与前女友间问题的例子做了一些工作，这个过程显现出来他曾一度否认自己对前女友的愤怒感受（防御性排除），努力地去过度扭曲自己，以做出甜蜜和迁就的样子（防御性的反应形成），而这样做使得他更加地疏远，造成了关系上出现更多的问题（在自我－他人－情绪三角中，对前女友防御性的回应三角）。然而，他对愤怒的防御性排除的另一面，是从他的视角来看他偶尔会"失控"：在第二个例子中，患者对前女友发火；他感觉她的行为"可笑且愚蠢"，并显示出她在处理别人的金钱（珍贵的资源）时是"满不在乎、缺乏考虑，而且很愚蠢的"。总的来说，他认为她的行为是"幼稚的"。患者变得非常愤怒，语言上对她发泄，以至于"伤害了她"。"因为她哭起来了"，对此他感到非常悔恨。

　　这个自我－他人的动力性互动是一个愤怒的、批评的自我，与一个被视为"傻气、愚蠢、幼稚"的他人。我们还可以从一个不同的模型来看，即一个强大的自我在对一个弱小、受伤和哭泣的他人责难和发火。在这里，患者是强大的、愤怒的，被针对的他人（前女友）则是弱小的。这个动力互动在过去的出现是什么样子呢？如果它能呈现出来，就很有意思。基于冲突三角，我们看到那个防御回应的三角在与他前女友的关系中运行。对于愤怒的防御包括排除和反向形成。当防御受到压力时，会迸发愤怒，使个体处于一种完全不受调节的、失控的状态之中。那个失控的质地常常是和焦虑联系在一起的。如果核心情感得到适应性的表达，焦虑就不会占主导地位；自我是掌握控制权的，情感的表达是自我的基本目标。如果情感是非适应性的，自我就不再掌控控制权；焦虑（或是其他的红色信号情感）会蔓延，使得情感的表达不再是实现深层次的自我表达的愿望，而是防御机制被强烈的情感和焦虑压倒后所产生的后果。感觉失控是情感非适应性爆发的一种主观体验；而这样的爆发几乎总是会带来灾难性的后果（除非表达的接收方被视为"更坚强和更智慧的"，而且接收方的情感胜任力能够包容患者的爆发，并能预防灾难性的后果）。

深化

以下对话发生在会面中晚一些的时候。

案例

患者：我对世界有一种非常奇特的看法，我会解释给你听。[患者宣布他展开了一个新的话题。]

治疗师：嗯嗯。

患者：……我努力让我在生活中做的事情都基于逻辑因果，我努力使得每件事情在某种程度上都环环相扣，我是这么做的。我……而且我有一个很深的形而上的问题……我看不到我们所有的存在的基础。[理智化防御的普遍运用和它带来的灾难性后果的更多证据。]

治疗师：嗯嗯。

患者：……而它很让人烦心（流泪）。我看不到人们出去工作的理由（深深叹息），这让我感到绝望（干哭，没有纾解；深深叹息）。[深度情感：继发性情感反应；我们需要知道这个绝望是针对什么的反应。]

治疗师：现在……如果你把其中的一层阻碍移开，让自己感觉到自己的感受……而且不要去和它抗争。[尝试绕开那些理智化的防御手段；敦促情感的表达；没有去肯定在这个干预之前患者的冒险以及沟通的深化；治疗师没有充分地接驳到患者是如何艰难地在争取控制的力量；毫不奇怪，这个共情的错失带来了强化的防御和一个微小的阻抗。]

患者：（深深叹息，长时间的不具有成效的停顿）[错失的干预引发了更多的焦虑、紧张、防御；沟通的流动被阻塞。]

治疗师：因为你在告诉我一些非常丰富的感受，更确切地说，是一种非常令人恐惧又非常丰富的感受。[矫正之前的忽视：治疗师认同和支持沟通的深化；通过加入"恐惧"

这个词，治疗师在表达她理解患者挣扎着表达的内容的严肃性，对患者的无意义和绝望的体验表现出共情。]

患者：（更多干哭和深深叹息）……真的是非常恐惧的感受（过度的换气）……我在努力……[重建联结；随着防御的阻碍的降低，焦虑程度再次升高。]

治疗师：我知道……这些是你很久很久以来一直挣扎着的感受，不只是三四个月。[共情地；通过介绍"这些症状可能在当下的危机之前就出现了"这样的概念，播下比较三角的种子。]

患者：（哭出声来，点头表达同意；深深叹息）……是的（摇头）。

更多的修通

案例

治疗师：我有一种感觉，就是你在很深、很深的痛苦之中挣扎，而且那里也有很多的焦虑，你很害怕打开它。[用语言来表达焦虑的内容；寻求它的意义。]

患者：（真的在哭了，同时也在艰难地呼吸）没有人认识到这一点——我对世界的形而上部分的恐惧。[对孤单的鲜明的陈述。]

治疗师：……你在说你人生的意义。

患者：我担心生活对我来说缺少了应有的意义，我做的事情也缺乏意义，而这让人很痛苦。[深层次的沟通联结到了深处的痛苦。]

治疗师：告诉我，你用语言表达出来这些，和我谈谈它，这对你来说是怎么样的？[我想让他意识到他并不孤单；暂时把焦点放在患者和治疗师的关系中。]

患者：我坐在这里说出来后感觉好多了，因为我开始了解到它为什么让我这么痛苦，它是一种很真实的挣扎。我在这里和你说这些，这个过程本身就有某种东西对我很有帮助。[说出来是有帮助的；理解事情而且与他人沟通也是有帮助的。]

治疗师：嗯嗯。

患者：我不会对别人这么做，也许这就是为什么对我来说，说出来这些事是那么地艰难。

治疗师：不过，你在这个过程中，表现得非常勇敢和诚实，我很欣赏你的表现——你没有逃避开这里面的任何部分。[肯定。]

此时此地的时时刻刻追踪，联结到彼时彼地

在与交替转换的情感、焦虑和防御的浪潮建立紧密的接触，并根据最突出的那个进行干预的过程中，患者关于他的愤怒感受的焦虑变得越来越明显（红色信号情感焦虑：防御性回应的第一个三角完成了）。焦虑似乎也和患者对亲密的渴望相联结——这一点在患者和治疗师的关系中也显露出来。他自己披露，虽然他很渴望，但他也很恐惧放弃他的防卫将意味着什么（开始为第二个冲突三角提供更多的细节：焦虑和对亲密的害怕相联系；需要了解这些对亲密的害怕来自何处）。在进一步的治疗过程中，患者除了呈现出其他常见的焦虑表现外，对身体上的焦虑信号的探索体现为脸上的麻木感。就患者的焦虑的探查工作来说，治疗师可以依循的原则是持续探索，直到患者的焦虑水平下降，直到治疗师对患者的身体体验有一个清晰、综合的了解。

案例

治疗师：你脸上的麻木感是怎么样的？［探查进一步的接触是否在降低焦虑。］

患者：这种感觉很古怪，我之前从未感觉过这种麻木感。［来自患者的暗示，表明患者和治疗师的关系需要进行探索，因为这个症状是在此时此地产生的。］

治疗师：你去关注，然后把那些感觉描述给我听。［治疗师错失了那个暗示；又一轮的针对焦虑的工作，在退而求其次的情形下，这是一个不坏的选择。］

患者：就像是我的脸失去了知觉，它并不痛苦，我不知道如何能确切地描述这些感觉，这很奇怪。

治疗师：是针对什么的？你的脑海里有什么样的意象？［在探索了身体感觉后，介绍另一个体验的领域。］

患者：就像是手臂失去知觉了一样。［记住这个比喻，它下面潜藏的层层寓意会在以后得到理解。］

治疗师：让我们保持对它的关注……如果你看着我，那么你在我脸上能看到什么？［治疗师在颠簸摸索，这是每一位治疗师都有过的挣扎啊！］

患者：（叹息）［当治疗联盟比较好的时候，患者往往很和善和容忍。］

治疗师：这很难吗？

患者：是啊。不过，我倒不怕看着别人——实际上，我很擅长这么做。［患者有技巧地让治疗师知道这并不是问题的所在。］

　　这是一个值得玩味的时刻。工作正在进展和深入，但患者的焦虑程度并没有得到足够的降低，一些重要的事情也没有得到处理。治疗师在重复几分钟以前已经使用过的一种干预，但患者有技巧地拒绝了这一轮的重复。不过，在这个时刻，基于这个很强的治疗联盟，虽然有短暂的颠簸摸索，患者的无意识部分做出主导，提供给治疗师某种即时的督导，表达出患者和治疗师需要前往的方向。治疗师最终明了，接收到了这个暗示，接受了帮助。案例继续。

案例

　　患者：……我猜，我感觉不安心是因为我不知道我们在往哪里走，而且它很困难……［患者回顾了之前的颠簸摸索，然后开始对之进行修整。］在我和 × 医生咨询的时候，有一件事让我印象深刻。他认为我之所以会被愤怒的感受困住，是因为我不认为有足够的安全让我可以表达，而且这一点很可能来自我父亲对待愤怒的方式。［重大的转向：患者引出了愤怒这一核心情感，在他的一个首要关系，即他和父亲的关系中。］

　　治疗师：它是如何深刻地留在你脑海中的呢？［治疗师感谢地接纳了患者修整的努力。］

　　患者：它唤起了某种东西；我记得在我童年时，我父亲有好多次对我非常非常生气，我记得那种畏缩的感受。

　　治疗师：你能给我举个具体的例子吗？

　　患者：这听起来很可笑。有一次，我在麦当劳外面的空地上玩。我父亲因为什么原因对我发火了，然后对我穷追不舍，还扇我耳光，把我摔在地上，冲我大吼。真的很可怕。［治疗师应该在当时去寻求更多的细节，关于他当时在干什么；自我－他人－情绪图式，比较三角的 P 角：自我是弱小的和害怕的；他人是巨大的和失控的；自我－他人的动力性互动，是那个巨大的他人攻击弱小的自我，可接触到的情感是由这个攻击所带来的焦虑和害怕。特别注意到的是，现在我们知道了为什么他对焦虑的身体体验是脸部的麻木和失去知觉。］

　　治疗师：你当时多大？

　　患者：天哪，我猜八九岁吧。我的意思是，它并没有给我造成创伤。［否认影响；保护父亲；阻抗去完全地认识到自己的脆弱。］

　　治疗师：那一刻他看起来是什么样子？

　　患者：在一个人生气到那种程度时，他们看起来像是被附体了一样。我很少会生气……我不知道是不是这个原因，还是别的什么。［自发地把对愤怒的防御与成为父亲怒火的受害者的经验联系起来。]

治疗师：当你回想那个时候，你父亲在暴怒——一种失去理性的暴怒，照你所说的，那不是一件能让人理解的事情……它激发出你心中的另一种感受。

患者：困惑。

治疗师：困惑……用语言描述出来。

患者：嗯，那是没有道理的呀！也许那就像是为什么我很难让自己愤怒起来，因为它像是一件没有道理的事。

治疗师：我想这使人多十倍地害怕。要应对那么强烈的怒火是很让人害怕的，不论具体情形是什么样的。不过，要应对那么强烈的怒火，而且你完全不知道是什么引燃了它，也就是说，它是因为什么，或是你做的什么事情促发了它，那真的像个噩梦（停顿）……我的意思是，我试着把自己放在那个情景中，那感觉的确让人感到很恐惧。[肯定患者体验的真实并尝试理解；通过给它"噩梦"的标签来把它放大；共情地阐述。]

患者：（专心地听着）

治疗师：如果现在咱们一起从你作为成人的角度去看到这个情景。如果你是这个男孩的保护人，那么你会对你的父亲说些什么？[在这里尝试着使用场景重塑来强化患者对其自身的共情，而不是把努力的焦点放在保护他的父亲上面。]

患者：我会说，"他——也就是童年时的我，他没有做什么坏事，他不过是做了那个年龄的男孩会做的事情。他在玩耍，在麦当劳外面的空地上，一切都很平静。"在那样的情景中，父亲的那种回应好像是不合适的啊！[注意这个转变：患者获取了他自己的视角——认为父亲的那种回应不公正。他不再为此感到困惑了。]也许当时我父亲自己有些事情，让他发火到超出那个情形的正常程度。所以……（擦眼睛）那好像不公平啊。[患者在此引出了这个主题：孩子就是孩子，男孩就是男孩。对天真的指责还会再次出现。]

这是本次会面的一个关键部分。几条联结的线索在暗示性地浮现。当年父亲抽在他脸上的耳光引起了他脸上产生麻木的感觉。他指责女友的"天真"背后有一段历史：是他的天真引致了父亲暴怒的攻击。

与治疗师正向的联结：释放了被压抑的对早年情感贫乏的记忆

一个小时过去了。患者说他口渴，问有没有水喝。我刚好有一瓶蜜桃冰茶，就拿给了他。这像是一个唤起他压抑记忆的普鲁斯特时刻（Proustian moment）①，他以为是苹果汁，而饮料的味道（其中更重要的很可能是一种得到照顾的感觉）让他突然重现了一个早年的经验。这份记忆伴随着一种深刻的、痛苦的突破性体现（情感上的突破：核心情感的肺腑体验），包括患者的孤单感，曾经一度感觉到是爱他的父亲后来在情感上抛弃他，由此感觉没有人能够理解他。这里可能有一个比较三角，联系到失去的主题，以及对失去的恐惧，再联系到前女友［现在（C）］、治疗师（T）、父亲［过去（P）］，但是我们还没去做出这些联结，我们此时在跟随着那些情感。

案例

患者：是苹果汁吗？

治疗师：是冰茶，蜜桃冰茶。

患者：是冰茶，真好笑……我以为是苹果汁（又喝了一点），我很少喝苹果汁……

治疗师：你对于苹果汁有什么特别的感受吗？［追随细节，来自潜意识的礼物以意想不到的方式出现了。］

患者：它让我觉得有点好笑……好吧。我以为它是苹果汁，我不喝苹果汁的，而且所有与苹果汁有关的事情都发生在小时候。

治疗师：嗯嗯。

患者：所以，它让我在某种程度上觉得好笑，我会以为它是苹果汁。

治疗师：嗯嗯。

患者：嗯……奇怪。

治疗师：它唤起了你的什么记忆？

患者：幼儿园。

治疗师：幼儿园……嗯。

患者：甚至是在幼儿园以前。

治疗师：三四岁时吗？

患者：我猜是吧……莲叶幼儿园……我记得我在那里喝苹果汁……

治疗师：你回忆中的感受是怎么样的呢？

患者：（点头）大多是快乐的，但是在那段时间，我遇到了一些奇怪的事情。我非常

---

① 作家普鲁斯特在《追忆似水年华》一书中提到，他在品尝了泡在茶里的小玛德莱娜蛋糕之后，儿时的回忆便如潮水般涌现，人们便把这种通过味道开启某种特定回忆的时刻称为"普鲁斯特时刻"。——译者注

好动，真的，特别好动。我不知道他们是不是认为我是……我想关于我那时的表现的词汇是，呃……多动。我把四肢都弄骨折了——我的两条胳膊和一只脚都骨折了……［在一个情感呼应的动力关系的环境下，一些关键的诊断性的历史信息浮现出来；非常重要地揭示了他的生长环境没有能够为他提供好的保护；也许他是一个不容易保护的孩子，但是在五岁之前，他四肢中有三处骨折了，这很难说是安全的。］

治疗师：这样啊？

患者：在不同的时候。

治疗师：那么小啊？

患者：是的，非常小……是的……让我把时间顺序捋清楚。是的，那确实是在去上幼儿园①之前。

治疗师：那在幼儿园以前，你就已经把两条胳膊和一条腿都摔骨折了？

患者：我确实，确实很活跃、积极，在孩子中是领头的……我只是把胳膊和腿摔骨折了。

治疗师：嗯嗯。

患者：奇怪……我看看我能不能记起来我是怎么弄的（以一种就事论事、孩子气的热情态度去回忆）。有一次，我从攀爬架上掉了下来；还有一次，有人从桌子上跳下来，桌子倒了之后砸到我的脚上，把我的脚弄骨折了……那是一个很大的、很重的、大理石的桌子（现在表情非常丰富）。还有一次，我（摇着头，一些有意义的东西在涌现）……呃……有一棵很高的树，而且……它可能有20英尺②，挺高的……哦，它也可能没有那么高，因为当时我很小啊，就这么说吧，大约10英尺高吧。［患者聚精会神地说着，言辞中包含着非常具体的细节，他在此时此刻没有焦虑，他在重新经历着一个过去的时刻；这是一种核心状态，不带具体的核心情绪；它关乎在场、真实和投入。］

治疗师：嗯嗯。

患者：……我还有一把梯子。在木工课上，我在一些人的帮助下做了一把梯子……那个梯子的制作方式和普通的梯子不太一样——它一边的支架很长，另一边很短，也就是说，它一边能够着那棵树，另一边够不着。所以，我爬上那个梯子后，我能够着了树枝，抓住它（手比画着，非常生动），很快梯子就倒了……我在树上吊着，然后（手做着掉下去的动作）我就把胳膊摔断了……很奇怪（有点勉强地笑）……惹麻烦的小孩……

---

① 在美国，幼儿园（kindergarten）通常是指孩子在上小学的前一年上的学校，类似学前班，这时孩子通常是五六岁。——译者注

② 1英尺 ≈0.3 米。——译者注

情感的转化力量 he Transforming Power of Affect
A Model for Accelerated Change AEDP 的疗愈之路

［患者完全没有自我意识，而且也没有意识到在他的描述中，像这样没有外界支持的状况是很特别的；过分依赖自己的模式非常明显——他对他人没什么期待，对自己则有很多的期待；这是一个自我协调的模式。］

治疗师：嗯嗯。

患者：……他不理解物理的原理。

治疗师：嗯嗯……［治疗师被吓坏了，但此时把恐惧放在心里而没有说出来。］

患者：那些事情没有一件……嗯……在今天回想起来，没有一件事是让我真正害怕的，是的。

治疗师：嗯嗯。

患者：……而且我不记得那是不是因为我在那个地方，我是那个样子……

治疗师：嗯嗯。

患者：……或者我是在把恐惧推开［洞见。］

治疗师：已经这样……［注意：在三岁到四五岁时，这些模式已经形成了。］当时谁和你在一起呢？

患者：（十分吃惊）什么时候？

治疗师：你从树上掉下来的时候。

患者：（猛摇头）我当时是自己一个人。

治疗师：你自己一个人？那当时发生了什么呢？你从树上掉下来，把胳膊摔断了，然后呢？

患者：我的胳膊处于一个非常奇怪的角度。很痛，我在哭。我把它托起来（指胳膊），走到教室，给他们看我的胳膊，然后我们去了医院，它被处理好了。

治疗师：我的天哪……这太……令人难受了……

患者：是这样的……

治疗师：在这件事情中，你得承受那么多让人害怕的东西……对于任何人来说都很难承受……［针对关于害怕感受的防御，言下之意是，一个小男孩会感到更加恐惧。］

患者：它没有吓到我……（开始轻轻地哭泣）我当时不觉得害怕。它只是太痛了。

治疗师：但是你跟我说的时候你开始哭泣。

患者：嗯，我真的不知道有没有……现在我不觉得害怕。

治疗师：嗯嗯。

患者：但是我真的不知道我那时候觉不觉得害怕。

治疗师：对的，对的……但是有某种关于孤独的感受。

患者：（强调般地点头）哎，那种孤独感更难受……

治疗师：它很伤人。［共情性的镜映。］

患者：哎……那是的……那种感觉非常糟糕。我吊在那里……我可能吊了有一分钟左右……差不多！我在大叫，我真的在大声呼救！可是……没有人来。那真的很让人害怕……我很希望会有人过来帮我。［恐惧的记忆和体验在与治疗师共情的联结中不再被压抑。］

治疗师：是啊……

患者：没有人。那真的很可怕。到了最后……我知道没人会来……那对我来说一直都像是，像是有人会在那里（用手做了一个抱住的手势）接住我的……但是（更多的泪水）……我猜我最后意识到那是不会发生的。［非常鲜明：痛苦地意识到他对帮助的渴望不会得到回应。］

治疗师：……那是不会发生的（停顿）。

患者：呃（悲伤地）……你是不是认为，小时候让我们印象深刻的事情，都是那些没有……没有得到解决的？［开放状态的一个非常美好的例子，患者带领着打开了一个新的领域；焦虑得到处理，深度的探索不再像是一个潘多拉的盒子。］

治疗师：是的……正是这样的。

患者：（他也在点头）……我只是发现这很奇怪，我在回忆童年时候的片段。［我们在一个核心体验和深度潜意识沟通的领域。］

治疗师：这对我像是……这些涌起来的经验，这些尝起来像是苹果汁的冰茶带来的记忆，但是它是在一个特别的情景之中……你在体会一种很深、很鲜明的感受，它和得不到关爱有关。［综合性的评论，把我们放在了坚实的基础上，把认知和情感结合在一起，为其命名，标注出不被关爱的核心一幕；打好地基后再向前行。］

患者：是的……肯定的（哭泣，但是现在可以承受了）。［核心情感痛苦。］

治疗师：糟糕的感觉，糟糕的感觉。［镜映，共情，把深处的情感化为语言。］

患者：是的，我记得那是小时候最难过的感受了……那句话是"你不再爱我了"。我记得很清楚。

治疗师：……在你的脑海中说出的话。

患者：不是，是在我哭的时候说出来的。那是我最大的恐惧（哭泣）……它太痛了。［更多的解除压抑，更多的深化，不再有焦虑了。］

治疗师："你不再爱我了"？

患者：（点头）

治疗师：这句话是对谁说的呢？［让我们把核心情感和具体的他人联结起来。］

患者：大部分是对我的父母。我的意思是，他们过去像是非常有爱心的人。他们一直都像是非常有爱心的人（摇头）……［现在我们有了冲突三角，继续填写自我－他人－情绪图式和比较三角。］

治疗师：什么？

患者：我只是在想着……比如，我在头脑中找了一遍，想找到他们没有爱的时候。我父亲只有在他生气这种例外的时刻才没有爱。［工作进展：患者在自发地问问题，微调着，做出关键的区分，为关键的关系结构提供更多的信息。］

治疗师：像那样的暴怒吗？

患者：（点头）

治疗师：那的确是一个很大的例外。

自发的联结：C（前女友）–P（父亲）的联结和防御性回应的三角

我们从之前那里继续。患者再一次做出了带领。

案例

患者：（点头）就好像是相反的两极（又喝了一些茶）。现在我们用这些词汇去表达的时候，我注意到……通常情况下，我都是热情、关切、有爱心、温和的；当我发火时，我真的像脱了缰似的……［他把愤怒的核心情感带入自我的领域；关键的联结；我们已经探索了他作为父亲发怒的受害者的经历。现在，他说起自己的怒气。］

治疗师：嗯，嗯。

患者：至少在情感上面。即使不表达出来，我也能感觉到它。［很好的自发区分体验和表达，预示了后面工作的顺利。］

治疗师：内在你感觉自己像脱了缰似的。

患者：是的。

治疗师：处于暴怒中时。

患者：是的。

治疗师：给我举个例子。

患者：（叹气）举个例子……那我就举一个和旺达在一起的例子吧。她曾组织过一个活动，由她掌管经费但是没用好。她很没有经验，而且对她的任务理解得也有偏差。对此，我对她的态度很严厉。我不该那么严厉。我当时甚至可以说是侮辱了她。

治疗师：我想请你谈谈两点：一是你对这件事的内在感受，以及你对这件事的反应；二是你说了和做了什么。[对体验和患者一分钟之前自发的表达之间的区别做出了强化。]

患者：（点头）我对她非常生气，因为她对这件事的组织工作非常糟糕。但是……让我想想……我在努力看这个内在的部分……[我们现在在探索愤怒这一核心情感，它位于比较三角的 C 角上。]

治疗师：是的。

患者：我在某种程度上把自己搞得越来越生气。她的所作所为显得那么愚蠢可笑，这太粗心了……而且……我跟她说，"我猜以后我们可不能让这种事落到小孩子的手里"。那真的就是我的感觉，她处理金钱的方式实在是太孩子气了。[在之前的例子中，他父亲就是因为他显得孩子气而攻击了他；另外一个自我－他人－情绪图式得到了深入：自我是大块头的、愤怒、失控的，他人则是弱小的和"孩子气"的，他们的互动方式仍然是攻击，但这一次是自我攻击他人。]

治疗师：嗯嗯。

患者：（很伤心）我后悔这件事（叹气）……看吧。[对造成的痛苦产生适当的悔恨，这一点表现了他对愤怒及愤怒造成的后果深有体会。]

治疗师：嗯哼。

患者：（含着泪）我感觉愤怒会让人们疏远。我对表达愤怒感觉不安全，我想那是其中的一个原因。当我的父亲对我发火的时候，和我在表达愤怒的时候让别人疏远我，就像我的父亲让我疏远他一样，这两种经历是很相似的（非常痛苦的感受，然后慢慢地变得平和）……啊呀（大幅度地、深深地、缓慢地吐气）……[自发地宣告对父亲的认同，针对失控的暴怒及其后果，解释了他对暴怒防御的原因。]

治疗师：你说"啊呀"（镜映吐气）……那是什么呢？

患者：我喜欢这个洞见。

治疗师：是啊（拉长地说出，与宽慰的吐气节奏相配合）。

患者：它感觉很好。

治疗师：看到这个联系，认识到它。

患者：（点头）。

信任的深入带来内容上的深入：在通往潜意识的坦途上前行

我们继续去探索患者对情感带来的后果有怎样的反应，接着我们有长足的深入。从头至尾，我始终在努力保持和患者的接近，让他感觉安全和不孤单，这样能使他可以继续探索。有很多地方，都是他在带领，我在跟随。

案例

患者：（喝了一口冰茶）这让人很生气，因为肯定是那些情绪在找麻烦。而且我想，有的问题可以解决，但是面对情绪，尤其是坏的情绪，我就总是不走运。［具体认知上的陈述，支持了对情感的防御。］

治疗师：这就是我希望我们可以一起去做一点事情的地方，因为我不认为有坏情绪这种东西，我也不认为它是需要被解决的问题。每种情绪都是一种对应方式，一种表达方式。［教育，重构。］

患者：我说"坏的情绪"，心里想到的是那些让人受伤的情绪。

治疗师：我也想和你一起去区分那些情绪中间我们内在感受到的部分和表达的方式。［对体验和表达的又一个回合的区分。］

患者：我很担心这一点，我非常担心我会让愤怒失控……［患者终于明晰地表达出在冲突三角中的红色信号情感——他对愤怒失控的恐惧。］

治疗师：它曾经发生过吗？［关键的探寻，针对强烈愤怒的深度工作。］

患者：（模棱两可的、有些扭曲的笑）

治疗师：在过去的某个时候，你有没有……

患者：……这个我得想想看（停顿）……嗯（向下看，悲伤；叹气）……嗯，真的有那么一次……我在训练我的鹦鹉，而……它咬了我，我把它打死了。我就这么打了它（崩溃地痛哭；其间多次深深叹气，向上看着我，与我的眼光接触；在痛哭时，他说的话听不清楚）……内疚感出来了……我想它就是从那里来的。［深入；注意到他的语言中的具体和形象。重大的突破。］

治疗师：（非常柔和的声调）那只鸟叫什么名字？［虽然患者快速地完成了情感序列，但让我们尝试在这个事件上多待一会儿，以获取更多的具体细节来让它更加地存在于此时此地；在核心情感的浪潮上乘坐得久一点，让他的心理去吸收和开始消化刚刚发生的事情。］

患者：我忘记了。

治疗师：然后你对它又做了什么呢？

患者：我隐瞒了这件事。我并没有把鸟藏起来。我没有让我妈妈知道是我把鸟杀死了。我只是说它死了，然后我们把它埋在了花园里（平静一些）。

治疗师：这种负疚感真让人痛苦……我感受到了你的很多痛苦……

患者：……这个真让人惊叹，现在我意识到我对表达愤怒那么地恐惧，很可能是源自这件事情。

治疗师：……是的。

患者：……来自伤害一个我爱的东西（点头，目光清亮）……我想这就是我害怕表达愤怒的原因。感觉好像是一旦愤怒失去了控制，我就会伤害我所爱的人。我的意思是，那就是我对旺达所做的事情啊！在我发火的时候，我就会变得没有爱……我不担心造成身体的伤害。因为我真的不再有那样的冲动了。我也有一个很好的发泄出口……

使用表征性图式和关系工作进行精神动力学或概念化

到了本次治疗结尾时，我们不难追溯到，那些围绕着愤怒的冲突以及被压抑的对亲密的渴望，如何在他今天的主诉问题中扮演了一个中心的角色。与此相关的，那个多年困扰他的抑郁，在他与前女友的关系破裂之后被进一步激化了。对失去的恐惧和对他的怒气的破坏力量的恐惧，使得患者对自己的愤怒严加防范，以至于令他更加疏远他人、虚假、沉默寡言，造成了他的关系中的困难。当前女友离开的时候，他感觉到悲悼，这是他可以体验到的，且这种感受很强烈；他还感觉到了愤怒，这是他未能体验到的。悲悼和愤怒转向内在（对于这段关系的破灭，他只责怪了自己）并结合在一起，产生了痛苦又急性的焦虑和抑郁状态，驱使他来到了心理治疗室求助。

焦虑的身体感受（脸部的麻木感）和遭受父亲攻击的身体部位（脸上遭受掌掴的位置）是直接相联系的。饶有意味的地方是，当我让他描述身体感受时，他说那感觉像是一个人的手臂很久不动失去知觉的感觉。对此，我的假想是，手背很久不动的麻木感很可能是来自他想要禁锢自己破坏性暴怒的愿望：如果手臂麻木睡去，它就不可能在暴怒中出击。

我们在本次治疗接近结束时有一个重大的突破：患者能在一个早年决定性的事件（来自和父亲的认同）与现在的抑郁症状的形成之间建立联结。在治疗将要结束时，回到自杀这个话题是十分有必要的。这个核心情感的突破标志着一个非常牢固的治疗同盟的建立，患者展示了一种能够对之进行工作而不被它淹没的优秀的能力，这是一个非常好的标志。同时，这个自杀的测评必须是直接地，而不是隐晦地进行。我们从之前暂停的那个地方重新开始。

案例

患者：那个……

治疗师：……那个拳击。

患者：……那个拳击的训练，它非常具有攻击性。当你打拳的时候，你的整个人都在打。你的对手穿着保护性的装置。无论你怎么攻击，你都无法有效地让对方受伤。所以……那是一个非常安全的表达攻击性的地方。至于愤怒——当我打拳的时候，我让自己攻击性的感受表现出来，我并不恨我的对手。我很喜欢和朋友打拳，因为我感觉自己可以对他们表达出愤怒而不会……不会有危险（被触动）……那是我非常喜欢的一件事。[这是一个非常深刻的疗愈性的表述，联结到在和我的治疗中为愤怒建立一个安全地带。注意到对安全的沟通表述。如果我当时听到了，我就会即时地回应。]

治疗师：是的……我想要给你提供一个想法。对于失控的害怕有两个来源：一是在你喜爱的鹦鹉身上发生的事情上你的失控，二是你父亲手中的事情的失控。

患者：是的。先是从我父亲身上看到，再从我自己身上看到，这真的让我很害怕。[注意到他的开放、直接，以及对话中的清晰。]

治疗师：但是我的感觉是，你对这个害怕的反应是想根除你的反应中所有的愤怒感觉。

患者：根除愤怒这种情绪吗？

治疗师：是的……

患者：可能吧。

治疗师：你所付出的代价，就是你退缩了……你称它为"没有爱"，而我刚刚则把它称作"退缩"。也许是没有爱，也许是退缩，也许它们指的是同一个东西。

患者：（用力地点头，注意力非常集中）我想我明白你说的话。

治疗师：……而且我还有一种感觉——是你对你愤怒的恐惧，而不是你的愤怒本身让你陷入了麻烦。

患者：呃，我相信这一点。你说得有道理。

治疗师：那种退缩，那种失去联结，以及可能有一种失去自己的感受，你称它为"变得没有爱"……

患者：有道理（长长的停顿）……嗯（感动）。[他想从这次治疗中得到的东西是理解在他身上发生的事情，这是他的一个非常重要的目标，因此这是一种非常重要的表述；被感动这一核心情感也支持了这个评估。]

在治疗就要结束时，治疗师回溯到患者的那种无意义的感觉，直接询问关于他自杀的感受和动机，患者对此做出了回应。

案例

治疗师：我想和你开始另一项工作。

患者：好的。

治疗师：我想回到你所说的那种非常可怕的、毫无意义的感觉上，以及在这些绝望的时刻，你的体验……你在这些时刻是否产生过自杀的想法呢？

患者：（摇头）我相信我有一种自我保存得很好的本能。我可以去和好朋友聊天，而且我觉得生活中还有好的事情。在我的个人经验之中，虽然我可能对人的存在有一种绝望感，但我觉得还是有一些东西是值得我去活着的，尽管有时我不一定知道那是什么。我没有自我毁灭的感受。从小的方面讲，我知道自己在为这个世界变得更好贡献力量……这些事情很难说清……

治疗师：请在这个体验上停留一会儿。

患者：（共鸣，完全的静默）

治疗师：我感觉你非常非常可爱。

患者：（泪水涌上）谢谢你……我知道作为一个人，我真的是一个好人……［此时治疗可以结束了；最后一段必需的工作：完成了这样一段工作，这个体验需要得到处理。]

结束这次的初次会谈

案例

治疗师：我正想邀请你和我一起回看，我们现在正接近我们安排时间的结束点。

患者：我想着我们要到时间了，感觉像是要到时间了。

治疗师：是的，是的。我想和你一起回看一下我们一起度过的这两个小时，然后谈谈下一步是什么。

患者：好的。

治疗师：我知道这需要你花一些时间去思考、消化和处理……你在此时此刻有什么感受？关于我们一起做的事情，你能和我分享些什么？

患者：就感觉来讲，我感觉非常放松，我来之前不知道会发生什么。

治疗师：请给我讲讲这种放松的感觉。

患者：啊，我感觉我们在谈论一些之前被我放在一边的事情。我现在感觉去感受这些事情是安全的，去想它们是安全的，去探索它们也变得安全了……这是一种宽慰的感受，让我可以去谈论这些事情。

治疗师：在我们一起工作的过程中，你感觉是什么让它更安全了呢？

患者：我不确定（沉默）……

治疗师：你做了什么？我做了什么？

患者：我们所做的事情。我们做到了……我想有两点——一是我诚实地对你，二是你很专业、很诚实，能共情和……关心。[孤单感被去除。]

精神动力结构是转化的规律和原则，各种心理内容通过它们彼此联系，产生体验和行为。比如，三个表征性图式中的每一个在不同类别中联结起来，代表了一系列的动力结构。同时，在每一个图式的不同版本之间和不同图式的不同成分之间，可能存在着很多的内在关系。最后，针对各个方面，包括患者症状、引发的事件、功能、在治疗中的在场、主体的主观体验、过去的冲突和这些方面如何相互联结、对这些错综复杂的方面产生一个最基本的联结，以及做出一个合乎理解的解释，都是精神动力概念化的工作。精神动力概念化应该可以指出患者的核心困扰和决定性的动力。

一个带着小插曲的重演

在以上的初次访谈中，一个饶有兴味的部分是两个不同的自我–他人–情绪图式中间的动力结构：（1）自我（作为一个惹麻烦的九岁孩子）是弱小的，他人（他暴怒的父亲）是巨大的，这个自我–他人的动力性互动是巨大的他人攻击弱小的自我，而主导的情绪是恐惧，以及伴随而来的悲伤和退缩；（2）自我（还是九岁的孩子）是巨大的，他者（咬了他的鸟）是弱小的，这个自我–他人的动力性互动是巨大的自我（面对一个很小的挑衅）攻击了那个弱小的他者，其中主导的情绪是暴怒，随之而来的是极度的内疚。这两个自我–他人–情绪三角之间的联结对应着对那个被虐待的孩子对施虐者的认同：这个孩子克服了他彻底的无助感，因为对一个更弱小的他人的行为而产生了力量感，就像他的父亲对他的行为那样。而且，他的那种不能对初始的施暴者直接表达的暴怒，在一个弱小无力的他人身上找到了一个替代的目标。

同时，患者对于侵犯产生的恐惧、内疚和悲悼是如此有力，它们会变成一个关键点，由此触发心理疾病。在精神动力的叙事之中，患者描画出这样的道德观：暴怒是危险的，它既会杀人也会杀死爱。因此，在患者的心理世界中，它必须要过期作废。这个道德观被泛化了——变成了"情绪感受都是麻烦的，需要被放在一边"。因此，防御被建立了起来。在这个例子中，非常具体地说，是患者对防御的依赖转而造成了他的关系丧失，最后驱使他寻求治疗。被抛弃、不再被爱，使他变得孤单、绝望、失落，仿佛回到了他的孩提时代。

为什么患者在心理治疗的第一次会面中就可以获取疗愈？这篇文字稿中的最后一组对话紧扣着这个核心的原因：通过让患者在一段关系中感觉到既有被理解，也得到了帮助，让他与自己的感受相联结，没有失控，同时能理解自己的体验，这样他就能够面对之前感觉有过度淹没性的东西。与他以前的体验相反的是，此时他对于情感的体验有力地缓解了而不是增加了焦虑，且有力地帮助他得到了疗愈。对于这一点，他在孤单感消除以后得到了一个肺腑体验。

The Transforming Power of Affect

A Model for Accelerated

Change

第三部分

干预策略

The Transforming Power of Affect

> 我对深度心理学的效用有一种狂热的信仰，对我来说，偶然的失败与其说是因为患者的"难以治愈"，不如说是因为我们自己缺乏技能，这样的假设使得我必须去尝试改变通常的技术……
>
> 费伦齐（Ferenczi，1931，p.128）

立场：提倡患者的安全和治疗师的风险承担

建立深度情感工作所需的信任，需要投入治疗师的自我感（Casement，1985），需要治疗师能够以一种真诚的、非防御性的方式分享自己的情感体验，努力做到尽可能的真实。AEDP 的临床立场要求治疗师至少和患者一样——不能指望患者会迅速地向一个把自己隐藏起来的治疗师敞开心扉。

我们想要的情感氛围应该是一种让患者感到安全、让治疗师感到勇敢的氛围。在治疗关系中，患者的安全感部分的增强是基于治疗师承担风险的意愿。治疗师愿意分享感受、承担情感风险，这也为患者树立了情感投入的榜样，并向患者表明自己言出必行。在治疗师情感丰富的立场中隐含着这样的信息：情感是宝贵的、可承受的、充实的，它无须让人精疲力竭、不堪重负或感到羞耻。治疗师的情绪开放和表达有助于加深患者的情感体验，这正是 AEDP 的主要技术目标。情绪现象是有感染性的。情感镜映和情感分享似乎是与生俱来的：一方的情绪会促进另一方的情绪；同样，一方情绪上的不可触及也会抑制另一方的情绪。治疗师有分辨的情感质地会增强和深化患者的情绪接触。

当患者允许自己相信，去信任和敞开心扉是可能的，这个时候治疗师的立场是什么？当治疗师的内在状态能与患者的内在状态相遇时，治疗师自身的希望感和开放感就能来到台前，允许他自由地尽其所能地表达他的疗愈能力，一些深刻的东西都会出现——在那一刻，治疗师有机会超越"足够好"，真正做到"彻头彻尾的好"。

干预的单元

干预的单元不是治疗师的表达，而是治疗师的表达和患者的回应。其中，患者对于干预的体验和随后的回应尤为重要。因此，当治疗师共情性地对患者体验的某些方面给予确认时，目的是减少防御，但患者才是裁判——他或许会把这些干预体验为是不是共情性的，并以增强或降低的阻抗来回应它。这给了治疗师极大的技术自由度。无论干预是否会导致情感深化、关系疏远，还是引发更多的焦虑，治疗师干预中隐含的动力结构问题都将得到回答：理解是什么使患者害怕，又是什么使患者退缩。在这个动力结构中，我们能够学习到很多关于患者内在世界的东西，就像我们也能在情感突破后从他所表露的信息中学到很多一样。治疗师不必谨小慎微，害怕强烈的干预会引起患者过多的阻抗；患者是否这样做都会带来大量信息。唯一重要的是，治疗师需要对患者时时刻刻的体验中的变化进行动力性的处理，并共情性地采用，以指导患者下一步的回应。

干预策略概述

触及核心情感体验的方式有许多。比如，美学体验（电影、歌曲、艺术作品、美丽的风景）、亲身地或共感地［比如，马克·麦奎尔（Mark McGwire）[①]打破全垒打纪录］体验到的强烈的成就时刻、坠入爱河、社会共享的体验（比如，马丁·路德·金之死），所有这些都拥有深刻和感人的转化力量（Bollas, 1989; Gold, 1996; Winnicott, 1974）。AEDP 的目标是让核心情感体验的出现不是一种"撞大运"的状况，而是建立一种在某种程度上能可靠地获取的状态。

从传统的分析性技术向体验性的技术和短程动力心理治疗技术的转变（在以情感为

---

① 美国职业棒球运动员。在其职业生涯中，麦奎尔平均每 10.61 次站上打击区便可以击出一支本垒打，为大联盟历史上最低比率。——译者注

导向的变化模式大伞下把 AEDP 整合进去）应用在治疗师的活动上，在很大程度上是一个将被动转变为主动的过程。这些技术中的大部分都是将治疗师以前保存在心里、头脑中和肺腑中的东西拿出来，把它们提供到患者和治疗师之间的人际空间中去应用，在那里，治疗关系中的双方成员都能和它们有所接触。

交流的概念超越了言语的范围，防御的概念也超越了正式的防御（诸如否认、理智化和反向形成）。这个领域被扩大到非言语行为——回避目光接触、语调和音量、身体动作或没有动作，会成为治疗关注的焦点。由于身体是核心情绪发生的地方，因此 AEDP 需要克服治疗形式中的拘谨，邀请患者将其身体和语言正式地参与到治疗性对话中来。

技术是理论转化为临床实践的产物，其目标是阐明转化规则以便指导这个"情感改变事件"过程的唤起（Greenberg & Safran，1987）。AEDP 的治疗行动策略（Strupp & Binder，1984），就是足够好的治疗师将其情感胜任力付诸行动的手段。这些治疗策略被组织为三组：关系上的、重构的，以及体验性 – 情感性的（见表 1）。所有 AEDP 策略的基本目标是让治疗性工作能够在一个具备深刻的情感和主观"真相"的地方进行（Fosha & Osiason，1996）：三组干预强调的是替代性途径，以最大限度地减少防御和红色信号情感的影响，促进紧密关系中的情感体验。

关系干预依赖患者和治疗师之间双向的情感纽带的发展，以帮助患者在关系中感到安全，从而消除防御功能。关系策略的目的是克服那些引发人际障碍的防御，并促进一种特定环境的发展，患者在这个过程中能够强烈地体验和深入地探索情感、亲密和接近的感受，以及关于共鸣、相互和同频的"我们"的体验。重构性干预让患者通过一个自我共情的视角来处理自己情感和人际体验的觉察和理解。自我共情性理解的一个关键方面是，在过去，防御是心理生存的必要条件，反映了自我在适应上的"最大努力"。治疗师使用重构策略来快速处理时时刻刻的互动，并帮助患者觉知到自我和他人的体验中的一些模式。体验性–情感性（experiential-affective）[①]干预旨在通过直接增强核心状态和核心情感体验来绕过防御。

AEDP 的治疗行动策略的终极目标，是在一种包含情绪的关系中促进情感体验，其治疗立场基础建立在这两个特征之上——共情的，以及承受和处理强烈情感体验的过程中愿意去分享的。

表 1　AEDP 干预策略

关系策略

促进患者 – 治疗师之间的关系体验

追踪和聚焦

治疗师支持和肯定的表达：使治疗中非特定的因素成为治疗特定的因素

确认、肯定和欣赏患者及其体验；表达关心、慈爱心、担心；给予鼓励和帮助；承认、确认和放大健康的回应；认识、认可和欣赏自我共情与自我关怀；探索患者对支持和肯定的反应

治疗师共情性回应的表达

共情的明晰表达；共情性的阐述；探索患者对共情的反应

治疗师情感体验的表达

情感性的自我暴露；承认错误、弱点和局限性；接受患者的给予并承认受到的影响；抵消治疗性全能感的自我暴露；对治疗师自我暴露的反应的探索

通过一小步一小步的调谐促进亲密和紧密

与患者分享他时时刻刻的体验；探索对治疗性亲密的反应

与患者的合作工作

非言语交流的相互追踪；比较观点；认识和利用患者的心理专业知识

情感 – 关系体验的元处理

治疗结束时的处理

---

① 戴安娜老师有时也称其为"情感性 – 体验性（affective-experiential）"。为了便于读者理解，本书译文将统一使用"体验性 – 情感性"的说法。——译者注

续前表

重构策略

追踪开放与防御的波动

对防御性回应的工作

对防御的识别、标记和澄清；以体验为焦点的防御工作和唤起情感的速记；欣赏性的重构；成本效益分析；解除压力；教练的方式——如鼓励患者坚持并肯定努力这样做的价值

对红色信号情感的工作

对焦虑的工作：对焦虑伴随的躯体症状的探索；探索焦虑的认知、幻想和体验性的方面；发现意义和获得理解；安抚保证；通过准确的标记和教育来重构；解除压力，欣赏患者的努力工作和成就

对羞耻的工作

认可情感体验

对绿色信号情感的工作

聚焦和追踪绿色信号情感

对自我－他人－情绪三角的工作：追踪自我和关系体验的正向和负向的波动

开始理解自我、他人和情感是如何相互依存的；把好的和坏的状态并列起来

对比较三角的工作：追踪重复和新生的互动模式的波动

比较关系模式：使患者对人际模式的重复增加敏感性，包括让人痛苦的和感觉肯定的；使患者对"新的"模式或对重复的偏离增加敏感性，包括让人痛苦的和感觉肯定的；探索自我和他人在人际模式构建中的作用，同时探索它们在自我体验中的后果

发展一个新的自传性叙事

体验性－情感性策略

整合性处理

促进真实的情感体验

直接追踪情感；将普通的语言翻译为感受和动机（或欲望）的语言；鼓励患者保持和承受深刻的情感体验

镜映和超越镜映

镜映患者的情感；情感共鸣；预期性镜映；放大情感

续前表

命名和承认情感体验

以特定性和细节为瞄准目标

聚焦体验基于躯体的相应部分

场景重塑：想象的互动及其动力性一体验性相关因素

场景重塑；场景重塑的完成；情感性的场景重塑来完成中断的情感序列；内在对话场景重塑（帮助患者处理羞耻、内疚、矛盾和解离问题）；冲动、情感和人际脱敏场景重塑；修复性场景重塑

情感重构

情感的体验和表达，既感受又处理

第 10 章

关系策略

> 心理治疗的任务之一是建立一个有意义的联结……这会将（患者）从一个有毒害的，把亲近和亲密与痛苦、焦虑和羞辱联系在一起的模式中解放出来；取而代之的是，亲密能够与和治疗师的关系的成功所带来的强烈的愉快感联系起来。
>
> 马克（Marke，1995）

当治疗关系激活了患者更开放、更少防御地建立关系的潜力时，探索患者对治疗师的情感介入的反应是至关重要的。患者有时会难以接受照顾、同情和共情。这些干预往往会激起被深深地压抑了的渴望，并且会在刚开始干预时导致患者增加对这些渴望的焦虑和防御。无论是负向的还是正向的，患者对治疗师正在表达的东西的体验性 – 动力性的反应会成为治疗性工作的焦点（Alpert，1992；Foote，1992；Fosha，1995；Marke，1995；McCullough Vaillant，1997；Sklar，1994）。

将内隐的变为外显的——不只是患者存在于治疗师的头脑中和心里，还要探索他是如何存在的——会赋予患者新的体验重要性和持久的力量，以平衡那些集中起来对抗与亲密相关的痛苦和失望的广泛的防御。此外，这种治疗性工作的促进和强化，甚至能加速启动反思性自体功能的过程。

这项工作不仅是肯定性的和共情性的，还具有强烈的互动性；它不仅涉及确认和支持，还包括亲密。患者需要关注和处理关系中重复的和非重复的方面。随后的外显表达策略区分了治疗师体验中的肯定性的、共情性的、情感性的部分，后两者都涉及治疗师对患者的更个人化的情感反应的表达。其中，共情性的重点在于治疗师对患者（他的情感、他的故事、他的体验）的反应，因为它揭示了患者的情况；情感性的重点在于治疗师的反应，因为它揭示了作为与患者关系中一个独立的人的治疗师（Bacal，1995）。

促进患者 – 治疗师关系体验：追踪和聚焦

从一开始，治疗师就关注患者和他谈话的感受，以及他和患者谈话时的感受，并且鼓励患者也这样做。他传递的信息是，在他们之间出现的感受是能够并且需要公开去讨论的，因为治疗性关系是一个丰富的探索新的体验和人际动力结构的所在。我们试图帮助患者将亲近和疏远的体验言语化。谈论正在发生的事情——好的和坏的——会强化亲近感。这种工作的某些方面与一些分析性关系工作类似（Coen，1996；Ehrenberg，1992；Ghent，1995；Lindon，1994），不过在 AEDP 中，治疗师紧密地关注时时刻刻的互动，并自由地引导患者关注当前的关系体验。

精神分析的经验法则（即不去阐释正向的移情，而主要去处理负向的移情）并不适用于 AEDP：正向的关系体验也会引发真正的焦虑，因为它们是与受挫的过去的渴望联系在一起的。AEDP 的经验法则是强化患者 – 治疗师的关系体验——负向的和正向的，目的是一起处理这些材料。这里通用的问题是：此刻和我在一起你的感觉是什么？你对我的感觉是什么（或者说，你对我的体验是什么）？

从技术上来说，治疗师追踪在关系联盟上、情感质量上，以及潜意识交流深度上的波动（Malan，1976，1979）。治疗师思考每次转变是如何与治疗性关系相联系的：随着防御的增加，患者被邀请去关注并观察是否在互动中有什么东西让他不舒服；类似地，当材料更深入时，患者和治疗师一起寻求理解是什么允许信任和开放得以扩展。

随着双方关系变得更加亲密，与理解它为什么会发生同样重要的是，知道它确实发生了。患者对这种情绪性知识的防御是非常深远的。如果没有得到识别和处理，那么即使是很深刻的治疗体验也可能被排出意识层面和"消失"。不恰当的谦逊有时会阻碍治疗师将患者的注意力吸引到他们的正向的互动体验上——用与处理负向的关系体验同样坚定的勇气和彻底性去处理正向的关系体验，记住这一点是至关重要的。

我不糟糕，可能吗

在下面的一个初始评估的访谈片段中，对患者 – 治疗师关系的探索伴随着一次强烈的情感突破（关于患者对母亲去世的未完成的悲悼，在与母亲的关系中，患者感到自己是"糟糕的"）。对患者 – 治疗师的关系的聚焦是基于治疗师的不安的感受，治疗师感到在一个如此大的突破后，患者并没有体验到充分的解脱，适应性的行动倾向并没有出现（注意：虽然有这样的可能，但治疗师并没有明确地去暴露她的不安；尽管如此，她的感受影响了她对这次情感对话的贡献）。

案例

治疗师：我确实很想了解，你对于和我谈话有什么感受。

患者：我感到我有点抗拒你。虽然我在告诉你所有的事情，但我仍觉得我并没有让自己真正地和你建立联结。[表达性反应三角：患者开放地表达她和治疗师交流的困难。]

治疗师：怎么会这样？

患者：我不知道……我害怕……就好像——我在以某种方式保护我自己，保留某些东西……[患者识别焦虑和防御成分。]

治疗师：以什么方式？

患者：和脆弱有关……[自我体验；完成防御反应的三角。]

治疗师：它［即阻抗］是对我的反应的一部分吗？[现在让我们详细地展开自我－他人－情绪图式。]

患者：嗯，我不知道……我喜欢你能够跟随这一点，把事情弄清楚，并把它整合起来，我感到你在关心我……[言语听上去是友好的，但潜台词则是指责中捎带着一丝赞扬。]

治疗师：等一下。我是在期待着一个"但是"。

患者：嗯……这个"但是"和你问"嗯，你现在的感觉是什么"有关。那个问题……就好像"噢，不（年轻女孩子的语调）……你在问一个很难的问题"，一个我无法回答的问题。[索取的他人－不足的自己——自我封闭对情绪的接触。]

治疗师：（低沉而缓慢的语调；有些难过的）这让我感到很难过，因为我曾试图告诉过你，我认为你有很不错的交流能力，而且是以一种让我感到和你紧密联结的方式做到的。[治疗师此时使用她对患者的情感反应来探索她们看法之间的差异，并试探她们是否能够到达阻抗障碍的另一边，即证明病理性的信念无法成立。]

患者：（非常开放，保持联结）我不知道我害怕什么……[防御和焦虑水平下降。]

治疗师：很有意思的是，我并不认为你和我交流的方式是一种阻抗，那更像是你拒绝从我这里带回去一些东西，拒绝给予你自己一些东西……[促进患者的自我共情。]

患者：[开放、深深的接受性地、认真地思考]是的……没错。

治疗师：在我看来，你所做的事没有让你错失任何东西……错失的东西是，你今天从这里离开时，你应该知道自己曾深刻地影响了另一个人，而且应该对自己所能做到的事情充满敬畏。[承认并肯定患者在治疗中的成就；继续推动自我共情。]

患者：（开放、温柔、友好的目光接触）嗯嗯……[焦虑和防御水平降低；关系中的开放。]

治疗师：为你自己带走一些东西。[通过成为患者的拥护者来促进患者共情。]

患者：（受感动、开放、柔软、目光明亮，听了进去）是的……谢谢您……这很棒……（微笑，核心状态；长长的停顿）[对正向体验的防御被抵消；患者能够吸收好的东西并充满情感地体验它。]

表达治疗师的支持和肯定：使治疗的非特异性因素成为特异性因素

患者能感觉到治疗师对他的关心、温暖和理解，这一点已被证实对良好的治疗结果起到了重要的作用（Frank，1982；McCullough et al.，1991；Orlinsky，Grawe，& Parks，1994；Rogers，1957）。AEDP 治疗师不是让这些事情发生于偶然，而是系统地寻求让它们发生；干预的意义便是使治疗的非特异性因素成为特异性因素（Fosha，1995）。

确认、肯定和欣赏患者和他的体验；表达关心、同情和担忧。治疗师确认患者的体验，并欣赏这种体验对患者的意义。治疗师开放地向患者表示自己对他的同情，并始终表达对他的关心和担忧。治疗师带着共情性的珍视（Rice & Greenberg，1991）和患者会面，肯定患者的人性和内在价值，并肯定患者正向的品质，比如勇气、敏感性、直率，甚至是当过度依赖这些品质时曾给他带来的麻烦（比如，性格病理、不能达至满意的人际交往模式）。[1] 当这种肯定被内化时，会让患者更加相信对自己的肯定的信念和感知。对于治疗师来说，理解患者是否能够认识到这些正向的品质，或者他是否淹没在对他自己的严厉批评中是尤为重要的。

提供鼓励和有所帮助。治疗师是患者实实在在的盟友，鼓励患者保持前进，指出患者取得的成就，并帮助患者铺平前进的道路。治疗师也可以参考患者曾在工作或生活中通过坚持得到了回报的时刻。治疗师可以直接回应患者对澄清、指引和帮助的请求，并发起有帮助的回应。治疗师谈论自己在类似情况下发现的有帮助的东西可能会起到双重作用：一是提供建议，二是降低患者因为自己所遇到的困难而产生的羞耻感和孤独感。

---

[1] 关于如何处理患者人格的负向部分，请参见下一章中的处理防御。

▽ 举例

治疗师向患者指出，恰恰在他似乎最需要帮助和支持的时候，他很可能会沉默寡言，并回避和她目光接触（感觉特别糟糕、有压力，且不知所措）。患者确认了治疗师的观察，问道："好吧，问题是我能做些什么来改变它呢？"治疗师没有将患者的反应视为被动攻击或依赖倾向的证据，也没有将问题扔回给患者，尤其是在治疗师意识到患者的资源耗尽的情况下，而是回应道："也许当这种情况发生时，你可以在一开始只是给它命个名，并在同时额外地关注你的内在发生了什么，令你想撤退而不是向前。"

认同、确认和放大健康的反应。治疗师放大患者取得的实际成就，无论这些成就可能多么微小。这就好比当小草的叶片从混凝土地面的缝隙中长出来时，我们不去否认令人生畏的混凝土，而是关注小草的叶片。治疗师帮助患者关注患者自身的正向品质和成就，因为患者充满着羞耻、内疚和自我批判，会倾向于忽视或轻视这些品质。任何一位患者，无论他带入治疗的是什么样的问题，都会表现出一些健康的、适应性的行为。治疗师可以将它们指出来，强调患者不是从零开始，而是有充分的资源可以利用。尤其是在患者有困难的领域，治疗师可以突出任何成就，以表明患者有那么一部分已经有能力完成他在努力追求的东西。

▽ 举例

患者对与他令人生畏的父亲交谈感到很绝望，当他的治疗师提醒他，最近他应对他女儿脾气暴躁的教练是多么有效时，患者突然感到了一丝希望。在下一次治疗中，患者进来时比之前放松了许多，并回想起一些他和父亲在一起时的轻松愉快的时刻。随后，他意识到这些记忆来自他母亲去世前的一段时间。当他显现出对父亲的共情时，他感到没那么害怕了。他也越发感到自己可以给父亲一些东西，便开始增加了与父亲的接触。

认识、确认和欣赏自我共情与自我照料。治疗性改变的一个尤为重要的领域是患者变得越来越有能力对自己好，有能力共情自己、滋养自己；治疗师不仅要留意患者作为他自己的照料者的方式，还要注意他忽略自我照料和自我共情的时刻。治疗师可以帮助患者识别他成为自我的拥护者的困难。快速启动自我共情倾向的一种方法是，询问患者如果某个人描述了和他同样的困境，他会对那个人有什么感受；尤为有效的是让患者去想象，如果他的孩子不得不面对他所必须要面对的事情，那么他对他的孩子会有什么感受（实际的或想象的）。

当患者的想法和感受变得对自己更为宽容和富于同情，并学会了带着爱和理解来对待自己时，治疗师需要认同这些发展并表达自己对这些变化感到的快乐和欣喜。此刻，为患者种下了能力的种子，这将使患者能够结束治疗，并能继续持续一生的疗愈和成长的过程。

当患者在治疗中吸收了一种对自己新的觉察时，他就会开始把它付诸行动。在治疗中，治疗师观察到他更能觉察自己的情绪，更能开放地表达自己，更愿意以一种开放的心态看待自己的处境。在治疗外和他人在一起时，患者学会了更真诚地表达自己，而能让自己活得更加真实。患者可以和治疗师一起去强调和庆祝这些成就。它们代表了巨大的成就，承认它们会强化患者的自尊并有助于给予他继续前进的力量。挫折和困难的痛苦也可以分享。承认他的努力会提升患者的自尊水平，帮助他更加开放。

探索患者对支持和肯定的反应。肯定往往会引发焦虑、内疚和防御。

▽　举例

作为对一个肯定的评论的回应，患者说"你真是一个正向的人"，然后防御性地将焦点从他自己转移到治疗师身上。当治疗师让患者继续关注这一点，并且很明确地指出他行为上的证据来证明这种肯定的合理性时，患者变得越来越局促不安，最后爆发出一种无可奈何的大笑，就好像有人在挠他痒痒。在一些一小步一小步的对话后，他最终说虽然治疗师的承认让他感到"好极了"，但与此同时他内在的感受是如此陌生，他不知道"该拿它怎么办"。

肯定也会引发巨大的悲伤，因为患者会接触到多年来忍受破坏性环境的后果，这只会进一步加剧他的自我厌恶。

治疗师共情性反应的表达

那些遭受过苦难的人懂得苦难，因此伸出了手。

帕蒂·史密斯（Patti Smith），《摇滚黑鬼》（*Rock 'n' Roll Nigger*）

明确地表达共情。这（Alpert，1992；1996；B.Foote，1992；J.Foote，1992；Fosha，1992；Osiason，1995；Sklar，1994）是 AEDP 特有的。这种策略不只是通过反馈患者的感受让患者知道他被听到了，它更是正向地运用了治疗师的共情反应。治疗师根据患者的体验，将自己对某个情景可能对患者所具有的意义感传递给患者。

通过治疗师对他的故事的共情性的阐述，患者有了一个不同寻常的机会，去聆听对他的事件体验的详细的、唤起回忆的叙述。对于一个不熟谙自我共情的人来说，这可能是一种令人惊讶的体验。共情性叙述是一种对过程的放大，借此患者知道自己存在于治疗师的头脑中和心里。通过被治疗师看着，患者的自我认识和自我共情会出人意料地得到扩展。

治疗师不仅被允许去参与患者的感受状态，还被鼓励去这样做，但有一个条件：治疗师表达的任何东西都必须是真实的；有效性依赖于此。一个面部表情、一个眼神、一个能准确捕捉患者体验性质的词语，都是交流共情性理解的工具，为患者而产生的悲伤的眼泪或愤怒的感受也是如此。当患者将治疗师体验感受为共情时，感受会在患者和治疗师之间来回滑行，看起来毫不费力（即那个一小步一小步的过程）。这是一种强有力的干预，因为许多患者很少感受过有人在情感上和他在一起所带来的影响（Osiason，1995）。

▽　**举例**

一位患者描述了一次与女儿的困难的电话交流。治疗师说，听她描述她们的电话交流她感到很紧张，因为她能够感觉到电话交流中所有的被抑制的感受。患者承认她自己也很紧张，并继续谈论被困住的感受，与此同时她感到呼吸困难。患者和治疗师通过她们的言语、紧握的拳头、浅而快的呼吸继续表达紧张的感受。最后，患者变得能够说出她最初无法说出的在电话交流中她所经历的非常痛苦的感受。

探索患者对共情的反应。治疗师表达这些反应并关注患者的回应，来观察他是如何体验治疗师的，因为防御可以导致对共情体验的阻断、忽视，或对它的意义的贬低：

治疗师对她对患者的共情的自我描绘是具体的……到了患者无法识别一个安全的、共情的他人的程度。对患者温暖的、关心的或悲伤的感受的公开自我暴露绕过了防御墙的这一部分（Marke，1995）。

　　除了否认或其他防御，我们也经常会遇到其他两种反应，它们会为深化工作提供机会。

▼ 共情——被理解的感觉——会唤起疗愈性的情感（感激、爱、欣赏的感受，以及被感动的感受）。

▼ 共情常常会引发巨大的痛苦和悲伤。它会唤起患者发自肺腑的对他情感生活中被剥夺的认识。拥有会让他深刻地意识到没有拥有或过去没有拥有过；然而，伴随着它赋予力量的肯定，拥有也会让他有可能去悲悼他从未拥有过的东西。

　　明确这些动力结构能有助于转化更坚固。毕比和拉赫曼（1994，p.132）指出："如果这些互动被言语化和被命名，那么这个过程可能会转化最初的表征。"

　　我想给治疗师一个建议：在关注患者体验的同时，也不要忽略你自己的体验。希望治疗师与患者相比，没那么多防御性的需求来否认良好的相互关系。特罗尼克的工作（1989；Gianino & Tronick，1988）已经表明了一方良好的感受是一个相互性和合作性的互动过程的结果。很可能的情况是，如果治疗师对工作感觉良好，那么互动过程就一直是好的；患者可能也有这样的感觉。治疗师可以根据自己的反应来评估，关于是否可以绕过患者承认他人的共情的影响的防御，可以参考以下这个发生在初始评估结束时的案例，我将其称为"绕过帐篷外面的警卫"。

案例

　　患者：我实际上，我认为我很好……比大多数人都好，在开放我自己的感受方面。

　　治疗师：你确实可以这么说，你非常非常好。你和我一起做了非常非常棒的工作。而且我……（治疗师停下来，给患者深刻的反应留出空间。）[肯定。]

　　患者：（闭上眼睛，深深地呼吸，看来非常感动）谢谢！

　　治疗师：（缓慢地讲话，充满情感）我真的非常感动……感动于你能够和我分享的东西，以及我们能够一起做的事情……这真的很了不起……而且这么做并不容易……这么做真的非常困难。[肯定；治疗师的声调共鸣患者深刻的反应。]

　　患者：我不得不承认，我的第一个冲动是想"她只是说说而已，你知道的"……[关系性的防御。]

　　治疗师：（打断患者）但不是这样的……这是你的第二个冲动。我会……以我的直觉保证，那不是你的第一个冲动……你的第一个冲动是想接受它，被我对你说的话打动。[根据患者最初对肯定的非常深刻的反应，治疗师通过依靠自己对患者反应的体验以及对他们一起所做的工作的感觉来挑战患者的防御。]

患者：（停顿，露出了羞怯的微笑）是的，我想你是对的。

治疗师：公平地讲，你还有第二个冲动，但是……（患者和治疗师一起笑了起来）是吗？［肯定患者为了感到安全对防御的需要。］

患者：是的。当你需要保护自己时，这些防御就会出来。这就像我自己坐在帐篷里一样，第二个冲动就像某种……帐篷的警卫。在你进入帐篷和里面的真实的冲动见面时，你不得不先和第二个冲动交谈……我猜想你在某种程度上触及了帐篷中的那个冲动，它说"是的，谢谢你"，警卫则说"等一下"，就像……"我会这么轻易让你进去吗"。［对治疗师绕过防御"进触"帐篷内的真实自我的体验做出精彩的体验性阐释。］

治疗师：没错，这很难，而且我们现在也快到治疗结束的时候了，那是一个很难进入的地方，如此地开放，我们又走得那么深。现在我已经告诉过你我是如何感受的，你也告诉过我你关于我们一起度过的两个小时的感觉。我想这需要你花一些时间，我们会看看你在离开后会有什么感受，我们还会看看，你知道的，在接下来的几天里它会发挥什么作用……不过，此刻你有什么感受？［一遍又一遍地确认患者对与保持开放和接纳相关的脆弱性和焦虑的感受。］

患者：这，这，这是一种解脱，你知道的，这是一种解脱，而且……我最近在看书，了解到获得安全感的最佳方法是……你知道的，面对你的恐惧，是的，你知道的，我不喜欢太贴近地审视自己的想法，因为我不知道该拿它们怎么办，我承认对我来说谈论其中的一些想法会令我感到很尴尬或很困难……但最终我会的，我会的。［与认可相联系的解脱；承担风险和进行未来艰苦工作的动机加强。］

治疗师：嗯嗯……那么我们接下来该做什么呢？

患者：好吧……我想，我想，我想和你一起工作，而且，而且我感到非常有希望，我认为……我知道那对于我来说是一个真相时刻，我应该为我自己去努力。［共情产生了促进信任和希望情感的作用。］

　　治疗师对患者的肯定最初引发了患者深深的感动，紧接着就是防御性的不信任。治疗师挑战了患者的这种防御性的不信任，并在同时确认患者保证他自己安全的需要，重建了信任，产生了希望，并重新恢复了患者承担风险并进行未来艰苦的情绪工作的承诺。

　　当患者的防御无法被绕过时，接下来就有另一个重要的机会进行另一轮工作，去理解患者需要防御的理由。仔细地询问和探索会揭示患者每个二元体验的细节。

▽　举例

治疗师对在初始的访谈中完成的工作感觉很好。患者似乎深受这些工作的
影响；不过，在访谈结束时，她回避了目光接触，几乎没提访谈对她的影响就
离开了，这让治疗师感到有些不安。在下次访谈中，治疗师询问了患者的反应。
患者带着强烈的不安，暴露了她与之前的一位治疗师发生过性关系。讲出这件
事让患者感到获得了一些解脱，但也令她感到悲伤。在承认和探索自己对目前
的治疗师的正向情感的同时，她还进一步主动地表达了她的恐惧——是带着目
光接触说出来的——她在把自己置于一种重复的危险之中。

治疗师情感体验的表达

情感的自我暴露

通过暴露治疗师对患者的情感反应，治疗师承认患者对自己的影响（Ferenczi，
1931；B. Foote，1992；Lachmann & Beebe，1996，Mitchell，1993；Winnicott，1963b），
包括正向的和负向的。治疗师用自己的情感创造了一个开放的、亲密的人际场景。治疗
师可能说出自己对患者的喜爱，或因为接近患者是如此困难而感到痛苦，或一次访谈对
自己来说是多么地有意义和感人，或与患者一起工作是多么地有帮助或某个方面让自己
苦恼（"我想和你分享我对你刚才所说的话的反应。我发现我自己在颤抖……"）。

许多患者很少感到他们会对自己早期生活中的重要他人产生影响；如果不是这样，
他们就不会感到被忽略（Osiason，1995）。和治疗师在一起的体验会促发他们对渴望的
亲密的感受——这在患者过去最需要它们时是无法获得的。

承认错误、脆弱、局限：自我暴露

在面对治疗关系的裂痕时，治疗师会带着情感探索和承认自己在其中所起的作
用，或是自己的失误（Safran & Muran，1996）。出于患者的治疗需要，治疗师也可能偶
尔会有超越情感的自我暴露，将暴露扩展到其体验中更为个人的领域（Alpert，1992；
Searles，1958，1979）。这能极大地安慰患者，在一个新的水平上表明治疗师参与的意
愿。尤其是如果患者感激并为治疗师的承担风险而感到安慰，那么患者对挣扎中的治疗
师的反应往往是共情性的、支持性的、有帮助的。只要治疗师的自我暴露让患者有机会

体验到自己是一个有东西可以给予的人（Winnicott，1963b），自己对他人能够产生正向的影响，就会让患者有一种疗愈的体验。如果患者从肺腑体验中知道他并不是这个世界上唯一挣扎着、感觉自己没有把事情都做好的人，他的孤独、羞耻和羞辱水平就会有所降低。这种自我暴露对治疗师来说也会是一种解放：这会将治疗师的过失从羞愧、自责和内疚的境地中摆脱出来，并让它们发挥治疗性作用。治疗师实现了以情感为导向的转变模型中最深刻的理念，即每个人都是力量、损害、天赋和伤痛的结合，最重要的是与他人和自己开放地交流这样的结合。

接受患者的给予和认同患者的影响

帮助他人应对压倒性的情感已被证明对一个人自身的情感胜任力和生命韧性具有深远的有益影响（Herman，1982）。当二元关系中更为脆弱的一方为看上去"更坚强或更聪明"的一方提供共情、支持和安慰时，治疗师具有认同和接纳患者所给予的动力的能力是极其重要的：它确认了患者的生长性能力，增强了他对自己的善良的信心，并让他感到骄傲。

用自我暴露对抗治疗中的全能

临床连续谱（clinical continuum）的另一端是那些为了维持对另一个人的理想化看法而贬低他们自己的患者。对这些患者来说，不得不应对一个挣扎的、远未完美的治疗师的体验会开始启动他们去依赖自己的资源，启动这个原本被防御性地排除在外的自立自助。通过自我暴露来对抗治疗中的全能（Alpert，1992）能够促进分离、分化和个体化（Bacal，1995；Ferenzi，1931），以及患者对自身力量的觉察。患者往往想要紧紧抓住全能的治疗师的意象，而不是面对看到治疗师也很容易犯错误的失望并看到他们自己是有能力的（顺带提一下，治疗师也会这么做）。通过治疗师对挣扎和不确定的自我暴露来消除这种否认，对患者和治疗师来说，会产生一种发自肺腑的、每个人都更加人性的感觉；这也是一种解除被卡住的治疗的非常可靠的方法。

具有这种动力结构的患者承认并接受自己的胜任力是令人恐惧的：它常常意味着放弃某种希望，即他的无助、困惑和情绪缺陷总有一天会引来他渴望已久的滋养和关怀。这样的患者往往有着关于批评和评判的父母；父母的自以为是表示了不可动摇的确定性和绝对正确性。这样的父母通常是能有效地行使功能但在情感上隔离的人（带有忽视型依恋模式）。患者和这种父母的关系，需要他的不确定性屈服于父母的确定性，他的不足屈服于父母的全知。患者需要以低自尊、抑郁、依赖和瘫痪感来换取安全感。对于患者来说，拥有胜任力而放弃不足感，不仅会威胁其依恋的纽带，还意味着需要面对生命存在的不确定性，以及放弃秩序、公平和"'正确的答案'是存在的"这种令人宽慰的想法。在放弃这种防御性依赖的过程中，患者不仅只是为他自己的胜任力带来的回报和愉悦感腾出空间，还为关系上的需要和愿望得到真正满足的可能性腾出了空间。

探索对治疗师自我暴露的反应

因为治疗师自我暴露属于高风险和强烈的干预，所以治疗师必须持续地观测自己；治疗师必须确保对自己情感体验的使用是服务于患者的，而不是主要满足自己的需要。患者对治疗师的自我暴露的反应必须得到更加仔细的关注：如果患者的反应带着麻木、阻断和焦虑，这些反应就会成为治疗性工作的焦点；如果患者的反应是感到被加强、被感动，或是被深深地重视和感到有价值的，那么也同样是治疗性工作的焦点。这也为患者的人际关系体验提供了新的视角。

通过一小步一小步的调谐，促进亲密和亲近

迄今为止，我们讨论的所有干预都清楚地说明了双方是如何相互影响彼此，由此体验进而关系的质地的发展从来都不是静止的。从这些对话中，亲密关系得以稳步地建立：治疗师在了解患者的同时，患者也在了解他自己；而患者在了解治疗师的同时，治疗师也在以一种新的方式了解自己。正如凯利（1996，p. 60）说的：两个人之间的亲密是建立在"自我最深处的动力性相互作用"的基础上的。

与患者分享他时时刻刻的体验

一小步一小步的过程鼓励对关系保持开放和亲近感的体验，寻求通过调谐、真挚的在场、接触，以及"对患者的根本性的接纳"去对抗病理性的过程（Osiason，1997）。斯特恩和他的同事（1998）称之为"移动过程"。不过，调谐并不总是精确的，有时它会存在一些偏差——留有足够的空间让治疗师的真挚参与其中（Slavin & Kriegman，1998）。与核心情感的释放过程不同，前者有一个特定的目标（尽管有许多种路径去达成这个目标），而一小步一小步的过程是开放式的。真挚的、调谐的治疗师和患者待在一起，一小步一小步地，没有一种一定要到什么地方的感觉，也没有一种清楚事情会朝什么方向发展的感受。它主要是一个由患者带领的过程；只需要患者的现实被确认，患者被肯定，以及患者不感到孤独。有时这就是所有发生的事情；有时，重要的转化会发生，让双方都感到惊讶。

这个过程往往开始于患者带着不安与治疗师分享"羞耻的秘密""软弱"和"丑陋的东西"。这种暴露常常以这样的表达作为开场白:"我没有和任何人讲过这件事,但是……""我真不敢相信我真的在跟你说这件事。"与核心情感体验不同,疗愈的种子并不包含在他们的直接体验和表达中。转化的潜力在于与一个肯定性的、不退缩的他人分享那些浸泡在焦虑、羞耻、内疚或羞辱中的感受——这些感受在过去都是独自体验的。通过另一个人的接纳、共情和理解,这些感受本质包含的厌恶(或恐惧,或羞耻)就会得到显著减少。关系中的联结和接纳的强度带来了开放和对关系的亲密和亲近的阻抗的降低;部分原因是患者在体验他与另一个人分享自己曾经不得不完全独自应对的东西;它常常会为双方都带来核心状态体验。

在焦虑和羞耻消散了而且防御也不再是必须的时候,防御最初建立时要对抗的核心情感(比如,悲悼、愤怒或性欲望)有时会崭露出来。不过,同样常见的是,崭露出来的核心情感并不是最初需要建立防御的情感,而是一种在关系接触中唤起的回应(比如,爱、感激或宽慰)。这里的目标是通过与另一个人的紧密接触(通过联结、亲近和亲密)——与展现核心他人并行——来展现根本自我。

这也是一个对患者和治疗师之间心境和感受的细微之处和变化进行调谐的地方——关于相互的不对称性——因为治疗师有技巧驾驭这些领域。这也是一个对动力结构以及感受和体验进行微调的对话的机会:"当我说你有时需要一个人待着时,我感觉你真的喜欢那样,尽管承认这一点会比较困难。""啊,你知道是有那么一回事。""你知道它让我想到几次治疗前有一次,当……"在这些交流中,有些语气可以是对话性的,但如果能保持而不回避,亲近感和亲密感就会加深,最终心境会深化或加强——要么进入一种核心情感,要么进入一种核心状态。

探索对治疗性亲密的反应

随之而来的亲近对有些患者而言可能是令其恐惧的。过程的强烈程度往往会引起边界问题的讨论,尤其是对于没有很多的亲密关系经验的患者来说。

与患者合作工作

虽然患者前来治疗常常是因为感到无助并希望找到一位拯救者,但 AEDP 的一个目标是,从第一次会谈开始就帮助患者意识到他自己的资源的深度。尽管治疗师在心理过程中作为专家的角色是公认的,但患者是他自己内心世界的专家(Gold, 1994, 1996; Greenberg, Rice, & Elliott, 1993; Rogers, 1961)。那种胜任感能帮助患者对自己的生活更有掌控感，并鼓励一种在治疗中相互的和亲近的感受，而不是疏远和等级的感受。治疗师可以通过多种方式培养关系中的合作方面来加强那种自信感，以下详述三种供参考。

在非言语交流中的相互监测

患者和治疗师通过身体姿势、面部表情、身体动作、目光接触和语气进行了大量的交流。不管交流的这些方面是否在意识层面被认识到，它们都会影响到治疗师和患者之间发生的事情，以及他们一起在房间中的感受。患者不仅仅是被邀请，还"被训练"去参与监测和评论这些非言语的交流，其焦点放在情感上。这种以深化接触为目标所做出的相互的情感调谐或镜映，往往需要被教授。治疗师会成为这个榜样，例如，指出患者的非言语的情感起伏（比如，对目光接触感到不舒服或紧张的笑声），以及治疗师自己的反应："你刚才的语调变了，我对此感到有些不安，感觉你是在往后退。"治疗师应大力鼓励患者说出他注意到的治疗师的非言语交流，以及如何影响他的感受。为了鼓励患者参与到这个过程中，治疗师可以这样问患者："当你看着我的眼睛时，你看到了什么？这会让你有什么感觉？"患者和治疗师以这种方式合作，共同建立亲密感。

比较

比较不同的人关于治疗体验和互动的看法，即让每个参与者都去分享自己的观点，而不只是治疗师独自做解释。同意和分歧的领域能得以处理（Alpert，1992）。治疗师可能会在一番话之后询问："这是我的看法，你对此有什么看法？"当治疗师不确定该怎么做时，将这个矛盾交给患者可能是非常有帮助的。患者是非常棒的督导师。比较双方的看法不仅能增强患者的掌控感，让患者感到治疗是他自己的治疗，还能促进亲密，并使治疗困难的领域取得进步而不是成为僵局，正如下面的案例片段所示，我将其称为"回避'洗衣机'"。

在这个临床案例片段中，问题是患者是否会承认在治疗中完成的深入的情感工作，以及与治疗师之间的联结感，或者她是否会为了安全感而回到她惯常的做法，即回到"洗衣机"中去——这是她描述自己因防御而驱动的兜圈子型的行为方式的用语。这次会谈的早些时候揭示了她如何封闭了自己以回避分离的痛苦，以及这种策略灾难性的后果；这一点至关重要。这项工作与确认患者对防御的需要不同；相反，治疗师选择追寻一种不同路径。这个临床案例片段既是一个与防御工作的例子（参见下一章），又是一个承认差异的同时开展合作工作的例子。

案例

患者：所以……（眼含泪水）

治疗师：继续。什么情绪涌上来了？这些眼泪是为什么而流的？

患者：（看着她的手表）嗯，我得控制自己了，我该走了，就这样吧……

治疗师：嗯，我们还有几分钟……

患者：（哭泣，用纸巾遮住了眼睛）

治疗师：布兰达，让它哭出来吧，不要把它全憋在心里……继续……你打算说些什么？

患者：我得让自己有所控制。

治疗师：我刚刚意识到我在鼓励你放开，但你正在做的是争取获得掌控。[清晰地表明缺乏协调；不同的议程。]

患者：（点头）

治疗师：我们正触及很多痛苦的情感，你的脸藏在纸巾后面，我想你是在哭泣，但我意识到你实际上正在非常努力地让它留在其中。[承认患者希望抵御强烈的感受；这些不是温和的防御。]

患者：是的，我试图把它留在里面。我已经处在边缘上了，但现在不行，因为我还要回家，对吧？

治疗师：这样吧，你可以对我说"走开，我需要做我需要做的事情"，我会尊重你的。但你需要用言语告诉我这些，你不能只将它付诸行动。

患者：等一下，等一下，我不知道我们是否在同一个频道上。[患者提醒治疗师，她们缺乏互动协调。]

治疗师：好的，那么帮我们到达同一个频道吧。[激励患者去引领，对原始的修复性努力做出回应]

患者：我猜想我存在着很大的困难……对……啊唷……对于我更加情绪化的一面。我确实觉得我得闭上嘴巴，得打起精神，我感觉很艰难……当我想要认同这种联结时。[患者承担责任，准确地说出她在努力防御情绪；阻抗开始被克服；方向是指向交流和更亲近的关系；承认不愿意认同与治疗师的联结带来了更加亲近的关系。]

治疗师：对的。我试图确认我们走出了"洗衣机"……而且，即使你想爬回"洗衣机"，你走出这个房间时也可以更舒服，那对我来说没有问题。但至少我们要承认我们今天在一起用了大部分时间来做一些非常不同的事情。

患者：我猜这就是我感到困难的地方……

治疗师：你冒了很大的风险，你让自己去了一个非常痛苦的地方，你待在那里，感受它、与它斗争。而且，你还让我进去了。我的意思是，我感到我和你在一起，我不知道你是否感觉到了。［详述发生的重大的情绪工作；治疗师在使用自己的情感反应。］

患者：我感到了，我感到了。我不知道该如何处理那些情绪……我忽略那种东西……这对我来说很不舒服，因为情感太多了……不过，你对此好像没有觉得不舒服。［患者完成了她那部分合作性的工作，进一步表达了自己和治疗师之间的差别；患者正在使用冲突三角的语言；现在重点更多地放在了红色信号情感上，而不是防御上。］

治疗师：好吧。我是舒服的，你不舒服。我了解你的感受，我尊重它。［治疗师不情愿地承认了差别。］

患者：所以对那种思考和情感联结，我把它最小化，你把它最大化。［患者继续向前推进，对"拔河"性质的把握越来越准确。］

治疗师：我会和你折中一下。

患者：（笑了起来）

治疗师：你知道我是什么意思吗？

患者：是的……不要在离开这里的时候说它没有发生。［回应治疗师的立场。］

治疗师：对的，我会折中一下我们的差别，我不会给你压力并……［治疗师认可患者影响治疗师行动的愿望。］

患者：听到你这么说，我觉得很有意思……我害怕你……认同这种交流，我害怕你的情绪……我害怕那种亲近，你知道我在说什么吗？我感到你承认得太多了……而且我想我又在把它最小化……不过，就像你对我所经历的东西的情绪反应，也许我不知道该如何应对它，或如何应对你的关心……在我看来，所有我现在和你分享的东西都很可怕。［以冲突的三角语言对主观真实的深刻的表述；患者深刻地承认自己对治疗师的"关心"的接纳性体验，以及这对她来说是多么令人恐惧。］

治疗师：我很感谢你告诉我这些。［治疗师对患者表达感激；隐含地承认患者的慷慨和勇气。］

患者：所以，我将它推开，然后我关闭了自己……这个说得通吗？［开放和直接的交流。］

治疗师：当然说得通。［患者和治疗师来到同一个频道上。］

患者：我的意思是，我现在的感觉和之前不一样……我现在感到比较柔软……之前我则感到非常僵硬……在某种程度上，这引导了我去认同发生了什么事情，以及为什么认同它是重要的……而且你保证你不会给我压力……你了解我为什么会是这样……和

5 ~ 10 分钟前的感受相比，我现在真的感到非常不同……［患者确认了处于防御和处于开放这两种不同状态下的肺腑体验；详细地表述了感到被治疗师听到以及自己不希望被施压的需要和被理解的重要性；这是一个由僵硬的防御变为温和的防御的例子。］

因为患者对治疗师不同倾向的认同（"对那种情感联结，我把它最小化，你把它最大化"），以及治疗师向患者保证会尊重她不被施压的需要，所以患者能够放松防御，清晰地表述它们的性质，说出触发它们的恐惧，并在最终体验到一定程度上的解脱和舒适。对不同看法的比较将陷入僵局的危机转变为高效的工作，最终使患者从"洗衣机"功能中走出来（防御性反应三角），并回到表达性反应三角。

识别和利用患者的心理专长

治疗师也依赖患者的专长并告知患者自己是这么做的，因为患者常常在他的困境的忧郁无望情绪中忘记了他自己的力量。患者可能在许多心理学领域是有见识的和有经验的。比如，与有精神疾病的父母一起长大或不得不应对某种残疾，尽管患者对此感到不情愿，但这也给了他发展特殊技能的机会。另一个常常未被利用的资源领域是患者对那些脆弱的或需要帮助的人（子女是一个常见的例子）的反应。当患者处在麻烦的聚光灯下时，这些非常有能力的反应似乎——往往会为了他人的需要随时准备好的——都不存在了。通过识别和利用患者的心理上的专长，治疗师正向地让患者注意到自己的力量和能力领域。目标是，这一次为了他自己，能够去联结到过去通常是保留给别人的资源。

此外，来自无冲突领域的力量也可以被驾驭。比如，一位非常成功的白手起家的商人在个人生活上认为自己是无能的，治疗师向他指出，在商业关系中磨炼出来的人际技巧是他已经拥有的很好的工具，他可以将它们应用到让他感到畏惧的个人领域。

元处理情感 – 关系体验

自始至终，治疗师正向地促进患者关注元体验过程，也就是患者对他的体验的体验（Damasio，1999，p. 8；他在"一种情绪、对那种情绪的感受，以及知道我们对那种情绪有一种感受"之间做了区分）。AEDP 的治疗过程的根本性质会正向地刺激患者感到被理解的体验和他的反思性自我功能。

会谈结束时的处理

和患者初次会谈不应该吝惜时间处理患者对与治疗师在一起，以及患者与治疗师谈话的反应。会谈过程越有影响力量，元处理得以进行就越为关键。如果会谈涉及一项重要的情感工作，探索患者对他在与治疗师的关系中的体验的体验就非常重要："当我们一起进行如此深入的（或有意义的、可怕的，等等）工作，你有什么样的感觉？"如果工作主要是关系性的，观察患者的感受就是很重要的："感觉和我如此靠近（或脆弱、暴露、舒服，等等），你有什么样的感觉？"还可以换一种说法："当你感觉我是站在你那一边的（或对你是挑战性的、理解的、对你表达脆弱的，等等）时候，你有什么样的感觉？"在这种处理的过程中蕴藏着大量的机会，治疗师需要做到以下几点：

▼ 进一步理解患者的体验和它的动力结构；

▼ 观察防御和/或红色信号情感是否已经开始悄悄渗入（在这种情况下，治疗师在会谈结束前可能会有进行另一轮工作的机会）；

▼ 给予患者充分体验情感突破以后的深刻情感的好处。

这些都是非常强有力的和亲密的干预。它们将亲密放在前面和核心位置，并温和地宣布这不是通常的谈话，而是一种对治疗师和患者两个人来说，其目标在于在安全的背景下承担风险的谈话。

大多数体验性的技术聚焦于如何促进对情感体验的触及，因此治疗不是一种理智活动，而是来自直觉（e.g., Gendlin, 1991；Greenberg, Rice, & Elliot, 1993；Mahrer, 1999；Perls, 1969）。然而，关注患者对他刚刚体验到的感受的觉察和注意，这一点的重要性没有得到足够的重视。这方面的工作处理的是否认的防御，它相当于一种神经突触后的、事后的防御。觉察以及随后的对刚刚体验到的感受的这部分记忆消失了。这是一种对治疗师来说最伤心的体验之一：在一次不同寻常的、良好的会谈之后，治疗师期望它是促发变化的，但下次患者回来时似乎什么都未曾发生过，一切又得从头开始。

一个相关的要点是，抵消过往的联系非常重要。这不仅仅是通过强有力的新的经验而实现的，还通过命名和认同这些新经验是新的，并具体描述它们为什么不同以及如何不同。这些讨论的语气不是智力化的和干巴巴的，而是一种表达主观"真相"的语气：简单的，带着平静的确信、清晰和直接，或者是带着热情和非常好的感受。

我将接下来的几个案例片段统称为"远离的目光"。即使这不是全部的对话，许多之前描述的干预也起到了作用。不过，转折点发生在治疗师自我暴露和接受来自患者的帮助时。患者会因深深地感到自己对另一个人具有影响而受到鼓舞，体验到新的力量，变得有动力去追求独立。我们在会谈将近结束的时候加入了这个交流；在这之前，治疗性的工作聚焦的是过去和当前患者分别与她的母亲和丈夫关系的致病性部分。

案例

治疗师：你不得不应对的是无法忍受的，确实无法忍受。太多了。[确认，清晰地共情。]你现在感觉如何？

患者：很难过，但我也没有选择。没有天堂，风暴中没有港湾。[这种诗意的修辞往往是核心情感的标志。]但此刻最让我难过的是，当我选择我的丈夫达瑞尔时，我是有一定的选择余地的。我自作自受，这对我来说是一种很深的伤害，令我不知道该如何接受它。

治疗师：我认为你可以的，我认为你真的已经在路上了。[肯定；鼓励；承认治疗成就。]

患者：（深深地叹息）

治疗师：把你的感受用语言表达出来吧！[将情感与认知联系起来。]

患者：我感觉很舒服。和你在一起，让我感到非常温暖、舒服和被接纳。虽然没有真正的拥抱，但我感到你和我非常近……我的思绪翻回到我那个时候的生活场景①。我的母亲坐在操场上……我的外祖母就在她对面……我的母亲抑郁了……我和当时还是个婴儿的弟弟路易斯以及另一个孩子在一起。我看到了我如何失去了我的母亲（温和的泪水）。当我看着她的脸和眼睛时，我知道她心中的想法。[在安全的环境中触碰到情感基础后，患者直接回到过去，并深入与她的困难紧密相关的再体验的情景中；但这一次，她不再孤独。]

治疗师：（叹息）

患者：当我从学校回到家里时，我感到心碎。你知道，我从没有为失去这位活泼、漂亮和充满活力的女士而悲悼、哀伤过，我很崇拜她，她对生活充满希望，但她触礁翻船了（如浪潮般的痛苦）……我的外祖母曾来公交车站接我好多次，我知道我的母亲抑郁了，她在楼上躺着。我不想要我的外祖母来接我。我要我的母亲。

治疗师：你在我的眼睛里看到了什么？[突然的再聚焦。]

这种材料的情绪强度常常引发治疗师非常强烈的情绪反应。在这种情况下，治疗师将患者从她对这些材料的全神贯注转移到重新让她关注治疗关系，是这种治疗师反移情反应的证据的开始。请继续往下看。

---

① 当时她的母亲在弟弟出生后而深陷重度抑郁状态之中，无法给予患者情感上的支持。

案例

患者：我看到你被我的痛苦和悲伤深深地触动（焦虑地咬着嘴唇）……现在，你看上去有些恍惚……当那种情况发生时，我很害怕。[患者完全和她自己的感受联系在一起，而且和治疗师也是调谐的；没有防御。球回到了治疗师这一边。]

治疗师：和它待在一起。

患者：这确实让我怀疑，你是否去到了一个你生活中让你伤心的地方。那根琴弦是否碰触了太多。[患者深深地共情治疗师。]

治疗师：嗯嗯。

患者：你的表情如此遥远，和其他的时候不一样。

治疗师：让我们保持和此刻发生的事情待在一起。[追踪并抱持关系互动。]

患者：这让我很害怕。我无法触及你。你没法给我。我感到你走开了，我不想让你走开。否则我感到你是在一堵墙后面……（带着大量的感受，她的声音哽咽）我希望你更近一些，我希望你和我在一起，因为我真的爱你，我对你的痛苦也有一种直觉。[已经触及核心情感，适应性行动倾向被释放；患者不仅能准确地同时表述她深深的渴望和她的感知，还能共情治疗师的痛苦。]

通过鼓励患者与她对治疗师反应的感知待在一起，另一种疗愈的良机被打开了。这些材料的情绪性的天性触发了治疗师的一种情绪反应和相应的防御。患者在被鼓励待在那个时刻后，她先是描述了自己对治疗师的体验，猜想治疗师痛苦的根源，然后描述她对失去治疗师的体验，一种治疗刚刚脱离压抑的过程的不可思议的重复。只有在这个时候，患者才能没有解离或以某种方式防御这种体验。她就待在那里，体验她的失落感，依然保持和治疗师的联系，然后再进一步：不再保持被动，而是充满了情绪资源，她敢于冒险，表达了她对和治疗师的有意义的、充满情感的重新联结的渴望。她的渴求得到了治疗师不断加深的情感互动的回应。

案例

治疗师：我非常感动（声音颤抖，眼含泪水）。我对你的爱有一种深深的感受。有一些东西是关于我们是如何相互了解的……它是如此深刻……当我看到那种表情时，我正在了解我去的地方的一些东西，我正在从你那里了解一些关于它的东西（眼含泪水）。所以，我要谢谢你。[治疗师自我暴露：承认患者的影响；接受患者的共情和帮助；表达感激。]

患者：（非常关心地，平静的方式和声音）哪个时刻让你感到伤痛了？［治疗师为她的失误承担责任，接受患者的帮助，消除了患者的焦虑。]

治疗师：是在我们谈论你和你母亲的体验时……它触及我内心的一些东西，也是一些关于我的东西，我猜，是以某种我正努力想要摆脱的方式。［自我暴露。]

患者：我能说出来，这让我感觉很好，因为我感到很紧张，不是今天，是在过去。但我是很小心的。我说出来了，我对我能够说出来这一点感觉很好……而且你能够听到它。它让我们更近了。这是一个加深器和助推器，而不是一个不应该出现在那里的东西……这是一种快乐和……愉快的惊喜。

受患者的勇气的鼓舞，治疗师变得更勇敢，此时没有躲藏在任何过多的技术性干预的后面，而是继续保持开放和脆弱，并努力地和自己的情绪反应进行工作。与此同时，治疗师承认了自己的反应，重申了与患者的联结。治疗师带着感激，接纳、承认了患者给予的东西。患者正在成长。有一件事情还有待确认，患者不是又处在照料者的角色上去成长——这个角色她已经太过熟悉，只会限制她的成长。

案例

治疗师：在最初的一些时刻，让我无法回应你的部分原因是我有些担心。我担心你被放在照料者的角色上，以那种分裂的方式。

患者：我没有那种感觉。

治疗师：确实感觉不是那样的。但是我想问你，也想听你说。［治疗师利用自己的情感反应。]

患者：（被感动，自信地说）我不知道，当它发生的时候，我不认为我曾经能够以那种方式说出来——"回来"——对任何人。"回来（激动得声音嘶哑），请你回来，我要你在这里和我在一起。不要离开！"……然后有人回应我……（停顿；满脸笑容；非常温柔的声音）它让我想说"你怎么可以说我感到所有的亲近都充满危险呢"①。你怎么可以那么说？这并不完全公平。［情感突破；对核心需要的深刻的表达，这种需要是她的母亲无法承受的。]

---

① 患者此处指的是之前会谈中的一次干预。

治疗师：嗯，你不是唯一有解离天赋的人。

患者和治疗师：（一起大笑）

患者：（带着非常灿烂的微笑，充满情感和喜悦）从治疗中毕业将会是这里的一件大事。［有着被动、无力和依赖历史的患者，现在以成竹在心的口吻自发地提到了结束。］

这是最终的矫正性情感体验：在面对一种相似的致病性的、创伤性的情景时，患者能够以最大的情绪适应性进行回应，然后接收到了治疗师的真诚的情绪回应。这个最后的互动的重要性无论怎么强调都不过分。通过自发的移情 – 反移情反应，另一项工作也完成了。在那一刻，患者是一位成年人，她在能够保持自己的情绪的活力、自我感、对另一个人的共情和同情的同时，还与她的需要、渴望和情绪反应保持紧密的联系，与此同时，她对治疗师的反应毫无把握，仍然在冒险。治疗的效果来自患者对被确认为拥有准确的感知，通过让她体验自己对另一个人的影响，拥有有价值的东西去给予，由此提升她的自我感、自尊、自我效能，以及自我资源感。当给予是发自内心的时候，这是巨大资源的证据；承认它，甚至更重要的是接受它和使用它，只会使它开花结果。

患者能够消除她生活的核心的致病性体验：面临失去照料者的威胁，当时照料者退入一个遥远的世界，患者说："回来。"这次她被听到、被回应、有参与，直到交流的神秘力量再次发挥它的魔力：从潜在的创伤和重复中得到的是修复、更新，以及一种有效感。就像最初的事件需要解离一样，当前的事件促进了整合。

一旦她给予的能力表现出来，而且不是以牺牲自己为代价，而是她真实的自我和她的资源的深刻表达，我们就可以考虑分离和对未来的探索了。患者自发地提出了结束的话题，而且这么做是带着探索冲动特有的兴趣和热情，这些兴趣和冲动是在对足够好的照料得到实现的依恋条件下发生的。

第 11 章

重构策略

　　重构工作是通过患者和治疗师之间的以精神动力学为指导的、持续进行的对话而开展的。然而，这些干预是通过以情感为导向的变化模式对内容分类进行权重筛选的：以适应作为首要驱力；自我和他人对创造任何在情绪上重要的情境的贡献；重视——从而更容易注意到——患者改变的潜力、健康的功能，以及他的特质（比如，活力、勇气、善良、诚实、创造性、幽默等）。

　　这里描述的干预与更传统的精神动力学疗法中使用的解释最相似。不过，AEDP 的干预在治疗过程中做得更早，也更频繁。治疗师通过合作的方式解释患者的体验，以假设的形式提出想法供患者思考并邀请患者参与。当防御没有被关系性的和体验性 – 情感性的技术消解时，这些干预所代表的更为人知的方法很可能更适合临床的需要。

　　具体的例子为这些干预策略发挥作用提供了肥沃土壤。AEDP 干预使用三个三角来处理时时刻刻的临床交流，以促进情感接触和关系性的开放。重构工作先于体验性 – 情感性工作，为体验性 – 情感性工作奠定了基础，并用于治疗过程的所有阶段。这些干预使用三个三角来把握患者一生的和时时刻刻的情感和关系反应模式，并理解它们的根源和功能。患者对他的情感 – 关系模式的熟悉和理解可以让他较少地依赖防御组织，并更多地从越来越充满情感的地方做出回应；它们也会促进他的自我接纳和自我共情（Jordan，1991；Kohut，1984）。通过用语言来表达自己的所做和所感，通过觉察自己行为的决定因素及其对其他人的影响，患者扩大了自我反思功能的范围。

追踪开放和防御的波动

根据材料所起的作用，时时刻刻的临床材料被划分为属于冲突三角类别中的一种。患者是向着更深入的材料和更亲密的联结努力，还是在远离更深入的材料和更亲密的联结？治疗师的反移情体验表明了什么？患者的言语、非言语和潜意识交流是否一致？治疗师会评估患者充满情绪的交流是起到防御功能还是表达功能。这一点是很重要的，因为情感（尽管不是核心情感）可以被用来服务于所有三种功能。哪怕是一个简单的问题，比如，"这些眼泪来自哪里"或"这些眼泪更多地是来自悲伤还是恐惧"，在区分恐惧的眼泪（红色信号情感）、防御性-退行性眼泪和悲伤的眼泪（核心情感）上也是非常有用的。这种功能分类是至关重要的，因为当治疗师在面对核心情感材料而不是在处理防御性的或焦虑的表现时，所采取的干预是不一样的。

▽ **举例**

在一个高强度的探索与治疗师的亲密体验的过程中，患者将他的目光移开，并说道："我妻子说得对，我确实是一个冷漠的人。"治疗师没有将患者这句话视为主观"真实"的表达，而是将其理解为由患者对亲密的焦虑所驱使的防御，说道："你如此害怕和我靠近，所以你宁愿认为自己是没有能力和我靠近的。让我们看看，如果你允许自己再次看着我，将会发生什么……你现在有什么感觉？"患者回应道："有那么一刻，我感受到了你的温暖，那种感觉非常好。可是，随后，我也不知道是为什么，我觉得我必须离开。我没法相信这些，但我内心此刻真的在颤抖，我的腿很无力。"患者和治疗师由此继续对令人恐惧的亲密体验进行另一轮的工作。

如果治疗师把患者关于他"是一个冷漠的人"的说法看作一种主观"真实"的表达，认为这反映了他有能力面对他基于防御的功能的不良性格后果，那么治疗师的反应将会非常不同。在这个案例中，治疗师凭直觉认为，患者的说法在很大程度是一种防御性策略，这一点被患者的反应所确认，患者的反应暴露了他因那句话而想要回避的恐惧。

以冲突三角为框架的体验性处理，既追踪时时刻刻的材料，又追踪治疗性过程前进的方向，也就是要看材料是变得更深化了还是变得更表浅了。

对防御性反应进行工作

对防御的正向工作是所有 STDP 的特色。AEDP 对防御进行工作的特点是一种参与的、共情的、与患者肩并肩而不是对抗的立场。治疗师最初的焦点放在患者创造性地发展这些自我保护手段背后的适应性动机上，然后处理他当前生活中这些根深蒂固的防御所带来的消极后果。患者应该感到被确认和被赋能去扩展他的技能空间，而不是感到被批评、羞辱或屈从而不得不改变他任性的方式。

防御防止（和保护）人们体验自己的核心情绪，妨碍亲密的人际关系。内在的充满活力的生命力往往被掩盖和隐藏起来，甚至个体自身也无从觉察，他作为一个受限制、被控制或焦虑和恐惧的人在生活着。尽管在当前的生活中，防御对患者来说是一种障碍，但在以前当保护是必要的和适应性的时候，防御的作用则是保护自我。AEDP 治疗师在对防御进行工作时，请切记这一点。前来寻求治疗的成年患者表现出的防御往往是由当年那个不堪重负的孩子发展出来的，当时他不仅需要保护其脆弱的自我，还要与一个有严重问题的他人保持依恋关系。

一旦治疗师确定了一种防御在运作，就可以使用多种策略来处理防御。注意，重构的工作更适合根深蒂固的防御（防御反应三角的特征），而不适合温和的防御（表达性反应三角的特征）。

工作要点

识别、命名和澄清防御

通过共情，治疗师可以用一种非评判性的方式简单地开始和患者讨论防御，以及防御在什么时候是最突出的、防御是如何运作的。比如，治疗师可以这样说："你有没有注意到，当你感到难过时你是如何回避我的目光的？"识别、命名和澄清防御都非常有帮助，因为对患者来说，防御往往是自我一致的。他的防御的体验性－肺腑性（experiential–visceral）的相关性也会被探讨（Coughlin Della Selva, 1996; Laikin, Winston, & McCullough, 1991; Magnavita, 1997）。治疗师对患者的非评判性的反馈可能是非常有力的：患者会觉察到他的防御是如何疏远他人的，并能切断他触及内在体验和关系体验的途径。通过共情的、非评判性的反馈，患者也能学习到当他这样防御时，他人在与他联结时会有什么感受。通过学习去敏感地体察到这些体验的时时刻刻的起伏，患者会变得越来越熟悉他如何以及什么时候依赖防御。麦卡洛·瓦力恩特（1997）也讨论过这个过程，并将它命名为"承认防御"（defense recognition）。

体验性地聚焦对防御的工作和激发情感的简约表达

对防御的工作的另一个方面是体验的成分（Davanloo，1990），聚焦患者对与防御相关的躯体因素的觉察（比如，坚硬、麻木和头晕、冰冷），然后将这种体验与他不那么防御时的感受（比如，柔软、轻微的刺痛、融化）做比较。触发情感的、形象的、隐喻性的命名，尤其是使用患者自己的语言，就像患者和治疗师共同使用的一种简约表达，会非常有帮助。比如，在第 10 章的一个临床案例片段中，患者使用"在洗衣机中"这个短语来表示她对被防御驱使的功能（比如，绕圈子、无法深入）的感受。对于这种情况，还有的患者使用了"旋转"这个词来比喻。除了触发情感外，这些比喻的使用成了患者和治疗师分享的语言，它们促进了双方的亲密，并突显了这些防御机制本身的自我不协调的方面。

感激性的重构

在患者的觉察提高后（即防御从自我协调的转变为自我不协调的），他对自身的防御如何隔开和疏远他人、如何严重地限制了自己的生活的领悟也往往会获得提高。当患者开始深切地触及他失去的东西时，防御机制往往开始被他视为人格的缺陷。当人格的这些方面成为患者自我责备的目标时，治疗师需要给予患者支持和肯定，做出对防御的感激性的重构（Alpert，1992；Sklar，1992）。治疗师需要帮助患者看见他的防御在过去是多么有必要，以及这些防御如何反映了他在应对上的力量和独创性，与此同时，也要帮助患者承认它们现在所带来的消极后果。防御本身往往是使患者感到羞辱的来源，当它们获得共情性理解时，自我责备就会减少，自我接纳则会增加。认识到防御中反映出的适应性努力，而不是把它们视为敌人（Alpert，1992；Kohut，1977），就是提供了一种接纳，使患者更容易对自己以及自己的现实处境共情。

随着防御变得自我不协调，患者会经历一段时间的对过去失去的机会的悲悼——悲悼自己的病理状态对他人的影响，尤其是对自己孩子的影响，这可能会令他感到特别痛苦。发自肺腑地面对自己对病理模式的代际传递而带来的影响，是一个非常痛苦的过程。不过，患者在经历这种悲悼后能加深共情和自我接纳，并促使其冒险以一种新的、更开放的方式充满情感地与他人互动（Alpert，1992；Coughlin Della Selva，1996；McCullough Vaillant，1997；Sklar，1992），并在必要的地方尝试修复。

成本效益分析

患者和治疗师可以一起思考和讨论防御及其目的和用处、过去和现在，进行麦卡洛·瓦力恩特所说的防御的成本效益分析（cost–benefit analysis of defenses）。以这些方式做出反应，患者得到了什么？失去了什么？思考他过去的防御的成本和效益，以及他现在的生活发生了什么样的变化，能使患者理解他的防御已经不再能发挥必要的功能了——它们不是在保护他，而是妨碍了他的成长。提高患者对非防御状态的快乐和好处的觉察，在帮助他放弃过时的保护策略上也是非常有价值的。

关键在于，患者要坐在驾驶员的座位上。他对防御的了解扩大了，而不是缩小了选择的范围。他的语气不是听天由命的、懊悔的、夹着尾巴做人的放弃，而是赋予了能量的；他现在也能做出其他的选择。

防御的成本

患者人格的消极方面（那些倾向于隔离和疏远他人的反应）根据其目标和愿望，被共情性地理解为防御的不良后果。因为患者的人际关系模式常常是自我一致的，所以他人的负向的回应对患者来说是不可思议的；识别这些模式及其后果，而没有来自他人的批评、羞辱和抛弃，是一种深刻的、打开眼界的体验。体验防御的代价也可以被视为通过关系性的干预对防御进行工作的一个方面。

防御的效益：对于放弃的阻抗

对患者来说，防御代表了持续一生的可保证其安全的方式［参考继发性的安全感（secondary felt security）；Main，1995］，是其与致病性客体的联结紧密相关的。放弃一个防御，无论这个防御的后果在患者当前生活中是多么地消极，都等同于可怕的客体丧失、身份认同丧失，以及可怕的对不忠诚的内疚感（Searles，1958）。明确这一点，可以让患者有机会检查其他更适应性的保持联系的方式。患者最终要面对的往往是他与依恋对象的虚幻的关系的性质：在绿野仙踪效应[①]中，与这种关系的空虚的对质会引发进一步的悲悼，因为患者会越发觉察到他牺牲了自我来维持一段几乎没有给他真正关心的关系——像多萝西那样，他开始意识到力量就在他的内心中。对于放弃防御的阻抗的一个相关来源是患者感到他正在放弃自己的一部分，他的身份的支柱，并和它说再见。放弃这些方式最终会让他感到就像抛弃了一个困难的、不令人愉快但不管怎样都很可靠的伙伴；悲悼这种丧失往往是患者放弃防御的最后一步。面对双重忠诚的削弱效应，曾有一位患者因放弃她长期以来的"秘密特工"的感觉而哭泣，这是一种她认为自己能够在情

---

① 绿野仙踪效应（Wizard of Oz effect）在此处有"假装"的含义。指的是尽管假装（即防御机制）的功能是虚假的，在短期内有些像安慰剂的止痛功效，但是若长期使用则解决不了核心问题。——译者注

绪上生存下来的策略。

消除压力

作为长期的保护功能，患者可能很难放弃防御策略；当他感到沮丧时，他会强迫自己去做那些感觉自己没有能力去做的事情。请注意，不要把这种自我施加的压力（因自我惩罚或缺乏对自己的共情）与正向的动机混为一谈。阻抗的强化往往预示着更靠近表面的、更深层次的充满焦虑的材料，我们可以帮助患者适应他的需要，更谨慎地行进。

治疗师对患者自我施加的压力的反应需要包括两个部分：一是消除压力，二是帮助患者自己这么做（Alpert，1992）。聚焦患者迄今为止取得的治疗成就，治疗师可以共情患者面对痛苦的体验，以及患者试图去改变那些陪伴他多年的模式是多么困难（Sklar，1992）。在患者准备好之前，治疗师不要在患者感到压力的情况下去协助他处理任何体验，这样患者就能更有掌控感，不那么焦虑，防御的需要也较少。消除压力往往能推进治疗的进展，尽管这看起来像是存在着矛盾。当患者感觉自己没有必要去处理他还没有准备好去处理的体验时，他会感到对它更有掌控感，因此也不那么焦虑，也不那么需要防御。当治疗师说"你可以待在这里"时，这常常会带来看似矛盾的效果——前一刻患者觉得艰巨可怕的障碍，此时被消减，让前行变为可能。此外，处理患者自我批评的立场和僵硬的自我标准（这会转化为对自己的安全需要缺乏耐心），治疗师可以指出患者已经走了多远，并认识到面对痛苦的体验和试图改变陪伴他多年的模式是多么困难。由于患者倾向于自我惩罚，因此治疗师的支持和证明患者正在尽他最大的努力可能需要持续很长时间。这种欣赏能帮助患者感觉自己并不是那么孤独，也没有被自己的病理障碍击败，从而为他带来一种新的坚持下去的力量和决心。因此，当治疗出现僵局时，治疗师帮助患者消除压力，进而降低焦虑、增加自我接纳往往是一种有效方法。

教练的方法

最后，与消除压力相对应的是教练的方法，即鼓励患者坚持并肯定努力这么做的价值。这里指的是，对患者有能力去承受一些不适并在治疗师的帮助下坚持不懈地付诸努力并获得一个建设性的结果，治疗师表示很有信心。在患者被鼓舞、鼓动、督促着去坚持尝试到达一个新的地方是非常具有疗愈性的。有时治疗师需要镜映，有时需要推动，有时则需要一个重要的且带着尊重的挑战。超越患者自然会去的地方，这里没有禁忌。治疗师可以鼓励他去尝试保持眼神交流（尽管这可能很困难），或不逃避地去探索一个想象的攻击的结果，抑或忍受超过片刻的悲悼。

患者最终会决定治疗师的干预是鼓励还是压力，就像他的体验会决定消除压力是肯定性的还是不尊重的一样。对一个人来说，一个简单的评论或问题可能会使其感受到很大的压力；但对另一个人来说，一连串的问题和鼓励突破其体验的极限则会令他感到这就像是带有深切关心的、共情的帮助，令他心存感激。当患者表示他正在被要求去做一些他无法做的事情时，治疗师就可以从鼓励坚持转为消除压力和明确的共情了。AEDP和更具对质性立场的心理学流派的差别在于，肯定患者"说不"（而不是把它当作阻抗来对待），不会因为他不能做到而以任何的方式（或明或暗地）指责或批评他；相反，在面对患者给自己压力或责备自己时，AEDP 治疗师需要努力促进患者的自我共情，把这个领域的治疗僵局当作另一个领域的治疗良机。

处理红色信号情感

焦虑、羞耻、内疚、无助和绝望是个体对核心情感做出反应，同时激活防御机制时产生的强烈的厌恶状态。尽管接下来对技术的讨论适用于所有的红色信号情感，但我们将重点放在焦虑和羞耻上，因为它们是典型的红色信号情感。

处理焦虑

因为焦虑患者的关注点都被焦虑的体验所吸引，所以治疗师要尽可能地在躯体上和情绪上贴近患者的体验，让患者感觉不那么孤独。患者感到焦虑往往表明防御已经被突破，但他感觉自己太脆弱了。与防御类似的是，焦虑反应也是个体在生命早期习得的，当时存在着现实的情绪危险，患者感到很孤独，身边并没有一个值得信赖的他人能让他感到安全。当患者应对焦虑时，治疗师必须对患者的状态保持敏感，并帮助他在其体验中感到不那么孤独。

探索伴随焦虑的躯体反应

当患者和治疗师在一起感到焦虑时，患者关注的是自己即刻的体验；他会高度关注自己的焦虑躯体征象和它们是如何变化的。治疗师可以只是和患者待在一起，也可以保持敏感调谐。让患者详细地描述其焦虑的躯体体验（比如，它位于身体的哪个部位、伴随着什么感觉）往往是一种能降低焦虑水平并提供动力学信息的干预（Davanloo, 1990）。当患者分享自己的焦虑体验时，他常常也是在克服它；他也在学习识别焦虑的感受——它什么时候会出现，以及最终如何控制它。当他向一个感兴趣的他人详细地描述自己的内心体验时，构成焦虑基础的条件便会开始发生变化。

案例

    患者：（哭泣，深深地叹息，摇头）很奇怪，我有一种躯体感觉，一种刺痛感。

    治疗师：（以温和、同情的语调询问）什么地方？全身吗？

    患者：我脸上。

    治疗师：你脸上？

    患者：嗯，对。

    治疗师：嗯……这是一种什么感觉？

    患者：很奇怪……是麻木感。

    治疗师：麻木感……在脸上的什么部位？［详细地探索焦虑反应的躯体相关因素；也为理解焦虑的潜意识意义做好准备。］

    患者：……这里，（用手摩挲过两颊）在这表面……在我的脸颊上。

    治疗师：在你的脸颊上……所以不是全身，只是这里和这里（镜映患者的动作）……嗯嗯。［镜映加强了关系性的联结，降低了焦虑。］

    患者：是的，非常奇怪……好吧……很有意思，说了这些之后让我感到放松……这也是我的问题的一部分。我太紧张了。［注意，伴随着放松，患者在命名和联结之后，重新获得了命名自己状态的能力。］

    详细地探索生理相关因素的一个重要原因是，它们具有潜意识意义：焦虑如何以及在什么地方被体验到和它所代表的幻想的动力学之间常常存在着潜意识的一对一的对应关系。在后面的访谈中，事实表明，对于这名患者来说（第9章中描述过的患者，他小时候被父亲抽过耳光），焦虑是由强烈的愤怒和对其后果（比如，失去控制）的恐惧引发的。在访谈早期了解刺痛的准确位置能激活潜意识图式，并更有可能唤起那些记忆和相关的幻想。因此，通过获取细节，可以做到以下几点：

▼ 焦虑降到一个更能忍受的水平，而且令人恐惧的状态是可以和另一个人分享的，这两者都能让患者安心；

▼ 焦虑更容易被识别；

▼ 治疗师获得了详细的动力学信息，其特定的意义可能在随后会展开；

▼ 治疗师为潜意识动力做好了准备。

探索焦虑的认知、幻想和体验方面

治疗师可以让患者谈谈焦虑是什么样子的，把它与他曾经感受过的其他情景联系起来，并想象焦虑的感受会走向哪里。治疗师还可以询问患者在当前的（"最坏的结果会发生什么"）和过去的（"曾经最糟糕的结果是什么""接下来发生了什么"）与焦虑体验相关的幻想和其他认知。为了找到焦虑的动力学根源，治疗师可以尝试寻找焦虑开始的确切时间（"你第一次体验到这样的焦虑是什么时候""那时发生了什么"）。这类问题可以帮助患者看到焦虑的程度，并开始通过先去承认和面对它，而不是否认和回避它，来扭转他感到无助或羞耻的过程。

发现意义，进行理解

通过将焦虑的感觉与焦虑的内容（比如，患者害怕什么、为什么害怕、它是如何与过去联系在一起的）联系起来，治疗师可以和患者共同去理解患者的感受。压倒性的焦虑的一个基本特征是，正在发生的事情对患者来说没有任何意义。体验越有意义，似乎就越不容易失控。

通过准确地命名、教育进行保证和重构

治疗师通常会假定，患者了解他们所面对的那些令人不舒服的、可怕的体验和感觉正是焦虑的表现。事实上，情况往往并非如此。治疗师对这些反应和它们的影响程度的命名和教育，由此对焦虑进行的安慰保证和重构理解是非常有帮助的。还可以换一个不那么充满情绪的话题，探索患者通常会做什么来降低或控制焦虑。后者为患者和治疗师提供了更多的关于患者功能的信息，有时能让患者与他暂时丢弃的适应性和自我疗愈的能力重新建立联结（Gold，1994；Bohart & Tallman，1999）。

欣赏患者的努力和成就以消除压力

除了对根深蒂固的防御进行工作外，这种策略也适用于焦虑。当患者焦虑增加时，治疗师最需要做的是识别患者正在经历着什么，而不是推着他走得更远。就像对待防御一样，消除压力以及获得治疗师的欣赏都可以让患者感到不那么孤独，并通过重获掌控感，能显著地降低其焦虑和其他的红色信号情感。

再次强调，以上五种策略不仅适用于处理焦虑，还适用于其他所有的红色信号情感。接下来，我们将简要地讨论一些与羞耻这种红色信号情感有关的具体问题。

处理羞耻

羞耻来自一个愉快的反应被突然谴责性地打断时的反应。羞耻通常会全方位地抑制人类体验，它不仅是痛苦的，还是得不到发展的。对羞耻的治疗性工作的目的是使得患

者能够恢复并去体验那个之前被羞耻扭曲的反应的正向性质。在回应患者的体验时，治疗师需要用钦佩、欣赏和鼓励的方式，而不是震惊和指责的方式。

以下片段展示了治疗师在关系情境中对羞耻反应的一个标记——转移的目光——做出的谨慎探索。

案例

治疗师：从一开始，我就一直在想……关于你的眼神交流。

患者：嗯。

治疗师：不是没有，而是你在大部分的时间里都把目光从我这里移开……

患者：是的，是的……

治疗师：你害怕会从我眼中看到什么可怕的东西吗？［探索关系焦虑；邀请患者参与对非言语反应的相互的监测。］

患者：我的眼镜呢？（伸手拿眼镜）……这副眼镜我戴了20多年了。但即使戴着它，我也还是看不清。嗯……嗯。我不知道，也许我只是……想待在困境中。我不认为是这样，但是……［温和的防御。］

治疗师：嗯，请和你回避我目光的感觉待在一起。［通过重新聚焦对厌恶注视的关系问题来绕过防御。］

患者：我不知道就像……如果我一直看着你的眼睛会发生什么？会发生什么呢？我不知道。你不会把我催眠的……我想那是关于你会看到些什么，但我已经全都呈现给你了。你还能看到什么？那是羞耻……我认为那是羞耻（开始哭泣）。就像我可以做到［比如"告诉你所有事情"］，但之后就感到很羞耻……讨厌的眼镜（再次摘掉眼镜，假装去擦眼泪）。［厌恶的羞耻情感的内在体验。］

治疗师：（同情地）嗯……［共情性的抱持。］

患者：（低头静静地哭泣）［羞耻和痛苦。］

治疗师：（温柔地）你害怕从我眼里看到什么？［探索羞耻的认知方面和幻想方面。］

患者：我不知道……我害怕我看到什么呢……（良好的、清晰直接的目光接触）我不认为是我害怕我会看到什么，而是我害怕你会看到什么。

治疗师：（重复）是我会看到什么。

患者：（消除压迫性情感）或者是我看见你看见它。

治疗师：你说的是什么意思？

患者：（清楚、直接地注视，微笑，开放性表达）我可以告诉你任何事情，没问题，你可以看着我，只要我没有看见你在看着我。那是真正可怕的部分……喔！那可真的不一样，不是吗？！［理解之前无法理解的体验；放松；宣布主观的真相；核心状态；开放和直接。］

　　给怪物命名能剥夺它的力量。患者通过命名和理解自己的体验，恢复了对自己体验的掌控感，并在她无所不能的自我领域内重新收回了控制权。

确认情绪体验

　　在处理一般的红色信号情感，尤其是羞耻时，关键之一是打破情绪和软弱（或者恶劣、自我放任等）之间的联系。同样，重要的是要打破自我照料（自我共情、自我接纳）和自私之间的关系。治疗师的任务不是将无礼、软弱、自恋、自私、恶劣、自大或任何其他多种自我谴责的性格描述扔给患者，而是帮助患者意识到他的反应揭示了他只是在努力实现一个发展性任务（Ferenczi，1931）。这些反应需要的不是批评和羞辱，而是体贴、赞赏、接纳、指导、有技巧的促进。非常重要的是，治疗师要支持和确认患者，重申他对自己感受的权力，以及他对自己的责任。此外，当患者对之前因羞耻感而不敢进入的领域进行试探性的尝试时，治疗师可以从中感到快乐并向患者表现出来。

▽　举例

　　患者的母亲曾遭受过性虐待，因此患者从小是在一种性反应被认为是可耻的、失控的表现的氛围中长大的。在孩童时期，患者与其年龄相符的表现欲被严厉的、羞辱性的警告和禁止抑制了。在患者成年后，性压抑是其当前的主诉；她非常痛苦地为自己的身体反应感到羞愧，她谈到每当她感到性唤起时，她都会感到她的身体"背叛"了她。一些治疗性的去除羞耻的工作包括，对患者的早期经历表示同情，并将她的童年行为重构为它们反映的是活力和心理的发展使命。治疗师还与患者分享了她年幼的女儿的令人骄傲的表现欲，这让患者很感动。患者探索她的性欲的尝试获得了治疗师的肯定和赞赏；幸运的是，这些尝试也得到了患者伴侣的支持。随着时间的推移，患者不仅不再感到羞耻，还开始对她的感官体验和性体验的能力感到陶醉，并视其为进一步拓展她新的自我感的新的表达和载体。

处理绿色信号情感

在治疗中，希望、信任、好奇、开放和对探索的热爱有时是容易被人们忽略的体验，人们往往会将注意力集中在对消极的和有问题的反应上。追踪绿色信号情感、为它们命名，并让患者关注它们是非常重要的。

关注和追踪绿色信号情感

当被关注时，患者绿色信号情感的保持可能会变得很脆弱。和治疗师一样，患者往往也更擅长处理负向的体验。一旦聚焦这些体验，患者就可能会退缩并认为它们是可笑的或愚蠢的，变得局促不安，并预期治疗师会将它们"解释"掉。

治疗性工作包括培养患者对这些反应释放的信号保持敏感调谐。使患者对这些反应中包含的信息价值保持敏感是非常重要的——它们代表了一种对情绪环境的良性解读，包括对一个人内在资源的正向评估。一旦被承认，治疗师就要与患者一起探索绿色信号情感的前因，以便这些正向的体验可以整合进患者的全能领域中，成为患者不断发展的反思性自我功能的对象。治疗师还要努力促进患者从信号情感转化为更全面的情感体验。通过体验性的工作，患者不仅能意识到其新生的信任和希望，还从内心去体验它们，并将它们与有利于这种体验的环境联系起来。

以下案例被我称为"爱鹬的男人"在下面的治疗片段中，绝大部分工作都是在表达性反应三角的支持下进行的。这表明了一些基本的信任感和承担风险的意愿，正如在临床交流中所证明的那样。不过，这只是根据患者的行为推断出来的；当他直接地、发自肺腑地体验那些在与治疗师的关系中真正能让他开放的因素时，他的焦虑一下子就增加了。作为一种绿色信号情感的信任与充分的承认和共情体验所促成的信任是不同的：充分的、接受性的、感到被理解和欣赏的体验，对患者来说是很难吸收并和它们待在一起的——尽管这正是他所渴望的，但它又陌生得令人恐惧。

案例

患者：让我试一下，而不过分自责。我只谈谈我的感受……（长时间的停顿）[接下来，患者诉说了他的女朋友没有和他一起参加让他觉得自己"最有活力"的活动。]

治疗师：那不是关于越野滑雪或攀岩的，而是关于你的感受的，这是很贴近你的心的东西……是的，那是关于你的感受的，非常纯净，它没有被认可。[在情感上重构问题；从普通的语言转化为感受和动机的语言。]

患者：当你说到"纯净"这个词时，我退缩了。[表明与认识到真实的自我联系起来的焦虑。]

治疗师：是的。

患者：我感觉到了。我不知道是什么让我不舒服……但是我……有一种做了一些我真正喜欢的事情的感觉……[转移话题：策略性防御。]

治疗师：当我说你的感受中有一些纯净的东西时，你有什么反应？[重新聚焦：绕过温和的防御。]

患者：我不知道。那是……

治疗师：试着关注这里（指向心脏），而不是这里（指向脑袋；和患者一起笑起来）。试着关注里面，贴近你的心，因为你的退缩不是来自你的脑袋。

患者：嗯，我想我觉得，自己在某种程度上被看见了，我的感受以一种让我措手不及的、让我惊讶的方式被看见，这让我不舒服。我想这是我能接近的极限了。只是感觉非常正向……只是被看见，得到回应，我的感受得到回应……（长时间的停顿）我只是还不习惯。[联系与被看见和被回应相关的焦虑；阐述一个新的比较三角，即这种体验是不一样的，由此因过去的体验而感到害怕。]

治疗师：那么退缩呢？[重新聚焦。]

患者：我不知道……只是你使用"纯净"那个词——我想，就像有时候你在看一部电影哭泣时，你会在某种程度上感觉无法承受那种感受。[对将焦虑——感觉无法承受——与强烈的感受联系起来的再次陈述。]

治疗师：是的……是的……

患者：我总是喘息。

治疗师：喘息，我想，一个是你喘息，另一个是我猜想我已经有点熟悉你的"呃"的身体反应了……

患者：我发出的那个声音？

治疗师：是的，你知道，呃，我有一种感觉，那也是一种在情绪上断开一点的方式。[识别非言语防御。]

患者：真是的，那就像是一个减震器。

治疗师：是的。

患者：它具有设置一点障碍的性质。[患者和治疗师紧密合作；患者开放并讨论防御，而不是关闭。]

治疗师：没错……你知道的，一些保护。[共情性重构。]

患者：是的……你说，当你说"纯净"的时候有某种东西让我措手不及，就像我还没来得及去想，它就已经越过了障碍……

治疗师：嗯……有某些东西，当我对你认可、看见你非常深刻的感受以及……这样一种肺腑的反应时——我不知道它是痛苦还是害怕。[含蓄地对合作做出请求。]

患者：害怕。[回应了合作的请求；对与感到被理解的正向体验相联系的厌恶性情感表达得非常清楚。]

治疗师：退缩，不舒服……你知道，我想记住这一点，表面上似乎非常好的一种东西……是令人恐惧的。

患者：我不知道它为什么让人害怕，但确实可怕。它是某种柔软和融化的感觉[面对感到被理解时无防御状态的肺腑体验]，很可怕。大多数时候，我意识到我只是努力地想屏蔽所有的东西，把它们全部遮盖起来。在某种程度上，这让人感到一切都死气沉沉的。[防御主导的功能的肺腑体验；即刻的防御习惯。]

治疗师：嗯？

患者：在某种程度上，这让人感到一切都死气沉沉的。就是屏蔽所有东西，去看——把所有的东西都锁起来。我确实一点都感觉不到自己还活着。但是你是对的，它让人有些不舒服，我不知道那是什么。[防御的结果就是死气沉沉；患者重新聚焦焦虑；回到有活力的领域。]

治疗师：我感到有点左右为难，我内心的一部分在说，好吧，如果它这么可怕，那就慢慢来，我相信你害怕是有原因的；我内心的另一部分在说，好吧，让我们看看是否还可以再进一步……[比较观点；把治疗的矛盾境地呈现给患者。]

患者：我会倾向于让我们再进一步。[患者选择前进。]……我们会走向沙滩，我会注意到一些鹬，并发表一些看法，你会说"别跟我谈论鹬，我对鹬不感兴趣"。

治疗师：当你那样说的时候，我退缩了。[明确的共情；预期性镜映。]

患者：你知道这种情况并不经常发生，但偶尔还是会发生。[轻描淡写。]

治疗师：你似乎对我那么说感到不舒服。[识别焦虑。]

患者：我等着你说"你知道吗，这真不成熟"。[基于既往体验的焦虑内容，现在被深深地内化为自我攻击，被防御性地投射出去。]

治疗师：但现在你似乎很难接受我实际的反应。[共情性地识别防御。]

患者：我想我只是不去想它，该干什么干什么。[承认防御。]

治疗师：……我再次感觉到你很害怕。让你相信我是站在你这边是很可怕的。[回到焦虑以及它和亲近关系的联系。]

患者：我猜想是的。如果我只是放任自己陷入这种感受，那么我不知道这会把我带向哪里……但我不只是害怕我自己，我还害怕你正在做的事情……当你最接纳和认可我时，我退缩了……这是问题的关键……这是真的，它是实实在在的，我的整个身体都跳了起来。[表达关于对亲近的焦虑的肺腑体验。]

治疗师：是的。我们马上就要结束了。我希望你看一下这部分录像。因为如果你感到害怕并因此而保护自己，那么这部分其实是非常合理的……不过，我也要承认另一面……你做了很多，你对我非常坦诚，也非常开放……我感觉我们在很短的时间内就已经走了很长的一段路。[肯定；总结。]

在做这项工作的过程中，我们已经阐述了非常重要的模式：患者渴望得到的承认和共鸣使他感到发自肺腑的恐惧；活力和恐惧是相连的，安全和死亡也一样；基于他的被支持和被承认的自我－他人联系，与他以前的体验是相反的，而建立在轻视基础上的联系，尽管可能是痛苦的，但代表了他所了解的联系。此外，防御和焦虑的体验在肺腑体验的层次得到探索，正如他上述临床案例片段之前所说，他在能够避免打击自己或关闭自己这些对亲密和亲近的防御上颇有经验。

自我－他人－情绪三角：自我和关系体验的正向与负向的方面

理解自我、他人和情绪是如何相互依赖的

当患者意识到自己内在的不同状态时，治疗师就要将工作聚焦于帮助他破译在每种状态下特定的自我－他人－情绪三角的组成要素。比如，他可以学到他认为自己是一个"失败者，一个肥胖、愚蠢、丑陋的失败者"的感觉，这是与另一个拥有拒绝他的力量的人联系在一起的，比如他儿时的母亲。此外，他还可以学到对核心情感的压制，这与一个没有价值的自我对一个看上去强大的他人的谦卑这样的动力结构有着内在的联系：对于他真实的感受（比如，这个例子中的愤怒）的防御性排除，是受他对被抛弃的恐惧驱使的。

并列好的和坏的状态

通过关注治疗中和治疗外感觉良好的体验，患者也可以逐渐了解到，当他接触到核心情绪时，他对自己的体验是完全不同的。保持情绪上的接触伴随着一种胜任力、轻松的自我体验，以及直接和坚定的能力；它还伴随着一种感觉，即他人不是那么强大的和

压倒性的——当他保持接触时，另一个人并没有把他的命运掌握在那个人的手中。良好的自我状态的重要组成部分是一种拥有选项和做出抉择的感受，这在更为病理性的自我状态中是完全缺乏的，那种状态中有的是一种失控的感觉，以及一种被比自己更强大的力量支配主导的感觉。

通过发现特定的自我状态和倾向于引发这些自我状态的他人之间的联系，并将它们与特定的"防御 – 信号情感 – 核心情感组合"联系起来，患者能够以一种最终会提高他的情感胜任力的方式掌握不同的动力结构。这种觉察的结果能带来以下几种治疗性效果。

▼ **患者了解到任何不好的状态也不过是一种不好的状态而已，还可以有其他的精神状态。**一种特定的状态不需要承载一个完全代表个人身份的重量。换句话说，反思性自我功能开始发挥作用。"我是不好的"改变为"现在我正处于我感觉自己不好的状态"。对多种状态增加的觉察往往会降低伴随着病理性的、最差自我结构的羞耻感和自我轻视。

▼ **随着经验的积累，患者逐渐了解更可能唤起正向的自我状态的环境特征，以及负向自我状态更有可能出现的环境特征。**这种觉察不仅有助于他区分和有选择地寻找特定的环境，还有利于他不断进化的情感胜任力，因此他更有能力构建他可以茁壮成长的环境。

▼ **随着时间的推移，患者变得能够放弃那些负向的自我标签；在特定的情绪情景和思维习惯（它们都来自在艰难的早期情境中所做的最好的努力）的背景下，他开始了解他做出妥协的功能的情形。**随着觉察和自我共情的增加，患者根植于其自身情感胜任力的真实体验的自尊水平也提升了。由此，能够触发最差自我结构的外部情景的阈值会变得越来越高。患者的控制感和把握感慢慢地转化了常用的模式。从这种反思性觉察中出现的是对自我和他人的感觉的重构。

▼ **随着自我共情和对核心情感的接触的增加，患者对他人的共情和情感调谐的能力也在提升。**由此，自我 – 他人互动的动力结构转而包含更大的相互性。

比较三角：重复的与崭露的互动模式

要点

对关系模式进行比较

比较三角说明了每个患者生活中的关键的人际关系。自我 – 他人 – 情绪模式可以是联系起来的，无论是相似的还是相反的。联系可以是相似的，是一种重复，比如，患者对待治疗师就像她对待自己的父亲一样轻蔑，感觉自己比这两个人都优越，也比他们都聪明；联系也可以是一种相反的关系，比如，总是渴望得到理解的患者感到和姨妈是有联结的，在和姨妈一起时，患者感觉自己是特别的，但他觉得和母亲是疏远的，在和母亲在一起时，他感觉自己是不被看见的。因此，治疗师要和重复的模式及其例外，以及相似点和差异点都保持敏感调谐。无论患者对更多的接触是趋向还是远离，治疗师在根据比较三角来处理关系的波动时都要追踪患者时时刻刻的治疗性经验，看它是熟悉的模式的一部分，还是代表了一些新的东西。在治疗师将自己对模式的观察结合起来的同时，也教会了患者如何进行观察和联系。

使患者对人际关系模式的重复变得敏感，既是痛苦的又是肯定性的

过去的重要关系一直影响着患者为人际关系体验所做的准备，而且其相关的后果会在当前的很多关系中和治疗关系中重复。患者和治疗师可以一起去探索。这种探索聚焦在自我体验、对他人的感知和体验，以及互动的模式上。治疗师帮助患者对这些重复的模式变得敏感，当它们出现时，患者能投入地去努力识别它们。这里的重点始终是情绪是如何处理的，以及患者在这些互动中的自我感受有什么性质。

一旦某种特定的模式被识别出来——比如，为了应对愤怒（核心情感）而产生的对毁灭的恐惧（焦虑）导致了"好女孩"的行为（防御）——通过检查患者类似反应的其他情景，我们就有可能进一步地去理解它。在患者的防御放松时，治疗师可以采用这样的问题来引出重要信息："你在任何其他的关系中有没有注意到这种模式？""这种对毁灭的恐惧来自哪里？"

使患者对"新的模式"或与重复不同的模式变得敏感，既是痛苦的又是肯定性的

治疗师对模式的例外也很感兴趣。"你能想起来在你的生活中，有谁是你对他生气了也没有什么大不了的？"通过探查一致和不一致的体验，患者可以掌握是什么让他去这么做，在什么情景下他是脆弱的，以及什么样的条件可以让他发挥出最佳的状态。之所以强调"新"，是因为当第一个不同于特定的痛苦的病理性模式的关系模式被发现时，它似乎是唯一的一个，也似乎是第一次发生的。正如前面所提到的，对这样一种模式的识别常常会消除对其他类似例子的记忆上的压抑，即使它不是与占主导地位的依恋人物的关系。

注意到病理性模式的重复，治疗师也在寻找"对规则的例外"，也就是那些信任、给予、对患者的信心，以及爱是占上风的关系体验，无论它们存在的时间多么地短暂。这些例外的体验是患者利用促进情感的环境的能力的重要标志。治疗师会注意、肯定并强化患者在这些情景中做出非病理性反应的能力。

探索自我和他人在人际关系建构中的角色，同时探索它们对自我体验的影响

通过将过去的模式与当前的关系联系起来，患者将开始意识到，他在积极地（尽管通常都是无意识的）通过自己的选择形成他在成年生活场景中扮演的角色。重要的是，患者需要对自己在建立既定的关系上的所起的作用负责。对他来说同样重要的是，对于一些他无能为力的情景，比如创伤性的体验，他能够承认并接受自己的无助（Fosha，1990；Herman，1982；Miller，1981）。当患者越来越了解导致他的困难的人际关系模式的细节时，重要的是他能够认识到哪些方面是因其自身的局限、恐惧和感知偏好（比如认知歪曲）所造成的，哪些方面是来自他人的。这可以通过指出患者会有类似的反应的情况来实现。比如，当患者看到他对许多个体的反应都带有类似的愤怒和防御时，他能更仔细地观察自己。他可能还会有兴趣研究那些看似不相干的他人，对他特别敏感的地方是否真的有着微妙的相似之处。

在以情感为导向的变化模式中，适应性的倾向可以被翻译为"培养对情绪环境（emotional environment）的觉察"。在这里，情绪环境是指患者对其做出反应的、情绪上重要的他人。许多防御和焦虑反应都是针对特定的人际环境的，了解它们是如何联系起来的是掌控焦虑和防御并消除潜在的病理机制的重要一步。患者也能对他的自我感和它如何在不同的人际环境中发生变化变得敏感。这与焦虑和防御反应是如何从缺陷和脆弱的感觉中产生出来的是密切相关的。治疗师在能够承认患者以某种特定方式建构了现实的同时，也能够认同患者在适应并回应某些外部现实。与纠正患者因为否认、外化和投射个人责任所致的歪曲同样重要的是，治疗师还必须纠正导致患者责怪自己并为他们完全无法控制的不幸负责的这种类型的歪曲。

▽ 举例

在治疗师度假回来后的治疗中，患者是封闭的、疏远的，并且坚持说自己不生气。治疗师将患者的反应与他对母亲的感觉联系起来，他的母亲经常为了追求自己的快乐而抛弃孩子。患者承认他感到失望，并在经过几次治疗后想起了许多失落的经历和被抛弃感，但依然否认自己感到愤怒。治疗师继续对患者的愤怒感到好奇，并在这种情况下倾听患者谈论他永远不能让任何人知道他的

感受，哪怕是在母亲患有慢性疾病的这么多年中。治疗师说道："你一定很生气，但当你害怕你会失去她时，你又怎么能对她生气呢？"患者变得更能接触到他对治疗师的需要的感受和对治疗师的愤怒，以及随后他对母亲的忽视和从未被承认的不恰当的养育的愤怒。

比较三角的一个特别有用的应用是帮助患者意识到在维持他精神病理上起着强烈作用的一种特定的重复，这种重复涉及患者采用了致病性的他人对待他的方式来对待自己。正如下面的例子所表明的，这是动力性地消除致病性的过去对患者控制的一个关键启示。在接下来的临床案例片段中，比较三角（此处包含其他两个三角，参见图 6-8）有助于组织材料，能帮助患者（和治疗师）获得清晰的理解。

案例

艾米莉在她情绪反复无常的母亲的陪伴下长大。母亲经常会不可理喻地大发脾气，偶尔还会演变为对艾米莉的殴打。对这个小女孩来说，这些爆发就像海啸一样令她恐惧，甚至让她感到会压倒一切。她小心翼翼地陪着母亲，"处理"她们的关系，以降低再一次爆发的可能性。

艾米莉把她的父亲视为自己真正的父母——一位父母合一的人物。她非常爱他，他也很喜欢她。可以推断出的是，当在面对母亲不理性和暴力时，她的父亲其实是把她遗弃给了母亲，从未进行过干预。关于对这一点的感受，患者拒绝面对，并坚持尊重长辈的重要性。在治疗早期，艾米莉在进步之后往往会紧接着倒退，因为她会质疑在她坚定自信时是不是很失礼。

艾米莉开始意识到，自己已经在一定程度上内化了父亲对待她的方式：为了维持和父亲——这个她唯一理智和可靠的养育者——的联结纽带，她采取了他对待她的策略。她总是说服自己去忍受那些和她的最大利益在很大限度上相反的情景。不用说，在应对那些不可理喻的人的方面，她是一名出色的管理者。意识到她与自己的虐待共谋而不是站出来为自己辩护，让她非常痛苦，但她的这种理解也促使她产生了新的决心。30 多年来，艾米莉第一次开始质疑她对丈夫坚定的承诺，而她丈夫对她的虐待、自我关注以及只是间歇地对她的关心和照顾，和她的母亲有着令人不安的相似。

案例中的比较三角是完整的。艾米莉和她父亲的体验被内化在她的心理架构中：她压制并忽视她的自信，以及她的愤怒、抗议和自我保护，以免惹祸上身。这种内化的结果明显地表现在患者对待她的丈夫和同事的方式上。她和治疗师一起的体验，以及和她最好的朋友一起的体验则完成相反的比较三角——治疗师坚定地支持她，鼓励她自我主张。改变的过程包括了消除对她父亲的方式的内化以及她随后的自我管理，通过内化一种促进自我坚定的肯定性的关系来取代它们。在和治疗师的关系中，她也触及了自己的核心情感，而在她之前保持妥协的模式时是无法触及核心情感的。

在之后的一次治疗中，一个特定的事件涉及了治疗师：在患者眼中，治疗师的行为与她父亲的行为以及她对自己的"旧的"行为颇为相似，这令她感到不安。不过，这次她生气了，并向治疗师发起了挑战。在预告可怕的飓风即将来临后，艾米莉一大早便给治疗师打电话取消了当天晚上的治疗。治疗师回复她说："我是一定会来的，所以你可以在下午告诉我你来不来。"在接下来的治疗中，艾米莉说一开始她被治疗师的回应"吓到了"，因为这让她感觉自己像个胆小鬼，过分担心又小题大做。从表面上看，治疗师似乎非常愿意去适应她的需要，所以这让她想了一会儿才承认自己"很恼火"。在关于这件事的讨论中，患者声称她之所以取消治疗是为了正向地维护自己的安全，保护自己免受飓风的袭击——这一点变得清晰起来（就像她当年应该得到保护而免受她的母亲的海啸般的袭击和她丈夫的怒气爆发）。患者不仅没有肯定和庆祝她为自己做出的努力，她还体验到治疗师的回应是认为她的恐惧是没有根据的，还敦促她忽略它并应对这个情况。

通过在与治疗师一起工作的过程中获得的持续一致的矫正性情感体验，患者开始期待治疗师站在她这一边，正向支持她的自信和自我保护。当艾米莉体验到治疗师就像她以前的依恋人物时，她紧紧地抓住了她新的自我（Shane，Shane，& Gales，1997），公开地表达了她的愤怒，并向治疗师发起挑战。治疗师在回应中确认了患者的感知。患者往往将治疗师体验为和她的父亲是不同的，这次她将治疗师体验为和她的父亲是相似的，这两者之间的差别成了这轮关键工作的动力——它证明了正是那恼人的沙粒导致了珍珠的形成。艾米莉不出卖自己的决心得到进一步的加强。治疗结束时，患者决定——尽管有些害怕——去严格审视自己的婚姻；她需要看看如果她开始坚持自己的主张（而不是把精力集中在应对一个实际上无法维持的情景上），她的需求和愿望是否能在这个婚姻中得到满足和支持。

整合性的处理：创造新的自传性叙事

一位患者曾智慧地说道："我需要一段时间才能赶上我的体验。"他当然是对的，这确实需要一段时间。这样的加工是通过整合情感和认知来理解体验的。对体验的反思是整合的重要工具——它导致了体验的表征的形成，然后可以转化为结构。整合性联系的工作是在体验后完成的：如果一个人能够将所发生的事情诉诸言语，把体验的实质表达出来，学习就会得到强化。这就是领悟——格林伯格及其同事（1993）称之为"意义的创造"（the creation of meaning），马克（Marke，1995）则称之为"新的叙事的创造"（the creation of a new narrative）——在体验性 - 精神动力性治疗中发挥着重要作用。这种整合性工作是在情感突破以后，在每次治疗结束时开始发生的，并且在治疗结束阶段的工作中会凸显出来。

这方面的工作可以被描述为重写一个人自己生命的叙事。这种新的叙事不是一个固定的建构：它永远都不可能是完整的或确定无疑的，因为一个人的主观中的"真相"不是静态的。在患者发展出许多叙事的声音时，我们专注于使用一套特定的词汇——三个三角的类别——来完成这项任务。因为这些类别和它们的相互关系是指导 AEDP 治疗师工作的核心，属于治疗性语言，使用它们可以促进患者对自己的体验的理解，进而增强其掌控感。不仅能让患者理解他为什么会产生心理困难，还能理解它们是如何发展的以及如何起作用的——达文卢（1986—1988）称之为患者的苦难的"引擎"——是能赋予其能量的。新的叙事以患者自己的声音表述了精神动力结构的案例假设，因此这能帮助患者了解以下因素之间的联系：

▼ 防御、焦虑和核心情感模式；

▼ 冲突三角的模式形成和所致的精神病理（症状、适应不良的人际模式及性格模式等）；

▼ 一个人鉴于自己过去的体验，如何去做出反应，如何去感知和体验他人。

新的叙事还可以帮助患者在处理他自己的心理生活时感到能够胜任，不再感到可怕的不合逻辑、未知、不可知和失控的状态。患者也会对关系情境获得一种感觉，既有那种他感觉良好、有力和能掌控的情境（即能激发出他最好的一面的情感环境），又有那种他感到糟糕、虚弱、有缺陷和缺乏资源的情境（即能激发出他最差一面的情感环境）。能够快速地识别自己的这些状态，让患者有最大的余地来改变状态，如果改变被证明太困难，那么至少他能很清楚地意识到这是一种状态，而不是永久的存在方式。最理想的情况是，他对自己的模式以及他人的模式是了然于胸的。患者的这种整合性加工和创造新的叙事可以让治疗得以结束，尽管治疗性工作需要一生的努力。最重要的是，患者已经内化了一种处理情绪应激性情景和体验的方法 [①]：

———————————

① 这个案例来自一年以后的随访会谈。

我问自己，在这种情况下，你（也就是治疗师）会对我说些什么。然后我想象我该对这个家伙［他让他非常生气］做些什么。是的，是的，我会狠狠地揍他一顿，打断他的骨头……然后我能够让自己安静下来，直截了当地告诉他我不喜欢他的行为。你知道好笑的是什么吗？我想我可能交了一个新朋友。

在这个例子中，通过以治疗师的在场和言语的形式将治疗性过程具体地内化，这位前患者能够适应性地处理很强烈的、很棘手的感受。当他直接地在自己的肺腑体验中去处理它们时，他能够收获头脑清晰的好处，以及它们释放的适应性行动倾向——在这个例子中，就是坦率、直接的坚定自信。

这种整合性工作根植于患者和治疗师的共同经验。到目前为止，在所有之前谈到的干预中（以及之后会谈到的干预中），简洁明了是绕过防御并抓住机会跟上患者情感的波涛的精髓。与此同时，在这里，治疗师可以讲话，患者也可以。目标是帮助患者编织一个有意义的叙事：在整合情感和认知中，在理解自我和他人的作用的指导下，始终如一地透过对自我的共情的滤镜，一个连贯一致的自传性叙事，一个没有被防御性排除所打断的叙事，在此展开。

第 12 章

体验性 – 情感性策略

体验性–情感性策略可应用于两种临床情景：（1）当情感不太容易触及时，它们可以用于绕过防御并为情感体验做准备；（2）当治疗性工作已经引起了情感时，它们可以用于深化情感并修通其精神动力的相关因素。通过专注于躯体感觉、视觉形象、嗅觉和触觉体验，正如这些策略所做的那样，加强防御的认知–理智过程被绕过，情感通道被强化。此外，当产生情感的情绪场景在"想法和幻想"中（Davanloo，1980，1986—1988，1990）活生生地出现（或再现）时（Brennan，1995；Bucci，1985），与表达核心情感相关的适应性行动倾向（Darwin，1872；Greenberg & Safran，1987）能更容易被唤醒。激活患者体验深刻情感体验的能力，能让他初尝没有防御的功能状态是什么样子。这是增强患者的动力去进行艰难的治疗性工作的最有效的策略之一（Davanloo，1986—1988，1990）。

促进真实的情感体验

直接追踪情感

赖斯和格林伯格（p.197）指出："如果情绪体验得不到准确和及时的关注，那么情绪在复杂的人类环境中就不可能发挥生物学上的适应性功能。"因此，在选择任何特定的促进性的干预措施之前，治疗师要直接追踪和关注患者的时时刻刻的情感体验（Greenberg，Rice，& Elliott，1993；Greenberg & Safran，1987）。追踪和关注为患者在那个时刻的个体状态提供了一个窗口。因为治疗师以处理患者的感受而不是他的想法，并转化他的情绪体验为目的，自始至终直接追踪、关注并抱持患者的情感。治疗师可以指出并鼓励患者注意他的情绪状态，并在体验上留意从一个时刻到下一个时刻它是如何发生变化的。当患者脱离情感轨道时，治疗师也会让患者重新关注过程的体验维度。让患者关注自己的感受并不断地讲出来，也能让患者的关注转移到对自己的感受的觉察上。即使对于高度理智化的患者，治疗师也可以通过直接询问关于情绪反应的问题来将感受带入治疗过程。患者难以触及他对自己所描述的痛苦事件的情绪反应，这既可能是强烈防御的结果，又可能是情绪发展缺陷的结果，这源于其童年早期缺乏一个值得他信任的陪伴者来分享和帮助他处理情绪体验。当治疗师在情绪上在场时，可以把患者带入去探查患者自己的情绪反应，进而使他能够探究处于病理核心的未被探索的感受。

把日常的语言翻译成感受和动机（或愿望）的语言

对治疗师来说，另一种穿过防御和促进情感体验的方法是使用生动的、激动人心的和能唤起情感的语言，并用简短的句子来表达。比如，一位患者就事论事地描述了一件躯体虐待的事件，并以"那个年代大家都这么干"为理由对此进行辩解。治疗师超越镜映，让他更多地谈谈这个"噩梦"——一个与被社会认可的现实相差很远的噩梦。另一位患者描述了他的母亲在没有征求他或他的妻子意见的情况下，为他们订购了卧室家具。他承认他母亲有些控制，但他一直强调"她是出于好意"。治疗师问他，让他的母亲与他和他的妻子睡在同一张床上会是什么感觉。

鼓励与深化的情绪体验待在一起并承受它

因为许多患者往往没有过和强烈的情感体验待在一起的体验，所以由此产生的情感的深度有时会让他们感到害怕。治疗师简单和直接地鼓励患者承受并与情绪体验待在一起，并保证它会过去的，有助于缓解患者的恐惧，并能为他提供所需的安全环境。

镜映和超越镜映

镜映患者的情感：情感共鸣

如果患者有情绪反应，治疗师就需要镜映患者的情绪并确认他的体验。治疗可以通过将患者的情绪反映回去做到这一点，有时强化，总是确认，让患者从治疗师的声音、眼睛、表情和语言中听到和看到患者自己的体验的深度和意义。这会加深患者自己的情感体验，使它"更加真实"。一位患者曾说："当我感到痛苦时，我看着你，并从你的眼中看到了我的痛苦，这让我更深地感受到我的痛苦，好像它更加真实了。"

镜映并用言语把镜映表达出来，不仅能巩固和强化患者情绪体验的肺腑现实，还可以增加他对自己存在但并不完全了解的方面的觉察。

▽ 举例

克拉拉在接受治疗时，深深地怀疑自己是否有能力完成她负责的一个重大的项目。然而，当她谈论她的工作内容时，她滑入了一种状态——她的表达方式特别地流利和优雅。她对自己的工作的热爱和兴趣是显而易见的，对治疗师来说，听她讲话是一种非常愉快的体验。当治疗师向克拉拉镜映这一点时，克拉拉感到害羞和尴尬，难以接收进去。随着治疗师反复地反映（镜映和言语化），克拉拉最终承认她非常喜欢自己的工作并发现了自己内心中的这种喜欢。渐渐地，她对治疗师所说的话有了自己的感受。被治疗师所反映的、克拉拉的被排斥的自我体验，开始越来越多地赋予她自我感，同时增强了她的自信和胜任感。

预期性镜映

最初，防御可以被治疗师观察到，然后治疗师可以像它们不存在一样做出回应，看看患者是否会对治疗师的开放假设做出防御较少的回应。这不仅对温和的防御特别有效，还能对更为根深蒂固的防御起到令人惊讶的效果。治疗师还可以使用预期性镜映（anticipatory mirroring，即充满情感地回应患者，似乎在表达他的感受，如果患者能这么做的话）。因为情感抑制和情感扭曲是患者成长中的主导经验，患者是一名没有经验的"体验者"和情感交流者；不过，这些能力处在休眠状态，是可以被唤醒的。如果他允许自己去体验情绪反应，那么治疗师可以投射患者可能感受到的感受，或是他现在可能感受到的感受。通过对这些潜在的情绪做出反应，治疗师可以将患者"带入一系列更胜任的能力"［Harris，1996，p.167；同时参见维果斯基（Vygotzky，1935）提出的最近发展区 ①］，从而促进患者向触及自己感受的方向努力。这种策略和母亲给婴儿相对未分化的情感唤起状态赋予意义，由此来促进婴儿交流技能的发展的方法是相似的：母亲共情地

---

① 最近发展区（zone of proximal development），指个体在一定的社会文化环境下，在有指导和帮助的情况下所能达到的发展水平。——译者注

进入婴儿的体验，为其命名，并通过她的回应确认它。母亲给婴儿早期的发声赋予了高度特定的意义："是的，是的，我知道你想看窗外。"这些行为在构建婴儿后来的情感关系体验以及语言表达上起到了非常重要的作用。同样地，与治疗师的充满情感的对话也能激发患者的情感能力，帮助其激发从未实现过的建立联结的潜能。

▽ 举例

一位患者想努力回忆当她还是个孩子时她小弟弟的死亡。她描述了这一切看起来是多么令人困惑，并专注于她怎么也想不起发生了什么。治疗师承认一个小女孩在遭受一种未知的、令人震惊的体验打击时的困惑。治疗师告诉患者，她可以想象她作为一个小女孩充满痛苦，需要有人来安慰她，且治疗师在说话时声音中带着痛苦。患者利用治疗师想象的她一定有的感受，唤起了她抱着垂死的婴儿的生动记忆，包括她当时身体的感觉；并在最终这些回忆和感觉与后来令她长期感觉病弱的、驱使她去求诊的躯体症状联系起来。

放大情感

当患者只有少许情绪体验存在时，治疗师可以承认这种感受，并通过引入治疗师自己的情绪反应来放大它。对于一个经历了自己的感受被忽视或嘲笑而感到痛苦的孤独的人来说，这可能是一种令人感动的体验。放大情感也打开了患者去进一步探索他的情绪反应和接触处于病理核心的未被探索的感受。还有一种方法是加大赌注（upping the ante）：如果患者谈到烦恼，治疗师就将其回应为愤怒；类似地，对于患者的难过可以回应为悲悼，对于患者一件烦恼的事情回应为一场噩梦。不过，重要的是在加大赌注时，治疗师不要做过头：这么做的目的不是人为地强化情感，而是捕捉患者最不设防的情感体验的精确的细微差别；患者的肺腑体验才是如何做出恰当的微调的最终判断标准。

命名和承认情感体验

每当患者有一种情感体验时，承认它和为它命名是非常重要的；对一位患者来说，当他眼含泪水、紧握拳头或面露温柔时，他却不知道或不承认自己正在感到悲伤、愤怒或充满爱，这并不是一种少见的现象。此刻，哪怕只是一个简单的问题（比如，"什么词语能够贴切地表达你的感受"）或一个建议（比如，"请你把这些感受用言语表达出来"）

也会产生巨大的影响。患者越是察觉到自己当下正在体验的情绪，就越能将情感整合进其累积的自我感中。

▽　举例

　　一名非常强迫性的患者走了进来，微笑着安静地坐了下来，然后说道："……不管怎样……"接下来，他开始背书一样地讲述他长期存在的婚姻问题。治疗师注意到患者举止轻松、打招呼时热情得有些不寻常，便把注意力放在了患者刚走进来时患者的感受上。患者承认，这让他很惊讶，他确实感到轻松愉快。这给患者带来了一次对自己体验的全新方面的探索——这方面曾被患者认为是无关紧要的。当他们再次关注患者婚姻中存在的困难时，患者以一种新的视角展开了探索：患者现在与自己这个有资源的部分有了更多的联结，且这个部分之前也曾被他排除在婚姻冲突之外。

　　对许多患者来说，情绪化意味着脆弱或失去控制；命名和承认情感有助于修通这些联系，减轻羞耻、焦虑和对情感的恐惧。对于那些倾向于以"忘记"上次治疗中发生了什么来作为否认他们的情绪体验的方式的患者来说，借助录像来查看上次治疗中充满情感的部分是抵消这些防御并增强情感工作的持久力量的有用工具（Alpert，1996）。

　　对情绪体验的防御的消除依赖很少是仅凭一次尝试就能完成的学习。这些干预必须反复地进行；虽然确实有可能穿过防御触及情感，但重要的是不要低估防御的韧性。当与镜映情绪反应相结合时，命名和承认情感的技术甚至会更强大。正如前面提到的，放大一个人的内在肺腑体验并同时为它命名，在绕过防御上可以是一个强大的组合。

以具体性和细节为目的

　　具体性是泛化、模糊和否认的敌人，也是理智化防御的敌人。治疗师只需简单地问"你能给我举一个具体的例子吗"，患者就在一个情绪上很重要的情景中和另一个人建立联系了。特定的细节是了解患者在其情绪世界中如何感知、建构和运作的一个窗口，也因患者自发地选择了给定的情景而成为动力学信息的进一步来源。

　　当患者提出的每一个议题或问题都被具体和详细地描述时，它们就能被更好地理解（Davanloo，1990）。如果患者能够把他所描述的情景的景象、声音和气味带进来，他就会更接近于重新体验这种体验及其伴随的情绪。治疗师可以通过在早期询问特定的问题，以及尝试描绘场景、人物、活动和剧情（当它展开时）来帮助患者。如果一名患者说她讨厌丈夫的依赖，那么治疗师可以让她选择一个这样的情况，并敦促患者详细描述当发生这种情况时他们在哪里、他们是怎么坐的、谁说了什么，等等。特定的例子能立刻使患者更接近情感，动力学也能以更清晰的焦点进入视野。

在下面的案例片段中，一名高度理智化的患者一直在讨论她的生日对她来说是多么重要，当时她想起了一张她九岁生日时骑在她的全新的紫色自行车上的照片。请注意患者聚焦这辆自行车的细节是如何在最初让她无缝地释放了大量的情绪，然后产生了深刻的情绪性领悟的。

案例

治疗师：让我们一起来看一下你骑在自行车上的这张照片。

患者：好的……（描述九岁时的自己，诸如她的穿着之类的）

治疗师：在拍这张照片的那一刻，你有什么感受？你的内心发生了什么？

患者：（沉默……叹气，温柔、害羞、开放）我不知道，我觉得那是世界上最棒的事情，让我很开心。

治疗师：嗯嗯……那辆自行车是什么样子的？

患者：（咧开嘴笑，有点害羞）它是紫色的，有两个很大的车把手，还有一个比较女孩子气的车梁和香蕉座，上面都是能量花朵图案。

治疗师：（欣赏，镜映她的喜悦）嗯嗯。

患者：你知道的，我不清楚，我只是觉得（开始流泪）那辆自行车很像我，我小时候喜欢艳丽的东西。（短暂地笑，温柔）

治疗师：嗯嗯。

患者：我确实如此……我姐姐以前总是取笑我，因为我总是喜欢让我的母亲给我买最俗气和艳丽的衣服。

治疗师：嗯嗯。

患者：她很少给我买。她有时会给我买全套衣服的一部分，但整个画面不会改变……但是，嗯，你知道的，那辆自行车就是某种程度的我。

治疗师：和我说说它，我真的很想看看那辆自行车。[引发更多的细节和具体性，同时为治疗性联结做好准备：我真的很想看看那辆自行车。]

患者：它是，你知道的，紫色的，深深发亮的紫色，它有一个很夸张的车座，所有的一切，让我觉得它真的很棒……（哭泣）我意识到，这件事对我重要的是，我很早就开始不关注自己的感受，而是关注他人的感受，还有我不知道什么对我来说是重要的、我想要什么，因为我想要去寻求被接纳，于是把它关掉了。

治疗师：嗯嗯。

患者：我不再倾听自己……我情感的一面……但那辆自行车就是我，我过去不在乎别人怎么想。

对那辆她心爱的艳丽的紫色自行车的描述让患者触及她真实的自我，由此产生一种让她深深地感到满足的共鸣。通过一个从内心和视觉上回忆起的细节，患者重新想起了她的母亲无法以她的语言来理解她；从那时开始，患者便开始采取图像、非理智化的方式觉察自己是如何掩盖自己的个体性、去取悦他人、去获得接纳、去令他人满意的。在这个片段中，治疗师捕捉了一个常见的动力结构：触及"拥有"（在上述案例片段中，患者实现了被深刻理解的愿望，这辆自行车便是其渴望被理解的客观的对应物）将患者与"没有"（比如，在她母亲身上找不到共鸣的关爱）这种更主要的、更普遍的体验联系起来。后者的体验带来了对一个人根本自我的背叛的悲悼，而这种背叛是出于生存的需要而做出的。

在上述案例片段中，患者对具体性和细节本身的关注产生了治疗性的结果，而且这种策略形成了整个 AEDP 事业的基础。所有的体验性 – 情感性的工作都根植于特定的例子。高水平的澄清和细节为进一步的体验性 – 情感性探索奠定了基础。描述越详细，防御性的歪曲就越难抵消治疗性的收获。对具体性的关注与其他关于情感和情绪的理论是一致的，其他一些理论使用了与不同的情绪相关的特定的脚本的观点（e.g., Lazarus，1991；Nathanson，1992；Tomkins，1962，1963）。具体性也是大多数体验性方法的技术特征（e.g., Alpert，1992；Coughlin Della Selva，1996；Davanloo，1990；Fosha & Slowiaczek，1997；Gendlin，1991；Greenberg，Rice，& Elliott，1993；Laikin，Winston，& McCullough，1991；Magnavita，1997；Mahrer，1999；Marke，1995；McCullough Vaillant，1997；Osiason，1995；Sklar，1992）。

专注于具体性和细节不仅可以对抗防御，还有助于在另一个人在场的情况下展开体验（Wachtel，1995）。治疗师对体验的细节的探究能帮助患者以从未有过的方式表达自己的体验。防御性的排斥并不是体验可能保持未区分的状态的唯一原因：当患者在回应治疗师的问题时，其以前从未考虑过的体验在定位这些体验的过程中对患者变得明显起来。一旦被清晰地表达，这些体验似乎就一直都在那里，尽管它们在通过询问被唤起之前并非如此。这是波拉斯所说的"对未加思索的已知"的感觉：通过向另一个人表述，体验因被详尽地描述而为自我所了解。

专注根植于身体的相关体验

人们并不总是能够觉察到自己的躯体感觉与情绪反应之间的联结有多紧密。治疗师可以通过询问诸如"当你说你'紧张'时，你的身体上有什么感觉""你是如何体验那种沉默的""你身体的什么部位体验到了悲伤"来专注于患者的体验是如何根植于身体的，以帮助患者在讲话时与肺腑内在有一个紧密的联结（Davanloo，1990）。患者将会对自己的感官、运动、本体感受和内在体验的肺腑方面变得敏感。使用的渠道数量越多，发生的情感学习就越持久（Coughlin Della Selva，1996；Kentgen et al.，1998）。

将注意从患者在想什么转移到他是如何感受的——尤其是他的躯体感觉和肺腑体验——是另一种不需要正面对抗就能绕过防御的方法。这么做的目的是让患者对他的内在体验的各个方面变得敏感，让自我协调的体验变得自我不协调（Davanloo，1886—1888）。通过让根植于身体体验的记忆不会那么短暂易逝，有助于将体验驻留在患者的头脑中。

▽　举例

一位患者对体验与失去父亲相关的情绪痛苦的恐惧已经泛化为一种全面的情感抑制。在探索患者当时在房间中感受到的焦虑时，治疗师和患者一同追踪他的躯体感觉。当被要求描述胸口紧绷的感觉时，患者说："就像有人用手挤压我的心脏。"然后，他的脑中突然闪过他父亲死于心脏病的画面，悲伤和痛苦随即破茧而出。伴随着啜泣，他意识到自从父亲去世后，他已经让自己在情绪上"死亡了"，这又引发了另一波的泪水。悲伤平息后，患者在身体上感到极大的解脱和放松。治疗师通过帮助他驻留在这个痛苦的悲悼带来的强烈的内心解脱的记忆上面，详细地关注这种情感突破后的体验。这让患者更容易冒险让自己去感受，现在他知道悲伤的痛苦会过去，而且通常都会伴随解脱、放松，以及多少会令人惊讶的幸福的体验。

聚焦体验的躯体相关因素在这三个方面是有帮助的：（1）冲突三角工作，帮助患者区分防御、焦虑和情感；（2）自我–他人–情绪三角工作，帮助患者察觉"好的"和"坏的"自我状态的躯体相关因素；（3）比较三角工作，帮助患者关注在情感促进和情感拒

绝的环境中他的体验的差别。引导患者不仅关注精神体验，还关注它们在肺腑体验上有何不同，有助于他更容易地习得如何区分它们。

这种内在肺腑的聚焦运行起来就像体验性的生物反馈：对两种状态——比如"坏的我"和"好的我"——之间的差异的内在体验感是非常强大的。患者学着去控制那些以前感觉完全无法控制的东西。当患者能通过内在体验具体化、客观化、命名和区分内在状态时，转化过程的第一步就已经发生了。

在接下来的临床案例片段中，对患者可怕、痛苦的悲悼的肺腑的探索在展开和开始悲悼的结论部分的过程中起到了非常重要的作用。这项工作还阐述了场景重塑的使用，这是下一个要讨论的干预策略。

以下片段来自治疗师与一名 37 岁的男性患者的一次治疗，他因抑郁症、情绪疏离和难以维持长期的关系而接受治疗。这次治疗处理的是他对父亲去世的反应，当时他还是个七岁的小男孩。父亲是患者主要的依恋对象，在家里病入绝症晚期，患者看着他日渐消瘦。患者会回避父亲，而在家里他常常一个人和父亲在一起。他父亲在有一天的午夜去世了。患者在没有得到任何解释的情况下被匆忙搬离，被送去和亲戚一起住了几个星期。他没有参加父亲的葬礼。他在成年后的大部分时间几乎不记得父亲的去世。在这次治疗中，当患者和治疗师一起处理父亲的死亡带来的毁灭性影响以及如何处理它时，治疗师建议他们一起看一下患者看到他父亲还活着的最后一刻，尝试在这一次能够做得恰当些。患者对于这种做法表现出了防御反应，变得对他自己和治疗师都非常沮丧。这是我们故事开始的地方。

案例

患者：（感到有些压力，声音有些沙哑；处于一种不安的状态）就像我是个杀手。我感觉自己像个杀手，一个没有人性的冷血杀手。我是个杀手。我已经杀死了我的感受，我已经杀死了我的记忆，我甚至已经杀死了我自己。[患者表述了自己的防御体验以及它们带来的体验性后果；深刻的内疚和自责；没有自我共情。]

治疗师：但你正在恢复生机。[治疗师放大患者的生命力，尽管患者存在着防御。]

患者：（有些调整过的语调）我不喜欢成为一个杀手，我一点都不喜欢。

治疗师：杀手是用来起保护作用的。因为在那背后，有大量的非常脆弱的、非常柔软的、非常痛苦的感受，都是我们人类的感受……（温柔的声音）一个小男孩对他即将死去的父亲的感受……我能从你的眼睛看到这些感受，而且我当然能够感受它们……我说得对吗？[共情地澄清防御；解释；镜映；明确的共情；比较观点。]

患者：（不安减轻）是的，你说得对……（长时间的停顿，面部肌肉颤抖，开始哭泣，然后抽泣）［情感突破；在这个临床片段的剩余时间里持续的状态转化。］

治疗师：（当患者哭泣时，治疗师轻柔地讲话）……在你如此孤独、如此孤单的时候……［共情，放大患者的情感体验。］

患者：（痛苦地抽泣，透不过气来）

治疗师：这个小男孩有什么感受……因为并不是这个成年的你不得不去面对那具尸体……［追踪并保持情感，确认防御的需要。］

患者：是的，（向下看）不是成年的我。［放弃防御，接受确认。］

治疗师：是……他（指小男孩）不得不去应对它……他有什么感受……内心发生了什么？

患者：（痛苦万分）嗯……（仍然哭得很厉害；声音很轻）为什么他一定要死？为什么把我一个人留在这里……为什么要让我一个人面对……为什么？（弯下身，撑着自己，轻微地摇晃）……太痛苦了，太痛苦了，就像被撕裂开了（捂着胃），就像你的肠子都流了出来，却不能把它们捡起来……［此刻在体验悲伤，触及情绪痛苦，混合着焦虑；自发地描述体验的肺腑关联。］

治疗师：痛苦在什么地方？［进一步引出情绪痛苦的躯体关联。］

患者：（喘了口气；哭泣减轻）就在我的胸口。看到父亲去世，我就像被彻底地撕裂开。

治疗师：这波感受就从你的胃部开始。［镜映情绪痛苦的躯体关联。］

患者：（不再哭泣，深吸几口气并呼出）它直接把我撕裂开。我再也不想有那种感受……（共情地）决不……决不……（停顿）决不……它杀死了我。（再次开始哭泣）看到他死去，杀死了我。我认为我和他一起死了。（再次抽泣，但现在有更多的联结，更少的焦虑；深深地叹息）［核心情感体验；承受无法承受的；表述无法承受的强烈的痛苦作为防御的理由。］

治疗师：所有那些感受都被怎么处理了？

患者：它们都被塞在心里了。［防御的体验性描述。］

治疗师：当你在照顾萨米①时，就像你在照顾你的父亲……带着无尽的爱……（长时间的停顿）你现在感觉如何？［承认患者给予和感受的能力；确认他对他人的正向影响；比较三角联系；含蓄地处理他面对父亲生病时的无助。］

患者：（安静的语调，抬起的目光，反思）你刚才说到萨米，照顾他，照顾我的

---

① 患者的一位死于艾滋病的朋友，萨米去世时患者就在他的床边。

父亲，我感到……我感到那是在照顾我心里的某种东西……它照顾到我心里的某种东西……（当他和治疗师进行目光交流时，眼神柔软温和，声音柔和，温柔的眼泪从脸上流下）[疗愈性情感。] 我能够照顾我的父亲，那时我看到他生命垂危……不管怎样……（深呼吸，坐直身子，深呼吸，目光清澈）[情感突破后：自我肯定；承认治疗师给予的影响及其疗愈性的影响；变化和解决的迹象的开始。]

治疗师：此刻你的内心有什么感受？ [追踪情感性的自我体验。]

患者：（柔软，温和的声音）不管怎样，我感觉更轻松了。[情感突破后的感受。]

治疗师：那么多的痛苦……你经历了那么多的痛苦……（深深地叹息）[确认痛苦的体验，但落后了患者一步；轻微的失谐；治疗师比患者慢了几步——当患者已经超越了痛苦并从其完整的体验和表达中体验解脱时，治疗师仍然在镜映它。]

患者：但至少我们能感受它，我从你的眼中也看到了。[患者纠正了治疗师的失谐；重回正轨。]

治疗师：当你看着我的眼睛时，你有什么感觉？ [关系性的情感追踪；相互的监测。]

患者：温柔。我从你的眼中看到了安慰……你为了我，还有对我的关切。有那么一刻，它让我感觉棒极了，然后我又把注意力转回到痛苦上。但对于那一刻，我的感觉很好……[完美地承认和体验治疗师的关怀及其疗愈性效果的能力；联结和被关心的体验允许他回到悲伤的感受上，焦虑明显减少，因为这一次他不是一个人面对压倒性的悲伤。]

治疗师：那么痛苦呢？ [情感追踪。]

患者：我的父亲。

治疗师：这次是什么样的画面？

患者：算不上是一个画面……是一种感受……只是一种感受……嗯……实际上，确实出现了一个画面，（停顿）我需要去一趟他的坟墓。[自然的疗愈过程恢复了，因为患者能够参与悲悼的过程；自发的、适应性的新的情绪解决方案；完整的核心情感体验释放了适应性行动倾向。]

治疗师：说说看……

患者：（感动，声音清晰；深思熟虑，坚定）我想我能解决一些事情。（再次坐直身子，擤鼻涕，清嗓子）我想我需要看到墓碑上他的名字……而且……意识到他在那里面……[自我疗愈过程带着自发的动力推进；抵消否认；过去中断的悲悼在此时完成，使患者能够果断地采取行动。]

治疗师：你感觉你需要那么做吗？ [共情性的反射；确认开始解决悲伤的过程。]

患者：是的……我有个画面，我看着坟墓……（深深地呼气）是的……没错……我需要在那里看到他的名字……

治疗师：你知道墓碑上写了什么吗？［在最初的描绘中鼓励更大的具体性。］

患者：只有姓氏。我不认为有碑文。有我父亲的名字，还有我叔叔和我姑妈的名字。［恢复的记忆；治疗前，患者相信他从未去过安葬他父亲的墓地；事实表明，他十几岁时参加了他姑妈的葬礼，去过那儿。］我必须具体地感受它……做个了结……我认为……（再次开始流泪，但保持目光的接触）我认为我真的想在他的墓前大哭一场（温柔的表达）……我想那对我很有帮助（深呼吸，一轮悲伤结束）［自我疗愈自然地进行。］（向治疗师前倾，直接看着治疗师）你知道，我正在想，（真诚的、友好的、开放的笑容）有这样的感觉没问题……我……一旦它出来了，我就不会有任何问题。［患者发现了完整的体验和情绪表达的疗愈性部分，尤其是当焦虑不再出现在那个画面中的时候。］

这个临床案例片段表明了在一个关爱的他人在场的情况下，之前回避的深刻的情感是如何具有治疗性效果的：自我疗愈的种子蕴含在核心情感的体验中。在这个例子中，第一个转变发生在对防御的共情性重构和承认患者的生命力（"你正在恢复生机"）之后，即使是在防御驱动的麻木当中。防御减弱，有了一个核心情感的突破：患者发自肺腑地体验到强烈的悲悼，之前这让他非常害怕。病理性的悲悼转化为正常的悲悼。第二个转变发生在接下来的干预中，在一定的比较三角工作的背景下，将患者生活中当前的一个人（萨米）与他的父亲做比较，承认患者爱和给予的滋养能力。当患者重新和自己的深层的能力联系起来，不再体验到自己是被剥夺的和有缺陷的时候，解脱的感受就产生了。他开始收获被他许可的深刻体验带来的益处。最后，当患者承认感受治疗师真的是和他在一起的、体验到自己是被关心的深刻影响时，证明就在此时此刻的治疗性效果和好处的转变就发生了。一旦这些转变发生，痛苦的情绪工作就会收获成果，一个自发的自我照料和自我疗愈的过程就开始了。患者被推动着继续他的情感旅程，去面对它需要面对的，直接向与他的感受相连的人表达感受（他在父亲的墓前大哭一场的愿望，之前他还从未和父亲道别）。

场景重塑：想象的互动和它们的动力现象——体验性的关联

场景重塑（portrayal），体验性 – 动力性情感工作的顶峰，是建立在迄今为止我们描述过的技术工作之上的。一旦一个特定的例子被确定了，治疗师就应该要求患者找到这个例子中情感最强烈的那个时刻（Mahrer，1996），然后让那些角色活过来并进行互动。

要描绘的场景可以是真实的或想象的，可怕的（因此要回避的）或渴望的（虽然从来没有过）。在场景重塑的每一个特定时刻，治疗师都要邀请患者关注自己的内在反应，注意和体验他的感受。场景重塑的目的是帮助患者在尽可能多的体验通道中体验情感及其伴随的潜意识过程（Coughlin Della Selva，1996）；它常常会激起更多的特定的回忆。通过经历想象，场景重塑会自动地触及一个不同水平的体验。

为了说明如何使用场景重塑，我们以一名患者的经历为例，他通过新近的觉察意识到他对母亲非常愤怒。治疗师要求患者确定他和母亲的一次特定的互动，在这次互动中他感到自己对母亲非常愤怒，并放大与最强烈的情感相联结的那个时刻。然后，治疗师邀请患者非常详细地描述他是如何体验愤怒的：想象他会如何在想法和幻想中表达对母亲的愤怒，不必受到道德或现实对实际行为的约束；他的母亲会如何反应；每个人对彼此的言语和行为会怎么看。治疗师还要求患者在描绘的每个特定时刻关注他的内在和情感体验。比如，为了探索谋杀性的感受（必须说明，这当然是在探索他的内在体验，而不是一次行动的彩排），治疗师询问患者如何想象自己把冲动化为行为，他的行为会导致他人怎么样，以及之后患者有什么感受。正如在所有对情感的深入探索中那样，场景重塑也有许多治疗性的方面——脱敏、去抑制，以及动力性揭示。无论患者是感到深深的悲伤、内疚还是得意，这都能揭示他的体验和病理障碍背后的动力现象。

理解该技术的关键是理解场景重塑想要调动的变化机制。在肯定性的他人在场的情况下，化被动为主动能促进患者的掌控感并消除病理障碍。患者越是一个正向的而不是一个被动的接受者，损害就越小。

场景重塑能促进和强化患者对核心情感及其相关动力现象的修通，因为基于图像的信息处理与情绪的联系要比基于文字的策略紧密得多（Brennan，1995；Bucci，1985）。同样地，考虑到许多（如果不是绝大多数）核心情感有一种内隐的、与它们完全和彻底的表达相关的肌肉运动的行动倾向（Darwin，1872；Ekman，1983；Greenberg & Safran，1987；Izard，1990；Lazarus，1991），如果与情感相关的行动是"在想法和幻想中"而不是在被描述中被唤醒［lived；或再次被唤醒（relived）］，我们就可能获得一种更为完整的情感体验。

阐述具体的细节，无论是真实的还是想象的，都是非常重要的：它提高了患者全面情感体验的能力。仅仅让患者表明有谋杀性的冲动是不够的；这种谋杀性行动的细节必须得到场景重塑。之后，这种攻击性行动的影响能够得到对质是至关重要的，即患者想象那个人被对质、攻击或谋杀后会怎样。正如下面这两个例子所阐述的，治疗师永远都不知道哪个细节会打开患者潜意识体验的领域，这是非常重要的潜意识动力学信息的来源。

▽ 举例

米拉来治疗时非常地慌乱，因为另一个孩子差点掐死她一岁的女儿。她无法体验任何对儿童攻击者的攻击性。治疗师让她描绘如果她的女儿被杀了，她对女儿的死会有什么反应。一开始米拉被吓坏了，当她描绘自己抱着孩子的身体，无法放手，无法对她说再见时，深深的悲伤爆发了。治疗师再次选择绕过这个障碍（即患者无法向她女儿说再见，也无法让她离去），继续向前推进，接下来询问患者想把她女儿埋葬在什么地方。患者感到很惊讶，随后立刻回答说"葬在我婆婆身边"——她婆婆是在几年前去世的。这揭示了这个关系对患者的重要性。她开始抽泣，想起婆婆对她是多么地悉心照料，她对婆婆是多么地充满感激。这打开了新的一轮的悲伤，关于在她和她的母亲的关系中过去以及一直以来所缺乏的。在这个例子中，一开始是努力探索她体验自己攻击性冲动的能力，然后导向了对她过去情绪剥夺的悲悼的深化，对滋养性的关系的重新认识，以及对做一个好母亲的多重情感意义做出了更深的理解。

* * *

另一个引人注目的例子是达凡卢提供的（1990，pp.183–84）。患者对治疗师非常生气。治疗师让患者描绘她的愤怒以及她想对治疗师做什么。患者想象着踢他的肚子。"你这么做，对我的肚子造成了什么影响？"他问道，期待她说一些肚子受伤或出血的话；相反，在一种恍惚的状态下，患者的回答让治疗师和患者自己都感到惊讶："婴儿出来了。"然后，患者哭了起来。随之呈现的是患者重新体验了早年的经历：在她的一个幼小的弟弟或妹妹出生时，他（或她）病得很重，她在情绪上失去了她母亲——这是导致患者慢性的终生抑郁的核心丧失。场景重塑使患者能够触及并捕捉到了她体验强度的潜意识的、初级过程材料，这些体验在她两岁时就开始了。还需要注意到的是，这是在第一次评估会谈中发生的。

完成场景重塑

一个场景重塑应该进行到它的自然结尾。如果一个场景重塑处理的是悲悼，那么患者应该说再见，处理死者的尸体，并想象葬礼。如果场景重塑是关于谋杀性暴怒的，它不应该止于攻击。患者需要观察暴怒的对象的身体，承认伤害并探讨他对此的感受。在结束前停下来不仅是防御的另一种表现，还能阻止患者获得完成情感序列所释放的适应性行动倾向带来的全部益处。有时，如果患者感到无法继续下去（就像前面米拉的例子），那么可以做出接受这个工作水平的临床决定；这对那些正在处理创伤性议题的患者来说尤其重要，对他们来说，感到能够控制自己的个人体验是至关重要的（e.g., Herman，1982）。如果出现的是软防御，那么继续到结尾是非常重要的：在进行的每一步，都有图像、内在肺腑感觉、幻想和伴随着行动的言语。显然，不是所有的领域都可以同时探索到而又不打断材料的流动的，因此临床治疗师应该意识到这些激活的领域，同时选择在那个时刻最适合患者的领域。

场景重塑的类型

可以根据场景重塑功能的不同将其分为不同的类型，举例如下。

完成被中断的情感序列的情感性场景重塑

这种类型的目标是帮助患者完成被中断的或未完成的情感体验（Greenberg & Safran，1987；Greenberg et al.，1995）。场景重塑可以有效地用于推进被冻结的或达到病理性程度的悲悼工作（Volkan，1981）。通过场景重塑来完成情感序列的一个主要方法是让患者想象一个失去的人。比如，如果患者正在处理爱人的死亡，那么治疗师可能会邀请患者想象他和他的爱人会如何道别：治疗师会邀请患者想象爱人落葬和葬礼的情景，并唤起他们一起度过的充满情感的时光的记忆。对话总是以现在时态进行，而且总是使用第一人称代词。如果患者说"我总是想让她知道我爱她"，那么治疗师可能会回应："现在就告诉她，你直接去告诉她。"这么做的目标是让患者要么能够做到想象直接对爱人说"我爱你"，要么能够深刻地理解为什么看似简单的事情对他来说如此困难。后者会导致另一轮的治疗性工作。具体化对丧失的恐惧并通过最后的道别的场景重塑来探索它们，对处理分离和个性化的议题是非常有用的（它们常常与潜意识中的死亡相关），而且在有些情况下（尽管不可能总是如此）与即将到来的治疗结束所触发的议题相关。

内心对话场景重塑（来帮助处理羞耻、内疚、矛盾和解离的问题）

内心对话场景重塑用于帮助患者处理内心冲突和解离的体验，目的是将自我的不同方面具体化，让每个方面都发出声音，因此患者能够更详细地探索这个现象。与格式塔治疗师使用的双椅技术类似（Greenberg et al.，1995），这种类型的场景重塑是让患者对自己讲话，旨在将批评性的声音转变为正向的声音（鼓励对正向感受的容忍，并观察那些动力结构是关于什么的）；或是以一种批评性的声音对自己讲话，以追踪其产生的根源。对于解离性的动力结构，场景重塑有助于实现整合的目标（参见第 13 章）。

冲动、情感和人际脱敏场景重塑

诸如愤怒、暴怒、谋杀愿望的感受，以及患者难以去应对的性的感受，也必须得到脱敏。比如，治疗师可以询问患者想做什么，他会如何想象另一个人的身体，当他想象该场景的不同方面时他体验到什么感觉，对方身体的哪些部位最吸引他，以及如果对方回应或拒绝他的示好，那么他将如何回应。这些探索伴随着对情感、焦虑和防御的起伏的时时刻刻的调谐的回应以及恰当的干预，会非常有助于最终将性与羞耻和内疚的联系剥离开来。当一种未解决的力比多固着（比如，对父亲和 / 或母亲、某个无法得到的他人、某位治疗师）阻碍了这个人拥有亲密的、忠诚的、成熟的关系，这种场景重塑也可以是一种强有力的技术。对于被禁止的客体的性幻想以及将深藏的秘密暴露在光天化日之下，无论在这个过程中会有多么痛苦，在完成场景重塑后都会给患者带来极大的解放感受。在某种程度上说，这是患者通过与一个非评判性的、非羞辱性的他人一起获得这些体验而发生的；也是通过患者深层的潜意识反应发生的，这些反应的出现是对肺腑探索的结果。这种特异性和即时性会去除患者对记忆的抑制，将妨碍患者获得愉快的性享受能力，以及获得亲密和亲近感受的焦虑、羞愧和内疚放到聚光灯下。随着每一次连续的场景重塑，患者对特定的情感的体验变得不那么敏感，因此充分地体验和处理这种情感的阈值就降低了。这样一来，通过联结，患者对待情绪能越来越流畅、熟悉和相对地轻松，这会促进他对情绪的把握和进一步的脱敏。修通的过程也可以随之推进。

修复性的场景重塑

修复性的场景重塑的功能是使患者获得一种在现实中无法获得的疗愈性的、渴求的体验。通过努力增强这个感受到的现实（即这些幻想具有的体验性的、发自肺腑的性质），它们会逐渐拥有一个有躯体根源的自身的现实性，从而增加患者的体验资源。

情感的重构：情感的体验和表达；感受和应对

在理想的情况下，核心情感的充分和完整的体验所释放的适应性行动倾向代表了情感重构的有机体的路径。此外，在第 11 章中讨论过的"必须发展的认知联系来提供平衡、指导和控制"（McCullough Vaillant，1997，p.281），聚焦于认知和情感的整合，以及观点和意义的发展。

然而，在不太理想的情况下，或者是对于那些心理组织比较脆弱或人际关系技能很初级的患者，旨在促进将治疗中的情绪工作适应性地转化为现实生活的特定的工作是非常有益的。

恰当的表达

在整个情感工作中（尤其是在描述工作中），治疗师强调被探索的情感场景只涉及想法和幻想，而不是付诸行动。情感工作会使患者解脱，消除抑制。情感后（postaffect）的工作聚焦于恰当的表达，在以下两种情况之间是有差别的：（1）强烈的体验和直接的表达，这在治疗当中是非常重要的；（2）恰当、调节，以及自我和他人的调谐性回应，当患者寻求将治疗性的领悟转化为与他人的日常生活时，这些调谐性回应需要用来指导行动。对于许多患者来说，只是讨论这一差别就足够了；但对于自我调节能力受损的患者，讨论越明确、具体、详细越好。

感受和应对：平衡自我表达与他人的现实

在理想的人际情景处理中，必须在对自己的需要的敏感、对他人需要的调谐性回应，以及对过程问题的关注之间取得平衡。考虑到患者需要与之打交道的他人的现实是极其重要的。过程处理和角色扮演也可以帮助患者澄清这些问题。面对配偶或与一方父母交流上的局限性是非常痛苦的，这可能会启动另一轮的工作。比如，一位患者想与妻子就他们的婚姻的优缺点进行坦诚的讨论，但每次都会让"她很生气"，并开始攻击他。随着时间的推移，他学会了在与妻子进行任何对话之前，都必须先做大量的安抚她、仔细地组织想法的工作。虽然一开始他对自己不得不做这些事情的困难感到不满，但慢慢地，他深深地了解到自己是多么珍惜这段婚姻关系，这让他更容易（尽管从来都不会容易）去做任何他需要做的事情。在这个过程中，他也逐渐意识到自己也不是最容易相处的伴侣。

将治疗性收获转化为治疗外的生活

患者常常在治疗内工作得很出色，但并没有在他的生活中体验到很大的变化。出于这个明确的目的，马雷尔（1999）提议使用渐进的场景重塑，即从最可怕的开始，触及和解放体验的内在性质。随着时间的推移，当患者参与想象越来越现实的场景时，他获得帮助去保持那些体验的肺腑内在方面，而那些场景最终可以指导他应对日常生活。

修复性场景重塑：像母亲般照顾母亲

以下这个临床案例片段来自第三次治疗，患者对于自己获得的糟糕的母亲照顾，态度已经发生了一些变化。不是对患者自己很糟糕的反思（她是不可爱的，一种痛苦，不值得被关爱，患者体验到的这些体验就像她灵魂上的一个"污点"），而是更正向的自我感——治疗体验促成的结果——由此饶有趣味地使得她对母亲和母亲的困难遭遇有了更多的共情，这些困难可能是她体验到的糟糕的照料的原因。由于情感后的突破，患者的自我共情和对他人的同情不断增长，因此在这种情况下，我们通过使用修复性场景重塑在患者的这种体验的基础上进行工作。治疗师鼓励患者想象，如果她的母亲得到更多的支持和理解，那么那个婴儿（即曾经的患者）得到了她的母亲可能会成为的那种母亲的恰当和慈爱的照料，情况会是什么样子。下面的治疗片段开始于治疗进行了五分钟左右。患者看上去很放松，一直在描述自己在过去一个星期体验到的变化。她已经感到不那么抑郁了，而且非常清楚地认识到通过尽可能地管理和减少她生活中的应激来好好地照顾自己，并感到对母亲愤怒少了，悲伤多了（她母亲多年前已经去世）。

案例

患者：我对她愤怒少了，更多的是为她，同时也为我感到难过，这有点像我们都被困在了同一个并不是我们造成的困境中。总的来说，她完成了这些……就好像生活对她来说都是计划好的。[自我共情和自我同情的发展与她对母亲的共情和同情的发展是携手并进的，在这个过程中，她的母亲变得越来越真实和立体。]

接下来，患者讨论了她的家庭情况，她的母亲既没有得到母亲（即患者的外祖母）的支持，也没有得到她的丈夫（即患者的父亲）的支持。

患者：我真希望我们曾经能互相帮助。我肯定从很早的时候起就无法和她建立联结了。我们只是没有时间。机会被错过了。一旦我可以，我就离开了家。①我是说我真的离开了，然后离开，然后离开。[这里有一些防御。]

治疗师：看看你能否对她那样说。[转向场景重塑：让我们看看我们是否可以绕过防御并加深情感体验；在前两次治疗中，场景重塑对患者来说有些困难。]

患者：对她吗……嗯，好吧。（以温柔、放松的声音说）"妈妈，我真希望您还在这里，这次我们可以在一起，我们可以回到过去，了解彼此、关心彼此，那真的是……"你知

---

① 指的是上大学并很早就结婚了。

情感的转化力量 he Transforming Power of Affect
A Model for Accelerated Change   AEDP 的疗愈之路

道的，你并不能重新来过——你不能再变成婴儿了，她现在应该72岁了，但那并不算太老。[患者第一次自然地转换，和她的母亲讲话，出于对母亲的共情，她现在可以想象和母亲建立关系；不再看到有自责；患者表达了想要"重现来过"的愿望。]

治疗师：当你和她说话时，你说"妈妈"时你看到了谁？你在哪里、在和谁讲话？你脑子中出现了什么画面？[这里是一个动力性地和体验性地加深工作的机会；在幻想中，患者正在修复和母亲的关系；让我们看一下她在哪个点上会走进去。]

患者：我不知道。我只是闭上了眼……（再次闭上了眼）

治疗师：你看到了什么？

患者：我可以看到不同年纪的她。我是说，也许首先出现的画面是比我真正能够想起来的她更年轻时的样子。那个画面来自一些照片……

治疗师：她[在那些照片中]看上去如何？

患者：（美妙的声音）她刚高中毕业。她穿了一件漂亮的衣服，她的头发是……她确实很漂亮。她那时18岁。她看上去是个热情的人……如果我允许自己继续的话，我就会看到她抱着宝宝，固定住画面，你知道，让它成为一个充满爱的场面。我的意思是，为什么不呢，你懂我的意思吗？[患者甚至想象出了她的母亲在怀孕之前和她在一起时的样子：连同其他证据一起，表明母女关系从一开始就存在问题；患者确实在为自己创造一个"新的开始"，也为她母亲创造一个新的开始。]

治疗师：帮我看到你所看到的。

患者：她正在照顾我。一个新生儿，两三个月大……摇晃着。你知道的，就是像那样抱着宝宝（演示将宝宝的头倚在她的肩膀上，抚着她的背，让婴儿趴在她身上）……让宝宝躺下睡觉，摇晃婴儿床，那个摇篮。感觉很好。她在唱歌……她从来都不唱歌的。[患者完全沉浸在她场景重塑的体验中；注意她使用的现在时态，如"她正在照顾我"和"她在唱歌"；患者正在体验性地和象征性地阐述和体验一些她之前从未有过的东西，一种她被温柔地疼爱和照顾的母女关系。]

治疗师：嗯嗯……

患者：她被告知不要唱歌。你知道的，就是类似学校老师说的那种"你的声音不够好"。

治疗师：她在唱什么？[增加另一种联想的体验通道——视觉通道，再加上听觉通道。]

患者：在我脑海里是一首摇篮曲。就像啊——啊——啊——吧——呗，啊——啊——啊——吧——呗……不一定是摇篮曲，但就是那样的。一首很好的摇晃宝宝的曲子……啊——啊——啊——吧——呗……这是不会唱歌的人的曲子。[患者没有错过一个节拍：她在体验性场景重塑中的投入在继续和深化。]

治疗师：即使那样，你也依然充满共情……宝宝听着歌就睡着了。她[①]，她的感受是什么？[增加情绪-幻想成分；详细描述母亲的内心生活——这是婴儿感到被爱的一个重要的方面。]

患者：嗯嗯，这是我的幻想，比如说，她坐在窗边，看着外面的公园……

治疗师：好的……

患者：摇晃着宝宝，也许她坐在摇椅中，所以她也感到很平静。[在她的幻想中，患者凭直觉确认母亲正在照顾自己；患者想象中的母亲的感受状态是安静的、平和的、安详的，很像患者在这个工作中的状态；这是一个心满意足的女人，有很多的资源来照料一个宝宝。]

治疗师：这和那个坐在地板上、连看都没看一眼地板上篮子里的宝宝的女人差得很远。[治疗师将幻想的母亲与患者那时实际的母亲进行对比，那时患者还是个婴儿。]

患者：是的！

治疗师：在你的幻想中，宝宝有什么感受？[继续对场景重塑的详细描述；体验性地加入更多的细节。]

患者：在我的幻想中……被关爱，温暖，被喂养，完全地放松。感觉完全地……就是没有压力……只有爱和被关心。能够渐渐地入睡。[为场景重塑添加更多的质感：宝宝的内在体验；患者有机会表达她正在体验的情感。]

治疗师：所以当你看着这个小女孩时，你说你有一种理解的感受，没有责备。因为在某种程度上，你是在原谅你的母亲，同时也是在原谅你自己。因为在你的心灵中有这样黑暗的一块……[自我责备所在之处，也就是说，这可以帮助我们理解她持续的负面的自我体验。]所以你会对自己——对还是个小宝宝的自己——说些什么？[整合工作的开始；解释；最后一个内心对话的场景重塑。]

患者：（非常温柔、温暖和充满爱的声音和方式）"你是被爱的，你是个好人。我爱你。你没做错什么。"[自我责备已经转化为自我关爱，自我原谅，基于深深的共情；共情取代了评判。]

治疗师：你讲给她听的那个小女孩有多大？[另一个心理动力学修复：因为在这个水平上的情感驱动体验，相比于认知驱动的心理状态，存在着更大的流动性，重要的是观察画面是否发生变化，正像在这种情况下它们十分肯定会发生变化。]

---

① 指母亲。

患者：五岁……对于我来说，五岁一定是非常艰难的，因为我妹妹萨拉刚出生，我母亲非常喜欢她。那时真的是只有我自己才能感受到。不管怎样，很明显我是个不能给她带来快乐的人，但萨拉可以。[我们现在基于患者所处理的体验材料的次序和深度，有了一个完整的心理动力结构假设。]

患者表现的是叠加在更为慢性的抑郁状态上的急性抑郁症，目前的抑郁症是由一次拒绝触发的。这次治疗之前的临床证据强烈地表明母爱的剥夺——她的母亲从来没有和她（她是母亲的第一个孩子）建立过亲密联结。由此产生的自己根本不可爱的深刻感受——患者总是不得不与之斗争的感受——是困扰患者一生的慢性抑郁症的核心。

前几次治疗的特点是强烈的情感突破——患者能够处理她的一些羞耻感和无价值感，并真正地接受治疗师深刻的肯定。这是一种感到被安抚进而感到平静的状态，在这第三次治疗之前，患者已经有几天处于这种状态了。她报告说她一反常态地把自己照顾得很好。

在这次修复性场景重塑中，患者通过在她头脑中疗愈她的母亲，加深了自我疗愈的过程。患者想象她母亲年轻时的样子，那时还没有受伤：这是一个可以关爱她的母亲，她可以接受她的母爱，从而感到被安抚、被爱和平静。场景重塑充实了患者几天来所处的核心状态的动力学，并进一步阐明了她渴望的爱、接纳和关爱的体验的起源。场景重塑带来的深刻体验状态使患者能够触及更深的潜意识材料：在最后一次交流中，由于潜意识材料不受现实约束的流动性和自由的特征，患者头脑中的小女孩自然地从一个婴儿转换为五岁——这是一个非常重要的年龄，当第二波情感伤害发生时，患者正是五岁。

心理动力结构假设变得更加完整。新的材料清楚地表明，对患者来说母爱的剥夺就是伤害：当妹妹萨拉出生时，患者当时五岁，伤害发生了——正如这次场景重塑清晰地揭示出的。她的母亲和这个刚出生的女宝宝非常亲密，也十分喜欢和珍爱她。这样一而再地重复发生的情形让患者相信错不在母亲身上，她毕竟表现出了做一个有爱心的母亲的能力，是患者自己的错。她内在的一些可怕的东西让母亲从一开始就不愿意和她在一起。情感事件的发展次序转化为一种建立在羞耻、自责和深刻缺陷感的心理架构，导致其出现慢性的抑郁和独自承受强烈情感的能力的丧失。

修复性场景重塑取得了两项重要的心理成就：（1）它增强了心理动力学假设的解释效力，并通过它释放的核心情感，加深了患者爱自己和照料自己的能力；（2）这让患者感到自己完全值得获得那种爱和照料，尽管她母亲悲剧性地未能为她提供这些爱和照料。

第 13 章

胸口对胸口，肚腹对肚腹：
一个展示核心情感体验的持续性展开的案例

  艾米是一名 24 岁的女性，因长期受抑郁症和进食障碍症的困扰前来求诊。同时，她在生活的很多方面也遇到了困难，包括在婚姻生活和性生活中，以及在工作上感到犹豫不决、焦虑，在生活中常常感受到迷惑、疑虑、缺乏自信，以及明显的低自我评价。在她的生活中，没有哪个方面是完全没有困难的，也没有哪样东西是可以让她一直感觉满意的。在初次的面诊中，她备受折磨的事情是关于是否要生孩子的冲突感受：来自内在和外面的压力让她要生孩子，但她在同时又感觉自己没有做好要生孩子的准备，她完全被这个念头压倒，而且质疑自己是否有做一个好母亲所需要的素质。这些困难是在其有着严重强迫心理的人格结构中产生的。从 18 岁起，艾米曾有过三段接受心理治疗的经历。

  艾米的防御机制包括隔绝情感、合理化和理智化，以及退行性的防御（比如，麻木、破碎化、哭泣不止、发脾气）。焦虑是这个图景中的一个重要组成部分，体现为迷惑感和思维清晰度的丧失。

  接下来的治疗会联系到患者与其父亲的关系：她强烈地怀疑她的父亲曾在她九岁左右时对她有过性虐待。她没有一个具体的记忆，但是她知道自己的记忆对那段时间有一个中断，而且她在那时的整体状况出现过一个重要的改变——在那之前，她非常喜欢花样滑冰；九岁以后，她变得低落很多，之后很快放弃了花样滑冰，也不再玩她的录音机了。同时，她还清楚地记得，在她青春期时，她的父亲常在晚餐时对她做出带着强烈的性意味的嘲弄、影射，说一些具有猥亵意味的话题。而且，父亲对她身体的虐待——在屋里或是在楼梯上追着她打——也发生在那时 。

她的父亲控制欲强、强横自大，喜欢操纵和虐待他人，仿佛无所不能，而且自称自己的行为是常态。对此，她的母亲会退缩且沉默寡言，从来都不去挑战丈夫的控制。艾米的母亲至少有过两次很痛苦的经历，这些经历听起来很像抑郁症的过程，且她从未接受过治疗。

下面的片段来自我们第 12 次的治疗。治疗的一开始，艾米分享了一下她的正向的变化，但在同时，她能直接感受到的焦虑感却在加强。她的焦虑感和其他的症状都集中在她的腹部。在这次治疗的一开始，患者回忆了一个具体的事件：她和她的丈夫爱德华在她父母家吃晚饭，也就是在她从小长大住的房子里。我们在会面开始大约 25 分钟时加大了强度。艾米的父亲忽略她，和爱德华像哥们儿般地交流（她的父亲其实非常看不起爱德华，总觉得他配不上自己的女儿），此时正在自以为是地假定女婿的性生活得不到满足，并由此"可怜"他的女婿，同时完全无视艾米和爱德华本在说话的事实。艾米的母亲虽然在场，但还不如不在。需要注意的是，在之前的治疗中，负疚感和焦虑使得患者无法完全地体验她对父亲的愤怒，她会哭泣，其视角和观点也会在一定程度上变得含混迷糊。

第一个场景重塑：对攻击性冲动的脱敏过程

案例

患者：……然后他问爱德华，"你知道大熊猫每五年才有一次性行为①吗？"这难道是要让爱德华感觉好受吗？我站起来走出了那个房间。[回避性的防御。]我猜那是一个他让我感觉过不去的地方。

治疗师：那么让我们来看看这个——在这里，你在和你丈夫说话，而你的父亲不只是插进来，还以一种带有暗示性的、侵犯性的方式插进来。你对他有什么感受？[在这里，探索患者攻击性的冲动显然是治疗师需要做的工作；这个工作中很重要的一点是设置场景，对基调做出铺垫，让事情比较清晰，由此对难题的探索可以建立在坚实的基础上；治疗师在有意地使用包含情感能量的语言。]

患者：我对他感到非常愤怒，但是我同时也感觉……有一种之前的那种恶心、不舒

---

① 经查证，大熊猫每年发情一次，发情期只有三天左右。——译者注

服的感觉［愤怒，焦虑和厌恶混杂的感受］，而且我真的感觉非常愤怒……

治疗师：你感觉非常愤怒？还有恶心、不舒服的感觉？你两样都感觉得到吗？

患者：（语速快，带着压力，同时很生动）是的。我想是的。一开始，我感觉特别恶心、不舒服，之后我对他这样的混账感觉很恼火。对于他来说，任何事情都是关于性的。每一件事都是性，他做的每一件事都和性联系在一起。好吧，我们的确都是有性的动物，但并不是所有的事情都是和性有关的。你知道，我感觉——他让我非常生气，就像是，［我想要说］"闭嘴"，就像是，"离我远一点，不要对我谈这个！［开始一个自发的场景重塑。］你没看见这让我很难受吗？你没看见我离开房间了吗？你没看见我的脸色变了吗？我会说我不想听到这个，我会告诉你不要和我开这种愚蠢的玩笑，以及所有这样的话"。而且……那不重要，是他的问题。［在之前的治疗中做过类似的工作之后，此时患者自发地展开一段场景重塑，也就是说，她通过在大脑中想象对她的父亲说什么话来表达她的愤怒。］

治疗师：嗯，嗯。现在，如果，在你的大脑里面——显然，我们不是在说现实状况中，而是在你的大脑里面，如果你没有走出房间［取消回避性防御］，而是留下来，释放出这些内在大量的暴怒感受，你想象自己会对他做什么？［强化她的感受：调大音量，从"愤怒"到"暴怒"，深化场景。］

患者：我就在想着那个，而且我——

治疗师：就在那个时刻、那个地方吗？［治疗师标注出患者正在针对激发她强烈愤怒的那个特定的场景，自发地做出这个工作。］

患者：不，是在我走出去的时候。

治疗师：嗯，嗯。

患者：（强烈地，带着生动的表达；用手势来表示她的行动）我在用指甲掐他，告诉他闭嘴——"闭嘴吧"。［注意到患者完全被吸引到这个过程中去了；投入进去，毫无保留；沟通内容中充满了她过去潜意识中的材料。］

治疗师：用你的指甲掐——是怎样的？你看到了什么？［获取更多的具体细节。］

患者：（强烈地，几乎在发抖）就像是，在摇晃他，把我的指甲掐进去……你知道……在某种程度上，我就像是——我的意思是，就像是——这听起来有点荒唐……但是，就像是我要把他变得没有性。你知道，就像是——

治疗师：这个听起来不荒唐。嗯——你的感受是什么呢？让你自己去为这个感受找到适合的语言。［提供支持；为这个情感体验命名；患者显然是在使用一个拉开距离的词汇——"没有性"，基于这个材料的高度敏感性，以及治疗过程总的推进过程，治疗师没有去针对这个技术上的防御进行工作。]

　　患者：（强烈地，有目标地）我要去……阉了他。像是，摇晃他，把我的指甲掐进去……[患者越过了自己的防御]就像是——"没有你的了"，你知道，就像，（我要）把他大脑中的那个部分去掉，去掉他大脑中的那个让他把什么东西都和性扯在一起的部分……把他的舌头割掉……这太让我难受了。[停顿；把关注的焦点从内在体验转移到治疗师身上。]

　　治疗师：艾米，这个是非常积极的，你能够让自己和你的这些感受做出这样的接触，而且它们不只是保留给咨询的会谈，还是在此时此刻它们发生的过程中你在做你的工作——我感觉这简直是非同寻常的棒！[肯定患者的疗愈进展和成就；为更深的工作奠定基础。]与此同时，让我们停留在我们工作的东西上，因为这里显然有一些不容易承认的东西。你想要切掉他的大脑、舌头还有……（去除）他的想法和他做的事情……但是归根结底，这是关于你想要切除掉他内在的那个部分——那个让他把什么都和性扯在一起的部分。就像是他的性器官，他的阴茎——它总是扑面而来，我没有双关意思。哦，也许，是有双关的意思。[基于患者进食障碍的历史，以及她的焦虑会在胃部以恶心的感觉集中体现出来，治疗师在这里有意识地使用一些和口腔相关的意象，就像一个假设的求证，等待着肯定或是否定的证据出现。]

　　患者：（厌恶、排斥的面部表情）嗯，那就是那个令人作呕的部分。呕。[又一波的焦虑和厌恶涌过。]

　　治疗正在起作用。患者清楚地察觉到她正在涌现的愤怒感受，而且和这个感受有着联结。艾米在治疗时间之外也在自己做着疗愈的工作，这一点是一个积极的信号：在以前，当艾米回忆与这里提到的内容相似的片段时，一些相关的症状（比如，进食问题）就会被触发，加重抑郁，挑起和丈夫的争吵。此时咨访的联盟牢固，通过强烈的视觉意象，患者自发地开展了一段场景重塑的工作，很快便涉入了她的愤怒感受和施虐冲动的内在含义。在潜意识的原始逻辑——以眼还眼——中，艾米为她父亲的淫荡感到恶心又暴怒，想象着把冒犯她的部分去除掉：他的舌头（说出脏话），他大脑的一部分（把什么都和性扯在一起），还有他的性器官。治疗师对口腔意象的测试带来另一波的焦虑和厌恶。这里需要进行更多的工作。这个场景重塑还没有完成：患者说到要阉割她的父亲，但是那个行为还没有得到展开，且那个行为的结果也有待披露。

继续场景重塑

案例

治疗师：当我那么说的时候，你看到了什么？你的意象是什么？［**又一轮的场景重塑工作。**］

患者：就是我的父亲。

治疗师：那是什么样的？

患者：我看到他坐在饭桌旁。

治疗师：嗯，嗯。

患者：就是那里——那就是这些事发生的地方……就是那里，那些他最粗俗的部分暴露出来，让人恶心。然后我想到爱德华，当我感觉他显得很……就是，过分控制或是关注性欲，或是特别敏感的时候，我想，我们到底在说谁呢？［**从比较三角的角度来讲，患者在自发地做出对防御的解读，从中看到她对丈夫的愤怒来自对父亲愤怒的转移。**］

治疗师：你说"我们到底在说谁呢"时，你觉得你是在对谁做出反应呢？［**寻求澄清。**］

患者：是呀。

治疗师：说出来吧。

患者：我感觉，那和爱德华无关。那是关于这个的。［**患者把自己现在和丈夫之间的困难自发地联结到了她与父亲之间的核心困难；冲突三角和比较三角的工作是一个抓住由深度情感带来的洞见的良机，由此可以达成有效的工作，同时在下一轮的情感工作开始之前也有喘一口气的空间。**］

治疗师：那么，在这一刻，如果你真的要进攻，如果你让它都倾泻出来，"你不能对我这么做，拿回去"，而且你让自己对他实施报复——你一开始有的这个意象，用你的指甲掐他，然后你有的这个阉割的意象——阉割他并把他大脑里面那个总是把一切都和性扯在一起的部分也切掉，那个部分对你来说毒害和污染了所有的一切。你会怎么去做？［**重新调整方向，重新着陆，导向场景重塑的完成工作。**］

患者：那是最难的地方。［**与原始情感相关的厌恶性情感。**］

治疗师：那是最难的地方，因为你现在不得不去和他的身体打交道——不仅仅是他的头，你现在还得和他的身体打交道。［**共情性的阐释，确认厌恶性情感。**］

患者：（严肃地，再一次投入）我想那就像是……我手里面有一把切肉刀，就像是一刀下去——你懂的，阴茎不见了（声音中断）。但是我应付不了那个。

治疗师：你"应付不了那个"的意思是什么？

患者：（再次呈现出厌恶的表情）想象真的去做这个，不是真的，但是只是……我甚至都不想去想到他的阴茎。

治疗师：你不能让自己去想象，因为一旦你去想象，就会发生什么？

患者：呸。（完全的厌恶）

治疗师：呸什么，艾米？

患者：（更多的焦虑，泪水涌上）呸，呸，就像是，"离我远点"。我就想让他去掉性。[注意她此时在转向更加理智的语言；努力获取更多的安全感。]

治疗师：对的，但是在这个幻想中不会那么发生，这个感受，除非你去处理它，现在这一刻……[鼓励她继续对艰难的情感进行的工作。]

患者：（声音非常颤抖）就想是……切掉它。

治疗师：艾米，你的身体部分发生了什么？我知道你在挣扎，把它说出来。[把焦点转向她的身体肺腑的感受；用外显的共情和鼓励来帮助她坚持下去。]

患者：（深度的哭泣，挣扎着要说话）感觉太痛苦了。所有的这些痛苦都冒出来了。我不知道它从哪里冒出来的。[痛苦的核心情感的突破性地呈现。]

治疗师：没关系的。让它出来，让它出来。[安抚；与她同在；向前行。治疗师的前行传达给患者的信息是强烈的情感可以继续，治疗师没有感觉害怕和躲开。]

治疗师对患者非常地支持和鼓励，同时也通过提示患者不去回避想象到的她想对父亲的阴茎所做的事情，面对这一个患者自发提出的意象，治疗师在加大幅度让患者深入她对父亲的愤怒的场景重塑。患者身体肺腑式地体验到焦虑的涌上，我们后来发现，这之后显现出来的又是另外一波她之前无法接触到的深度情感。治疗师的安抚和情感陪伴，"没关系的。让它出来，让它出来"有助于减轻患者的焦虑，为被安抚唤醒的核心情感（痛苦）的突破奠定了基础。这个过程展示了充分体会核心情感（此处是愤怒）意味着什么，牵引出另外一层的无意识中的材料，由此导向了另外一波深刻情感体验（此处是痛苦）的浪潮。

对情绪痛苦进行工作

案例

患者：为什么它让我这么痛苦啊？

治疗师：那就让痛苦出来，让泪水出来，它们在里面很久了！这个痛苦是为了谁啊？［支持；鼓励患者和自己的情感待在一起；开始新一轮的深度情感处理，这一次是探索痛苦的核心情感，一个之前自发呈现的情感。］

患者：（非常悲伤地，非常简洁地）为了我。［展开悲悼自我的过程和它的情感标志——情绪痛苦。］

治疗师：（柔和的声音）我知道。［肯定，共情，支持。］让那只手放开吧！（镜映着她的手势，说到她的右手，她的右手此时正紧握成一个拳头）

患者：（手张开）

治疗师：那只手在做什么呢？让你自己把那只手和你的……［邀请潜意识从身体语言上得到表达。］

患者：它在肢解他（砍的动作），把他推开（推开的动作）。［邀请被接受。］

治疗师：把他推开？

患者：（非常简洁的语气）为什么把他推开这一点那么重要？要是我知道就好了。

治疗师：你的另一只手又在做什么呢？你的另一只手也开始在动……你的左手。［继续关注扎根于身体的、与情感体验平行的过程。］

患者：（脆弱地）我不知道。它有点像要保护我。（左侧手臂环绕着抱住身体。）

治疗师：（柔和语气）我的意象也是这样的。我的意象是，你的左手是在朝向你，右手是在朝向他。［共情地补充。］

患者：我刚才在想——我认为这一点对我的姐妹丽萨来说不是问题。

治疗师：你认为这一点对丽萨来说不是问题？

患者：（紧紧抱着头）我知道她在性方面有困难，这些在影响她，但是我认为她和我的问题不一样。［患者显然是在面对一个非常让人痛苦的问题，即她有没有被性虐待；她再一次非常负责地尝试着把体验工作和不同状况的经历联结起来，在这个例子中是帮助她和她的姐妹。］

治疗师：你的头怎么了？

患者：（深深地、安静地哭泣）我不知道。［又一波的痛苦涌动。］

治疗师：试着把所有涌上来的东西都用言语表达出来——你的这些感受。［为情感的身体体验命名。］

患者：太多了。

治疗师：（轻柔地）没关系的。这次你不是一个人。你不孤单。［和患者在一起；注意到这些安慰、在场、情感的接触，导向一个更深的情感工作层次。］

通过修复性场景重塑，去除解离

案例

患者：我不断地看到这个小女孩。

治疗师：小女孩……谁？

患者：（被她看到的东西完全吸引住）她很悲伤，孤单……她在努力成为周围所有那些人想让她成为的样子。

治疗师：你看到的她是怎么样的？

患者：是站着的。

治疗师：跟我描述一下她，我想像你一样地看到她。她多大？［寻求细节，同时深化和治疗师的接触，治疗师想要患者觉知到她正在向一个接纳她、想要听到她的他人讲述她的故事。］

患者：她九岁。

治疗师：九岁？

患者：或者八岁。［注意到对年龄的精确。］

治疗师：嗯，嗯。

患者：她头上扎着两个小辫子，就像以前母亲给她扎的那样。她有金色的头发，穿着短短的运动短裤和 T 恤。她是那么绝望。［意象的具体是核心情感的进一步佐证。］

治疗师：嗯，嗯。你想要对她说什么或是做什么？［这是一个内在对话的场景重塑。］

患者：（泪眼模糊）我想要拥抱她。

治疗师：去吧，拥抱她。让自己去拥抱她。再一次，让你的手放松地去拥抱她，让你的手臂放松地去拥抱她。让你自己放松地去……那样至少做一个身体的……你是如何拥抱她的？［鼓励患者允许她的身体加入到场景重塑中去。］（演示一个拥抱）像这样？

患者：是啊。我的母亲总是说我的侄女吉娜很像三岁时的我，我一直在想，发生了什么？她绝对是个精力充沛、充满好奇的孩子，没有什么问题能难倒她。她想象力丰富，有用不完的能量——真的是无穷无尽的。她是那么可爱——这不是我脑子里看到的。她和我完全不同啊！［在场景重塑里面的那个九岁孩子，与她三岁时的样子和吉娜现在的样子是完全不同的；自发地把自我–他人–情绪三角中不同部分和比较三角联系起来。］

治疗师：那么在那个美妙的小女孩身上发生了一些事情……这个三岁的小孩，这个小小的有着无穷无尽能量的、好奇的、生机勃勃的、充满生命力的小女孩，到了八岁或九岁时变成了一个绝望的、失落的、孤单的小女孩。艾米，当你拥抱她的时候，你想对她说什么？让自己去拥抱她吧！［继续场景重塑，敦促她的自我的两个部分进行对话。］

患者：我是在想象着再一次把她带出来。［注意，这里没有防御。］

治疗师："再一次把她带出来"是什么意思呢？

患者：上一次我把这个小女孩带到了别的地方。①那就是我现在所看到的。她会没事的。我会把她带走。

治疗师：你能不能跟我描述一下，你如何在身体上抱住她？［暗示性地引导以身体为根基的体验来进行整合；再一次留意情感工作扎根于治疗师–患者的关系中：治疗师敦促患者和她直接对话。］

患者：（演示）就像那样。

治疗师：肚腹对肚腹，胸口对胸口？［把她的行为和词语连接起来。］

患者：是的，只不过，你知道的，她矮一些。

治疗师：所以在拥抱她的时候，你是站着的吗？

患者：就好像她的头在这里（指着她的胸口，就在心脏的旁边）。

治疗师：她的感受是怎样的？

患者：（开始哭泣；和之前的哭泣不同；疗愈性情感的开端）她感觉放松了，有人在她身边。当你哭的时候，一切都出来了。［确认这是放松、宽慰的眼泪。］在我家里，什么感受都不能有。因为我的父母会离开。我就是这么想的。比如，我的姐妹不喜欢我了，她会离开，她不会再和我做朋友了，就像我的父母那样。［发现另一个焦虑的来源，驱动防御来抑制感受和体验；对被抛弃的恐惧；注意语言的直接，她在用九岁女孩的语言。整合性的处理和新的自传性叙事的创造。］

治疗师：你完全被抛弃了，完全依赖你自己。［治疗师落后一步。］

患者：他们都不能指望。

---

① 指的是在之前一次咨询中的场景重塑。

治疗师：当你抱着她，她哭啊、哭啊、哭啊，就像你在和我一起哭时，你有什么感受？［针对那个在内在对话中她的另一面进行探索；治疗师带来了一个在治疗师和患者之间的此时此地的平行过程，一边是小女孩，一边是治疗师和患者。］

患者：（眼睛清亮，平静，向上凝视）悲伤。但是我觉得……我现在可以给她一些什么了……就像是重新开始……一切都会好的，会没事的。［完成了对深刻情绪痛苦的工作，找到了它的来源，完成了一些修复的工作，这是深刻情感体验过程以后的状态；患者现在可以接触到她的适应性行动倾向；她感觉有资源、有自信，相信她可以帮助这个小女孩；注意这个向上的凝视，是疗愈性情感的标记。］

治疗师：你还想到了什么？

患者：我们会做好的。

治疗师：嗯？［治疗师不确定患者所说的"我们"指的是谁。］

患者：我们会做好的。就像现在一样，会没事的。

创伤带来的一个后果就是自我破碎为两部分，一部分负责感受并从主要的人格中分裂出去，另一部分负责思考和行使功能，尽管是以一种微弱的方式，但足以使个体很容易被压垮（Ferenczi，1931，1933；Winnicott，1949，1960）。通过修复性场景重塑，由核心情感带领和协助，艾米能够把她的两个部分放在一起——那个绝望的小女孩和那个焦虑的、缺乏资源的成年人。她给小女孩的拥抱是一个体验性 – 肺腑性感受版本的整合，这正是去除解离所需要的。那个感受所在部分需要感觉到不再孤单；那个行使功能的部分需要能够接触到情感联结的深层资源，这样患者才不会感觉自己是在油尽灯枯的情形下运行。通过情感的工作，患者有力地体会到了她的资源所在。通过她对小女孩的拥抱，解除了那个代际传递的情感处理上的病症：她不再抛弃自己那个感受的部分，不再重演过去的悲剧（即她的母亲在她还是一个悲伤、恐惧的小孩时遗弃了她）。艾米开始感受到她作为一个成年人的力量，她能够促进个体的成长发展，能够照顾一个需要得到照顾的孩子。

融汇到一起

案例

治疗师：你和她——你们俩一起会把事情做好的。你们俩是在一起的。

患者：事情会好的。[陈述对自己的沉静的信任。]我的任务和我们的任务。怎么了？[注意力转到治疗师，看到治疗师眼中的泪水。]

治疗师：这是多么让人痛苦啊！而且非常让人感动。[治疗师比患者迟了一步，还在和那个情绪痛苦和疗愈性的情感联结着，但是患者已经往前走了。]

患者：（带着沉静的力量）现在我不再害怕我会哭、会感觉破碎。我可以哭，同时我也感觉我会没事的。这里有两种不同的哭泣。[患者是在对焦虑的哭和核心感受的哭做出区分。]我不再会垮掉，我会没事的。如果我垮掉，那么这不会给我带来任何好处，我知道我来到这个世界上是有原因的。[针对自己的恐惧进行处理；宣告一个新的意义。]

治疗师：你的意思是？

患者：每个人在生命中都有一个任务，没有人想要我垮掉，因为——上帝不想要我垮掉，而且他不会让我那样，我也不会让我那样，没有人会让我那样，因为如果那样，我就做不了我应该做的事情了。[陈述对自己的信心和对他人的信任。]

治疗师：那此时此刻你接触到的，那个关于你应该做的事情的部分是什么？

患者：（向上凝视）像是善良，也像是力量。我有善良的心意可以给予，我也有爱可以给予他人，我需要一个好的状态才能够给予。我还可以给予我自己。所以，我可以在那上面努力。我必须要照顾自己。我也应该给予爱德华。在我和他的关系中，我想我有很多反应常常是在针对那些与我和他无关的事情。我想要把那些事情处理好，这样它们就不会再妨碍我和他的关系了。[非常知晓那个之前令她瘫痪的恐惧；接触它，从相反的方向去联结它；联结到自己促进成长和发展的能力和才华；宣告度过困难，看到更充分地生活在她的婚姻里面的重要性。]

治疗师："那些事情"是什么？

患者：那些事情不会再妨碍我和他的关系。我也想着，我们可以把孩子们带到这个世界上，以一种希望是健康的方式抚养他们。[这一波工作中疗愈力量的深刻鉴证：她之前感觉生孩子是一个折磨，现在改变了；她开始接触到自己具有生育和培育的能力，而且对自己有一些自信，可以做一个比她感受到的自己的母亲更好的母亲。]我感觉轻一些了。[突破性情感体验之后的感受，活力情感。]

治疗师：我感觉我刚刚经历了一个我和他人分享的体验中最美好的时刻。[治疗师分享了她自己对这个工作的情感体验。]

患者：感觉很好。[美丽的、简单的疗愈性情感。]

治疗师：嗯嗯……看到你找到了你的力量和你的中心。[肯定。]

患者：是呀，那正是我的感觉。

治疗师：听到你此时把所有的事情都放在一起，在一个你内在非常深、非常深、非常深、非常深、非常深、非常深的地方，那个地方是你知道的——这真美妙啊，真美妙！［肯定；治疗师表达对患者做到的这样深度工作的敬畏和欣赏的感受。］

患者：（深深的、简单的微笑）感觉很好。

治疗师：什么？

情感性－关系性体验的元处理

案例

患者：我真的感觉到，我从我们今天所做的事情中得到了力量。

治疗师：这个力量的感觉此时此刻是怎么样的？描述给我听吧。［通过体验式的铺陈把体验牢固化。］

患者：就像是我里面有一样东西。［和感觉空洞正相反。］有人在关心我——在外面……我可以做到。可能会需要很长的时间，可能需要永远，但是一步一步地——我能够做到。我真的是那么感觉的。［自我肯定。］

治疗师：嗯？

患者：我感觉真的是那样，我感觉就像我看到了一步。我看到了 12 个星期以前到现在走的一步。我看到了 10 步。［基于进展的感觉所产生的希望感。］

治疗师：那么，当这一刻你让自己真的、真的看到我，会发生什么？［在治疗即将结束时，处理深度情感工作在关系体验方面奏出的乐音，这是很重要的。］

患者：我感觉快乐，真的很快乐。我感觉它也让你感觉很好，这一点也让我感觉快乐。我几乎不敢相信，我会从我们一起开始的那个地方来到这里。［她自身的快乐的深度感受；注意到她的简单的确信感，她知道治疗师对这个工作感觉有多么好——这是安全依恋的佐证：相信自己好的状态对治疗师来说也是愉悦的；她感觉自己在被关心着。］

治疗师：我一直都想让你把它用语言表达出来，你能用语言表达出来给我听吗？那是什么样的感受？

患者：我不知道那个时间是多长，但是从 15 分钟或 20 分钟之前的那一刻开始，我感觉自己在一个完全不同的地方……至少此时此刻就是这样的。［对于突破前后的区别的肺腑感受。］

治疗师：此时此刻这个共同的快乐的感觉吗？［再次聚焦由治疗师和患者共享的快乐感受在关系中的体验。］

患者：感觉特别好。感觉就像有一个人真的在乎——我感觉你真的在乎。就像是，我的母亲不能感受到别人的感受，她只能感受到她自己的；你则能感受到别人的感受，而且你真的很理解我。我觉得你也会认为，与我开始的地方相比，我往前走了。［用语言表达出深度的接纳性情感体验；反思性自我功能的发展得到体现：她对治疗师感觉到她的进展的感受转而深化了她对自身进展的感受。］

治疗师：你不是到了一个不同的世界，而是到了一个不同的宇宙。

患者：是啊。我感觉我做到了些什么。

治疗师：这对你来说有好久了呀。

患者：是啊。我感觉你给了我很多的指导，而且你不是大量地帮助我理解自己。［激发患者自身的反思性自我功能。］我不知道那是不是指导，那就像是在推动，同时又和我在一起，我非常感激那个部分。我想你真的有——就像是你看着这个，看着三个星期以前的一次治疗，然后你能够联结到什么东西上面去。就像是你知道这些会往前走，而且你可以看到终点。你看到我们治疗的终点，不是这个进程的终点。［患者用自己的语言表达出对治疗师的在场的体验。］

治疗师：嗯，嗯。

患者：我感觉你真的想要我好起来。

治疗师：帮我解释一下这个吧。在刚才的半小时或 20 分钟，或不管多长的时间里面，我的感觉是我们到达了或者说你到达了这个内在的空间，你做到了，而我说的话相对比较少。告诉我这个……体验，它如何符合我和你。换句话说，我有一个这样的感觉——我感觉到你、你自己能够做到这些，我也知道我在很大程度上和你在一起。这是我的感觉，我还想听听你的感觉，如果你能够把它化为语言的话。

患者：我感觉，虽然你说得很少，但我感觉从过去所有的时间里面，那就像是一个温柔的推动，就像联结……那就是我需要的。我需要你在这里……我不知道那是什么……甚至仅仅是知道你在这里和我一起，我的感受是真实的，我想的东西不是完全发疯的。就是你在乎……

治疗师：谢谢你。

患者：就像是在这里是完全安全的，你知道的。就像是和 X 医生①在一起的时候，我的父亲为我付的账单，是他建议我去见她的。就像是你坚持让我来支付给你的费用，

---

① 患者之前看过的一位治疗师。

他甚至都不知道你姓什么。我感觉很安全。

治疗师：而且那是你的。

患者：是啊，那是我的。

治疗师：我想到的是那个八岁或者九岁的小女孩是真的没有活力了，她很悲伤、很绝望，她还非常孤单、非常恐惧。

患者：就像，我在这里陪着她，而你在这里陪着我。我们让我帮助她，你帮助我。你是这么想的吗？

治疗师：我是这么想的啊，我还想知道这个感觉是怎么样的。

患者：我感觉到被赋予能量来帮助她，因为我看到了你能够帮助我。这么说可以吗？

治疗师：可以的，而且这让我很高兴。

患者：这就像一个链条。而且当我好转了以后，我就能够更好地帮助她。

治疗师：你能够抱持住她。她很孤单地待在那里很长时间了。

患者：如果你能够感受到，而且以一种带着理解的方式去帮助……就像那个理智的部分和感受的部分能够在一起工作，它们在一起就能做好。那很棒。谢谢你。我非常、非常开心。

　　在这最后这一节里，患者和治疗师的关系——这个之前在背景中的部分被带到了前台，由此完整地完成了这一次治疗的工作。患者说"我感觉轻松一些了"，正标志着她之前被卷入的深层的潜意识的浪潮在此时已经完结，我们把焦点转向治疗关系并不会打断或是妨碍更深层次材料的涌现。关于她对治疗关系的体验，以及她如何感受治疗师在这个她投入的过程中所扮演的角色，这是一个探索。患者用语言说明了在她的感受中是什么让这个深刻的变化得以发生，以及她自己对于变化机制的理论。在这个过程中，通过分享这个体验，用语言表达出哪些体验具有特别意义，二元的联结得到了进一步的强化。随着治疗接近尾声，这段旅程也结束了。如果心理治疗进行得好，那么结束标志着一个关系的转化节点，一个再见的告别唤起的记忆和关注的时刻。

　　着眼于心理健康，这个以情感为中心的变化模式关注两个方面的信息：深刻地感受和自在地感受的程度。深刻地感受的能力，以及对自我和他人感觉自在、开放、放松的能力，是从核心情感体验的两个层面中直接显现的，即是我们一直谈到的核心情感和核心状态两个层面。当对体验的阻碍不再决定个人的心理功能，体验的能力变成了他存在的一部分时，患者就能够投入内在和外在的世界，不再受到损害性的限制了。

当妨碍感受和联结的阻碍被消除时，会自然表现为病症的大幅度减轻、个性扭曲的矫正等（在有些患者身上会很明显，在有些患者身上则可能没有那么明显）。不过，即使达成了最好的结果，有时也会重现抑郁、焦虑、不自在、在关系中间沉默寡言，有时还会偶然出现一阵子的自我怀疑、羞耻、不信任、冷漠、绝望、无望，因为生命是艰难的。（两个版本的表征图式具有必需性——无论是功能上处于最佳状态还是最差状态——在即使相对是健康的生命中也是如此。区别在于那个最低线，以及它们相对的比例大小。）心理健康指数的定义在这里不是基于那些令人痛苦的现象的消失不见，而是个人最好地处理和调节这些现象的能力，其中包括了运用反思自我的功能来实现的对事物的掌握能力。能够去确认体验、接纳它们，探寻它们的意义，以及通过它们展示的个人需要去面对和处理的状况，而且能够把它们向自己和可信任的他人表达出来，这是最深刻形式的解除孤独。就像我们自始至终一直强调的那样，心理病态的本质来自那些必须独自去承担的、太让人害怕而不敢公开承认的状况。这样的动力结构一旦被去除，而且沟通的箭头方向（即对自己和他人）一旦回转，通向疗愈性转变的通道就打开了，而且那就是足够好的了。

在精神分析的世界里，温尼克特的工作探讨了个体在有他人在场时的独处能力，这一工作至今仍然获得了应有的重视（1958）。温尼克特的著作里面有一个相联系的主题，宣告了拥有一个不去分享的私人体验领域的重要性（e.g., 1963a）。这个主题在当今的一些作者的工作中以一种浪漫的方式得到了体现（Slochower, 1999；Stein, 1999）；因此，我希望将健康的这个方面重构为，从他人在场时独处的能力中成长出了他人在场时可以做自己的能力。"他人在场时做自己"的概念蕴含的是一种信心，即与自己和他人的交流不会威胁到自我的完整性，而只会增强和丰富、进而加强和肯定自我的真实性。

能够深刻地感受的能力，以及自在地与自我和他人相处的能力，分别植根于核心情感和核心状态，为一个根本的转化过程提供了养分：促进了这个根本自我的持续性发展。

附录

体验性短程动力心理治疗中的技术和禁忌 [①]

要想充分地理解 AEDP，就要把它放在它所产生的背景——短程动力心理治疗（STDP）——的领域中，更确切地说，是体验性的 STDP。

STDP 在这两个互补和重叠的领域之间架起了桥梁：实用的、以结果为导向的短程治疗领域，以及不受时间影响的、深入和全面的精神分析性理解的领域。每种 STDP 模式都在努力解决一个问题，即如何在一个紧凑的时间框架内开展真正的心理动力治疗，同时雄心勃勃的定义适用于广泛患者的精神分析性目标。STDP 有着丰富的实验历史：它从弗洛伊德（所有的治疗方法似乎都是如此）开始，接着是费伦齐（1920，1925）、费伦齐和兰克（Rank，1925）的工作，后来是亚历山大和弗兰奇（Alexander，French，1946）的工作。克利茨-克里斯托菲和巴伯（1991）、古斯塔夫森（1986）和梅塞尔和沃伦（Messer，Warren，1995）深入地介绍了这一丰富的历史，他们也都在继续探讨一些没有在这里讨论的、当前的 STDP 的议题。我的重点是讨论那些先于并直接影响 AEDP 发展的模式。

将下面要讨论的 STDP 方法——马伦的短程心理治疗（brief psychotherapy，BP；1963，1976；Malan&Osimo，1992）、达凡卢的强化短程动力心理治疗（intensive short-term dynamie psychotherapy，ISTP；1980，1986–1988，1990；Coughlin Della Selva，1996；Fosha，1992b；Laikin，Winston 和 McCullough，1991；Magnavita，1997；Malan，1986）、加速共情性治疗（accelerated empathic therapy，AEF；Alpert，1992，1996；B.

---

① 本附录改编自戴安娜·弗霞的文章《短程动力心理治疗中的技术和禁忌》（*Technique and Taboo in Three Short-Term Dynamic Psychotherapies*），原载于《心理治疗实践与研究杂志》（*Journal of Psychotherapy Practice and Research*, 1995，4，297–318）。这篇文章的部分内容经《心理治疗实践与研究杂志》的许可后放在本书中。

Foote，1992；J. Foote，1992；Fosha，1992a，1992b；Sklar，1993，1994），当然，还有AEDP——联系起来的共同主线是它们都认为体验性的成分，即在患者–治疗师关系中的此时此地对既往无法承受的情感进行的体验，是治疗性改变的关键动因。

瓦赫特尔（1993）写到了在心理动力学对所有精神病理障碍的理解中，"焦虑"概念所占的中心地位；它触发防御运作，这反过来又限制了情绪体验。这些 STDP 模式的共同目标，就是寻找最大化情感体验和最小化防御和焦虑的影响的最有效、最高效和最全面的治疗性方法。在试图解决和克服前面的模式所遇到的问题上，每种模式都有所创新。从一个模式到另一个模式的发展过程既不是线性的，也不是叠加的；在试图解决问题的过程中，治疗师做出的选择会塑造和影响系统内所有的因素。有趣的是，正如在范式转换中总会发生的那样（Hanson，1958；Kuhn，1970），用于解决特定问题的技术最终会产生新的（即技术特定的）现象，新的"数据"需要新的概念化，这又会导致之后的一系列新问题，诸如此类（Fosha，1992b）。

STDP 的发展历史是一个逐步打破禁忌的过程；每迈出一步，就要面对和打破一个不同的精神分析禁忌。每一轮下来，研究者都获得了对潜意识过程的稳定性越来越大的信心。进行技术实验的自由得到了回报；其结果是逐步触及和体验不同种类的深层情感现象。通过仔细检查在寻求最大化情感体验技术的过程中产生的答案，技术和禁忌的主题都得到了探索，因此同时也加速了治疗。不过，我们还是先来看看禁忌的概念。

禁忌、禁忌的打破，以及潜意识过程的稳定性

韦氏词典（1961）告诉我们，禁忌是"对使用某些事物或词语或某些动作的执行施加的神圣的禁止，通常是由首领或神父强加的。……类似的限制是由社会习俗所强加的"。从一开始，精神分析就在交流互动的内容和方式上极大地打破了禁忌，有别于普通的、礼貌的社会话语（Cuddihy，1974）。

精神分析大胆地宣称它只对个体最为隐私的体验领域感兴趣，在那里，逻辑、现实、道德、社会习俗和成年人成熟的功能不占主导地位，而初级过程、驱力、冲动和婴儿性的愿望等这些东西则占据着主导地位。为了培养一种患者可以冒险自我暴露的环境，特定的技术得以发展，以解放治疗师去对个人偏见、个人利益、谴责、拒绝和批评做出反应，同时确保患者在如此脆弱的位置上不被利用或受到过度的影响。中立、非指导性和节制成为分析性立场的技术部分，同时鼓励患者自由联想，得以触及那个隐私的领域（非指导性获得的中心地位也许反映了弗洛伊德的担忧，他的发明应该被视为与催眠和暗示完全不同的）。之后的许多创新在大胆程度上都没法和这些创新相比：不断增加的对复

杂现象的觉察（比如，阻抗、负性治疗反应）刺激了概念上的进步，而不是重大的技术发展。分析的时间长度增加了（Malan，1963，pp.6–9）。这些技术起初是激进的，之后被规范化，然后被神圣化；因此，精神分析文化像所有的文化一样，产生了自己的禁忌。

禁忌的内容变成禁止所有被认为不是严格的"分析性的"治疗活动，而不管它们在取得典型精神分析目标上的效果如何（即触及之前潜意识中的和被压抑的情绪体验，使患者从神经症性的痛苦中解放出来）。治疗师对这些技术禁忌的忠诚，使得标准的分析性治疗时间越来越长。为了取得技术创新，每一种体验性 STDP 都必须突破精神分析文化设定的禁忌。

禁忌通常都是建立在含蓄的假设基础上的。只有这些假设被清晰地表达出来，它们的价值才能得到检验。那么多的经典分析立场和技术——治疗师的被动性和中立，其语言活动的内容和频率的限制，患者和治疗师之间目光接触的缺乏——似乎都表明了一种对施加过度影响的害怕，害怕患者的潜意识体验是那么令人担忧地容易受到外界的干扰和干涉。如果假设患者的体验如此容易被污染，那么其需要一个无菌的环境来保证潜意识材料的完整性就顺理成章了。

相反，体验性 STDP 技术隐含的假设是，潜意识过程是稳定的，绝不是那么容易被污染的。毕竟这是防御和阻抗的目的，它们都是一些强大的力量。患者特有的生存方式的顽固和他们对改变的不妥协态度，与他们的核心体验的可塑性及其对外界影响的脆弱性，前者更令人担忧。在 STDP 治疗师的（隐含的）观点中，问题不在于"潜意识"如此容易脱轨，而在于经典的技术在处理潜意识的诡计（即防御和阻抗现象）上提供的技术资源有限。换句话说，STDP 考虑的不是担心影响过度，而是影响不够大——不够大到足以产生实质性的治疗性改变。从这个意义上说，STDP 是潜意识力量的一种体现——潜意识知道如何说"不"。

对情感投入的禁忌也来自对于驱力占主导地位的时代和对分析师见利忘义的担忧。除非加以严格地检查，否则精神分析师的冲动（Freud，1912a，1912b，1915）可能会（对患者和精神分析师）造成严重的伤害。这是一种相信人类功能的所有方面都可以归结为基本的（即非社会性的、未驯服的）本能的理论的结果。就像禁忌中往往不可避免的情形一样，其结果就是"对技术中被抑制、被禁止和秘密的方面"的需要，"常常是人类的承认或反应性的遮遮掩掩的姿态"（Jacobson，1994，p.17）。因为 STDP 治疗师不是那么担忧会发生力比多本能上的骚乱，所以患者可以公开地表达承认或反应性的姿态，其治疗性潜力能够获得研究。由于 STDP 治疗师积极地反对在活动和情感投入上的禁忌，因此他们一直以来都在试验时更自由：他们扩大的资源包括了新的技术，既加强了要求自我表达的潜意识力量的影响，也抵消了那些阻碍改变的力量的影响。

从传统的分析技术向体验性 STDP 技术的转变主要是一个化被动为主动的过程，因为它是应用于治疗师的活动。大部分的 STDP 技术都是把过去藏在治疗师心中（更确切地说，是在其头脑中、心中、肺腑中）的东西表达出来，为患者提供他和治疗师之间的过渡空间，且这个治疗性二元关系中的双方都能使用它。

比如，考虑一下对心理治疗过程进行录像的问题（所有体验性 STDP 都会这么做）。STDP 治疗师完全没有因为担心强有力的技术会不可救药地"污染"治疗而不愿意使用它，他们的立场是，无论患者可能会对录像有什么样的反应，他们都可以通过旨在处理任何阻抗的积极干预来应对，无论阻抗的来源是内在的还是医源性的。因此，患者和治疗师可以从丰富的资源中获益，相信治疗过程的稳定性和治疗工具的多功能性。

体验性 STDP

马伦的 BP、达凡卢的 ISTP，以及 AET 构成了 AEDP 的家族起源。这个讨论从一些概念和技术创新开始，它们是所有体验性 STDP 技术探索的基础；尽管它们是 BP 的组成部分，但它们已成为所有体验性 STDP 的共同基础。接下来，我将会比较每种模式的立场、技术、主要的改变途径，以及为了实现它们而打破的禁忌。在讨论的末尾，我将对 AEDP 与它的三个前身的关系做一些评述。

BP：体验性 STDP 的先驱

BP（Malan，1963，1976，1979）产生于对精神分析和精神分析性心理治疗不断增加的时间长度的反应（Malan，1963，p.3）："即使长程心理治疗——尤其是精神分析——可能会有益地影响被挑选的个体的生活，与世界上神经症性不快乐的总量相比，它的贡献也只能说是微不足道的。"其目的是发展一种方法，既保留了精神分析工作的深度，又具有更广泛的适用性。由此出现的临床方法打破了活动、选择性和聚焦的禁忌，但仍然是精神分析性的（即技术实质上依然是解释性的）。就像马伦喜欢说的，BP 完全是精神分析性的，而且更甚。

BP 引入的创新构成了所有体验性 STDP 的基础。根据冲突三角和个人三角（后来改名为比较三角）对临床材料所做的系统的、时时刻刻的概念化，以及使用它们来指导临床工作，是马伦突出的研究贡献。

BP 的特征：体验性 STDP 的共同基础

图式化的心理动力学结构

根据核心情感体验、焦虑和防御机制是如何在内心被结构化的，以及内心体验反过来又是如何在建构关系模式上起到积极作用的，基本的心理动力学理论由此来理解精神病理学。在心理功能的这些不同方面之间复杂关系的两个图式表征——冲突三角和个人三角——在浓缩一个复杂的理论上被证明是有用的。根据不同来源，马伦（1963，1976，1979）将这些图式放在一起，证明了所有心理动力临床工作是如何能够以它们的术语得到概念化的，并展示了对于试图在短时间内开展动力工作的治疗师来说，它们是多么地不可或缺。核心情绪体验、焦虑和防御之间的动力学关系，以及当前、过去和治疗性的关系的一致性，是动力性地理解临床现象（精神病理性的和治疗性的）的核心要素。这些建构如何转化为具体的临床行动，区分了每种心理动力治疗流派的治疗方法。能够现场通过依赖冲突三角和个人三角图式捕捉这些复杂关系的本质，使得 STDP 治疗师能够快速地评估临床材料，并在一个紧凑的时间框架内进行全面深入的心理动力治疗工作。

根据冲突三角和个人三角快速地组织临床材料

STDP 治疗师使用冲突三角和个人三角的分类在初始评估和整个治疗中指导其倾听和干预。治疗师在倾听材料时，头脑中想着这两个三角，关注患者 – 治疗师联盟的质量的时时刻刻变化，以及患者在对干预做出的反应中的潜意识交流的深度和强度上的变化。STDP 治疗师不是仅仅在心理上关注这些并存储起来以备将来之用，而是以一种马伦所描述的"无所畏惧的"方式，立即明确地开始处理患者生活和移情中明显的防御和焦虑模式。

试验性治疗

在 STDP 中，初始评估被称为试验性治疗（trial therapy），因为治疗师从一开始进入与患者的关系时起，就为积极的动力性互动做好了准备。其想法是不去等待材料的展开，而是积极地培养治疗所定义的那种最佳的治疗性互动。从第一刻开始，当患者开始告诉治疗师他的故事（或者不告诉他的故事）时，治疗师就已经触及了动力学信息的两个有效的来源：（1）故事的内容，外显的和内隐的；（2）治疗师与患者的互动过程。治疗师接受患者提供的任何东西，并将其作为动力性互动的起点。治疗师可以进行时时刻刻的微分析，进而在功能上将临床材料分类为防御、焦虑或真实的情绪体验。然后，就可以即刻并系统地开展针对那个分类的特定的干预。在初始访谈中，马伦将这些干预称为"试验性解释"（trial interpretations；Malan，1963，1976）。患者参与和使用这些干预的能力是主要的选择标准。

患者动力性互动的能力作为主要的选择标准

患者动力性互动的能力以及从第一次访谈（试验性治疗）开始就能对试验性解释做出回应的能力，是 BP 评估中一个非常重要的选择标准，因为这表明了患者对所提供的治疗的利用能力。在缺乏排除标准（Malan，1976，pp.67–68）的情况下，功能障碍的严重程度、问题的慢性程度或是被认为在患者的遗传史中出现问题时的某个发育时间点，在确定患者是否适合（或是否不适合）BP 上并不会自动地发挥作用。然而，表现出开展工作的能力（即对试验性解释的回应）则是一个好兆头，并在与其他诊断因素平衡权重上有着非常重要的影响。需要指出的是，我们寻求的来自患者的回应并不需要是积极的或是可以自由交流的；患者可能会以焦虑或防御做出回应；这里的重点是，患者在这个过程中的有意义的参与。

在治疗中，患者作为治疗合作伙伴的积极参与

在试验性治疗的结尾，患者和治疗师讨论他们的工作将涉及什么以及他们的工作目标是什么。鼓励患者积极地参与治疗，以及旨在让治疗发生的干预是一般的短程工作（尤其是 BP）的共同特征。

在治疗开始时设定结束日期

导致 STDP 治疗时间长度缩短的最后一个因素，是从一开始就提出治疗结束的问题。正如马伦转述塞缪尔·约翰逊（Samuel Johnson）的妙语："被判处死刑时，最能令人惊奇地把注意力集中在材料上。"尽管不同的模型处理的方式不同，但患者意识到（有意识地和潜意识地），与治疗师的接触是有限的，这一点会浓缩和强化这个过程。这是一个如此强大的因素，以至于曼恩（1973）把时间的流逝和个体想阻止时间流逝而做的徒劳的搏斗作为每个患者治疗的重点。弗洛伊德也意识到了这一点：当"狼人"①（1918）被卡住时，他利用设定一个结束日期作为一种策略，以恢复材料的流动和分析情景的活力。

使用明确的标准来评估潜意识交流及和谐关系的波动

马伦（1979）关注同盟关系和潜意识交流的深度的波动，并将它们作为治疗师干预的影响和患者回应能力的评估标准。这也是马伦评估情感体验（内在心理的和关系性的）质量的标准。"可以将同盟关系定义为患者和治疗师之间情感接触的程度（1979，

---

① "狼人"（Wolf Man）是一名 25 岁的男性患者，因恐惧狼的幻觉而向弗洛伊德寻求帮助。通过与"狼人"的谈话和解析，弗洛伊德发现他的恐惧源于童年时期的性虐待经历。弗洛伊德运用梦境分析和解析方法，帮助他理解并处理了创伤。——译者注

pp.19–20）；它是治疗师不断获得指引的普遍的标志（p.75）。"在最初的评估和整个治疗过程中，治疗师监测患者对每次干预的反应，且尤为关注潜意识交流深度上和质量上的改变，以及同盟关系的波动。交流或同盟关系局部的波动成为有价值的东西：每一轮都提供了额外的动力性的有意义的信息。这使得治疗师可以根据患者的反应来完善干预措施。"这种反馈的本质包含同盟关系程度的变化，因此判断这种变化的能力是治疗师最基本的品质之一（1979，p.75）。"治疗师可以在经过培训后，可靠地使用这些特定的标准。马伦（1979）在详细阐述他的"同盟关系"概念时写道：

从表面上非常普通地、情绪收敛地对一个先前事件的叙述，转变为一个强烈的、发自内心的表白……一种对他来说有重大意义的感受……（就等同于）一种对同盟关系的极大的深化。（pp.19–20）

在此，马伦其实是在谈论情感深化，尤其是在患者 – 治疗师建立联结的情景中的情感深化。类似地，他在撰写潜意识交流的特征时还指出：

总结一种特定的交流的特征是有价值的，通过这种交流，治疗师应该立刻警觉：（1）一个习惯性地会突然改变话题的患者，此时带着明显的兴趣和自发性在谈论一些还不是明显相关的事情；（2）如果仔细思考，就会发现它与另一个主题有着明显的平行之处，而后者的相关性和情感意义则要大得多。（1979，p.23）

这种持续进行的评估在 BP 的评估过程和实际治疗中都是至关重要的活动。通过把内隐的变为外显的，马伦使得对干预的反应中患者的潜意识参与的性质和程度进行快速评估成为可能，进而对患者参与动力性交流互动的能力进行评估。

利用焦点来指导选择性的治疗反应

治疗师在运用冲突三角和个人三角后，在同盟关系和潜意识交流深度的变化的指导下，积极地、动力性地探索患者的过去、当前和现在（包括移情性冲突），能够相当快地得出一个关于患者核心问题的假设。这种被称为"焦点"的心理动力假设在初始评估结束时确定，并用于指导 BP 的治疗。焦点通过帮助治疗师选择性地关注材料，配合性地指导治疗师的回应，来帮助治疗的加速。指导选择的是患者呈现的外显的材料是否能够通过使用两个三角的结构，被转译为焦点核心冲突。在试验性治疗结束时，治疗师和患者一起讨论他们工作的焦点。

BP 中解释的使用

BP 的"策略性目的"是"带入意识并使患者能够体验到他的情感冲突"（Malan，1976，p.259）。BP 治疗师实现目标的途径是对所有类型的三角冲突体验进行澄清和解释，并处理它们如何在所有关系三角类别中得到体现的问题。由于 BP 的"最终目标"是使以前是潜意识的东西"进入意识"，因此其主要的干预是解释。在整个治疗过程中，治疗师试图将患者特征性的终生模式与他们治疗关系的此时此地中所发生的联系起来。治疗师抓住每一个机会做 T-C-P 解释（T-C-P interpretations），指出在移情性的、当前的和过去的关系中患者处理情绪冲突的模式中的一致性，尤其关注 T-P 联系。当 T-C-P 解释引起的是患者的情感反应而不是防御反应时，它们就会特别有效（McCullough et al.，1991）。在得到马伦和他的同事研究的 BP 治疗的各个方面中，与积极的结果最密切相关的技术是对 T-C-P 联系的解释：

在移情、解释的深度和与童年的联系方面，技术越彻底，治疗效果就越彻底。……需要一再强调的是，精神分析方法的成功使用是对精神分析的赞扬，而不是对精神分析的攻击；特别地，正如这里所显示的，技术越具有精神分析性，治疗就越成功。（Malan，1976，pp.353，352）

随着 BP 的发展，马伦打破了对活动性和指导性的禁忌；他表明，在积极和有选择地聚焦的同时，进行深度的分析性工作是可能的。马伦说话从不拐弯抹角，在一篇文章中他是这样开始的：

需要明确指出的是，在 20 世纪初，弗洛伊德在无意中选择了错误的方向，给心理治疗的未来带来了灾难性的后果。这就是以不断增加的被动性去应对不断增加的阻抗——最终采取了在患者一方是自由联想，在治疗师一方是"被动的回音板"的角色、自由悬浮式注意和治疗师无限的耐心。（p.13）

在 BP 中，治疗性活动的速度和节奏改变了，治疗缩短了。任何动力性干预——无论是处理防御、焦虑或核心感受，还是处理当前的、过去的或移情中的事件——都可以从第一次治疗开始就可以进行。

马伦的贡献是巨大的。治疗师的高频活动、选择性聚焦、患者作为合作伙伴在治疗过程中积极的参与、积极地聚焦患者–治疗师关系，以及积极地使用结束日期作为一个治疗参数，所有这些在开始引入时显得激进的元素，现在都成为体验性的 STDP 的标准程序。冲突三角和人物三角的结构是帮助治疗师时时刻刻地追踪患者体验的概念性工具，从而为之后的体验性 – 动力性技术奠定了基础。

BP 的技术可靠地、有效地和系统地达到了它们提出的目标——领悟。然而，其期望是领悟会带来深刻的体验，后者是使转化发生的必要条件。马伦（1979，p.74）一再表明自己本质上是一名经验主义者："每一次治疗中的每一个时刻的目的都是让患者尽可能多地触及他能够承受的真实感受。"这种倾向也体现在他对治疗中转变的时时刻刻的分析的强调上。尽管马伦重视体验，将对时机、节奏和活动的解释推到极致，但 BP 技术依然是绝对的解释性的；解释性技术并不一定会带来内心体验。在传统的精神分析心理治疗中，深受欢迎的深刻感受的体验的发生只是偶然的，解释技术无法可靠地带来这样的体验。

马伦探索了解释的局限性并发现，对解释不起反应的阻抗现象在性格障碍中最为显著。这些患者"对解释从来没有任何反应，除了纯粹的理性的领悟，当然在他们没有表现出任何改善时，没有人会感到惊讶"（Malan，1986，p.63）。他进一步写道：

那么唯一可能的结论是，首先，纯粹的解释性治疗，无论是长程的还是短程的，都已经达到了极限，而且已经被发现是不够的；其次，除非我们宿命地接受这一点，否则我们需要一些更强有力的干预，它们可以用来超越解释。（p.106）

马伦在达凡卢的技术中发现了"可以用来超越解释"的强有力的方法，在这些方法中，阻抗不是被解释，而是被挑战。在达凡卢的技术中，马伦发现了可以满足他对体验的渴望的东西：

他系统地对阻抗进行工作，最终将患者带到一个阈值之上的点，那里有足够的潜在感受的真实体验，能够让真正的治疗得到开始。（p.106）

现在说一下达凡卢。和赖希（Reich，1954）一样，达凡卢也认为只要有性格铠甲挡道，做心理治疗工作就是没有意义的。他喜欢说（1986—1988）："当你可以从前门走进去时，不要把自己局限在眯着眼睛从窥视孔里观看。"和赖希一样，达凡卢也认为对次级过程产物进行工作，即使是受到一些潜意识的衍生物的影响，也不足以产生真正的治疗性变化。为了抵消无处不在的性格铠甲，达凡卢认为触及一种同样强烈的肺腑体验是有必要的：只有一种强大的体验才能与僵化的、根深蒂固的自我协调的性格防御相抗衡。针对高度阻抗的患者，达凡卢的技术对各种防御发起攻击，旨在触及真正的情感体验，然后增强其深度、强度和持续时间。在 ISTDP 中，深度的同盟关系和潜意识交流的深度不仅仅被关注、被充分利用（就像在 BP 中一样），还成为积极的、特定的和明晰的技术的目标。

ISTDP：超越解释

要了解达凡卢，就必须了解他的元心理学。ISTDP 的对质技术（Davanloo 1980，1986—1988，1990）是直接从精神病理学和心理治疗的概念化中产生的，在这个概念化中超我起到了核心作用（Fosha，1992b）。所有的防御性活动及其后果（症状模式、情绪抑制及人格限制等）都被理解为反映了一个严厉的超我对自体的潜意识冲动的惩罚，尤其是攻击性的、虐待性的、谋杀性的冲动。ISTDP 治疗师从一开始就和超我进行面对面的战斗：治疗涉及超我力量和治疗性力量（治疗师和患者的自我，后者太弱不足以单独去战斗，但通过潜意识的治疗联盟可以驱动治疗过程的发展）之间的对质。允许患者肺腑般地体验之前被禁止的冲动，这个期望中的突破代表了对超我的治疗性胜利，并帮助患者在自我的活动范围内整合这些经验，从而加强自我。消除超我的影响，让自我能够触及冲动的丰富生动的性质，与此同时，给予冲动次级过程的调节的益处，即自我的现实检验的影响。

ISTDP 对它的技术提出了越来越高的要求。和马伦的 BP 一样，ISTDP 依赖冲突三角和人物三角的图式、高度的治疗师活动、患者在治疗中的积极参与以及将患者对干预的反应作为最重要的选择标准；但是也有一些重要的和决定性的技术变化。我们可以通过关注达凡卢对防御工作的方法来最好地理解这些变化，可能这是他最原创的贡献和他的工作的标志。

在 BP 中，治疗师已经对防御工作给予了极大的关注。通过解释，防御被识别，它们在心智的运作中和患者的工作中得到澄清。达凡卢（1980，1986—1988，1990）以三种深刻的方式扩展和转化了这个过程：他重新定义并扩展了防御现象的分类；他开创了一种对防御进行工作的彻底的方法；他确立了对防御的工作的目的不是获得对它们的运作的领悟，而是消除它们，正如对以前的潜意识冲动的快速体验性的接触的成就所证实的那样。因此，ISTDP 的目标是患者对他的感受的体验性接触的质量应该是强烈的和肺腑性的。达凡卢确保身体存在于心理治疗空间。

重新定义防御性领域

在 ISTDP 中，防御的概念超越了像否认、投射和反相形成这些常规的防御。领域扩大到包括被达凡卢称为"策略性防御"的言语习惯，以及最重要的非言语行为。非言语行为（比如，回避眼神接触、语调和音量、身体动作或缺乏身体动作）成为治疗审视的焦点，正如下面对话记录片段所示（Davanloo，1990，p.12）。

案例

> 治疗师：你注意到你在回避我的目光吗？
>
> 患者：但我把目光移开，这样我就可以，嗯，自己想事情……
>
> 治疗师：当你看着我的眼睛时，你有什么感受？
>
> 患者：好吧，我……
>
> 治疗师："好吧"是什么意思？我的意思是，"好吧"是另一种模糊的……你现在笑了。
>
> 患者：这样可以吗，我的意思是我笑可以吗？
>
> 治疗师：嗯嗯，现在你的眼睛在看着天花板了。

像频繁的"某种程度""也许""我不知道"这样的言语习惯也同样被检查。治疗师关注患者的非言语交流尤为有效。非言语交流中包含着潜意识性格模式的表达——它是亲密的，绕过了言语系统；它还远远地超出了普通话语的范围，能立刻提高治疗的温度。

对防御的工作中强有力的非解释性技术：挑战和施压

在此，处理各种防御的技术远远超越了对它们的识别和澄清。对持续地依赖这些防御策略的高昂的心理代价的澄清、描述和阐明（McCullough，1991），旨在打破防御和突破防御之下的情感的三步法的第一步。当患者意识到他对防御机制的依赖有多深时，他就会越来越意识到它们对自己的限制有多大。然而，患者改变的决心正在接受考验：这个过程的第二和第三步（即挑战和施压），让患者和治疗师处于一种强烈的对质性的遭遇中，达凡卢（1990）贴切地称之为"与阻抗力量的正面碰撞"。患者对防御性手段的习惯性依赖，在被标记和描述后，会通过各种强有力的非分析措施（比如，对质、打断和对防御的有害标记）被挑战，目的是使它们变得自我不协调（即尽可能地让患者感到是令人不快的、异己的和站不住脚的）。下面是达凡卢如何挑战一个说她不知道自己有什么感受的患者的例子（Davanloo，1990，p.61）。达凡卢把患者说她不知道自己有什么感受作为一种防御，重新贴上"残废"的标签，并一遍又一遍地使用这个词，让患者很恼火。达凡卢要求患者充分地考虑这样的策略的影响，她不再能够不去意识到它们；她在互动中的情绪强度很高。

案例

患者：我发现很难用言语表达（我如何体验自己的感受）。

治疗师：但我说的是你有什么感受。

患者：是啊，但要说出我有什么感受。你看如果我说我很生气……

治疗师：但你几乎残废了，在这个地方，在这个地方。

患者：是啊。

治疗师：但是"是啊"是不够的，而且你还笑了。

患者：（笑起来）那是因为我意识到了。但是，嗯……

治疗师：一个 30 岁的女性，在你描述的那种情况下，竟如同瘫痪一般无法谈论自己的情绪和感受。

患者：我不知道为什么，嗯，我从来没有……

治疗师：此时此刻，我们不是在看为什么你残废了。我们在看你残废了，你瘫痪了。首先我们必须确认你残废了，你瘫痪了。

患者：（轻声地）好吧。

患者遭到挑战要她直接地交流，彻底地表达她真实的感受，而不是躲在防御后面。最后一步是向患者施加压力，通过下面例子中的干预手段，将她良好的意愿补偿性地表达出来（Davanloo，1990，p.61）。为了回应施压的使用，ISTDP 治疗师寻找深化潜意识交流的证据，即患者寻求改变的动机比增加阻抗的力量更大。我们继续。

案例

治疗师：那我们得看看你会怎么做。对这种灾难性的情景，你一定有很多感受……

患者：仍然有很多，是啊。

治疗师：但是"是啊"是不够的，让我们看看你真实的感受吧。

患者：是我那时有什么感受，还是我现在对它们有什么感受？

治疗师：那时或现在，因为很明显，它们是你生活中的一道疤痕。

在挑战和施压的技术中隐含的信念是，彻底的改变不仅可以快速发生，还可以发生在此时此地。使用这种咄咄逼人的对防御的技术，目的是在患者身上产生一种被达凡卢所称的"内心的危机"（intrapsychic crisis），它最初是林德曼（1944）用来描述在一个令人震惊的创伤性事件后观察到的个体的心理流动性，比如个体面对一位亲人的突然死亡。林德曼认为危机带来的流动性是快速地产生实质性变化的难得的机会，危机暂时软化了通常僵化的性格模式。在没有外来危机的情况下，为了获得快速和实质性的改变，ISTDP 寻求制造一种内心的危机；治疗师强烈的干预在患者身上引起了剧烈的、矛盾的感受之间的冲突。一方面，在患者习惯性的操作方式遭到巨大的挑战后，患者会体验到对治疗师的愤怒和怨恨，这些消极情绪会进一步增加潜意识的防御力量；另一方面，看到治疗师极度尽心尽力地帮助自己消除心理痛苦，患者也体验到深度的积极感受，且像感激、悲伤和渴望这样的感受也会进一步加强了潜意识中的治疗联盟和求助愿望。这两套"复杂的移情感受"都会加剧，直到达到一个防御无法维持它们的水平：先前被埋藏的情感和冲动以及它们潜意识的伴随物由此出现了一个突破：

这些复杂的感受，主要是在移情中，非常明显的是与遥远的过去相关的，基于这个事实，下面这个被普遍发现的观察结果就不那么令人惊讶了：患者对它们的体验构成了一个触发机制，该机制最终会带来他全部的潜意识的解锁。（Davanloo，1990，p.114；下划线部分为我所加）

对技术目标的体验性重新定义

在 ISTDP 中至关重要的是，患者不仅深刻地觉察到埋藏的冲动和感受，还要尽可能充分地在移情中发自肺腑地体验它们，并把它们直接表达出来。

治疗师旨在把患者最痛苦的感受呈现出来，使他能够直接体验它们。这个可能性与患者在移情中已经直接体验到的复杂感受的程度成正比。哪里的移情体验比较强烈，哪里就会有重大的突破。（Davanloo，1990，p.117）

因此，通过防御工作，ISTDP 治疗师对以前埋藏的冲动和感受努力取得了充满情感的突破。

作为所寻求的催化动因，领悟正式和明确地被肺腑体验所取代。在移情关系内，实际的此时此地的体验和过往潜意识的感受和冲动的表达是达凡卢的技术的目的；这是他认为的典型的矫正性情感体验的体验性核心。解释，对达凡卢来说不再是一种用来触及心理潜意识层面的技术，而是一种总结、联结认知–情感和巩固的技术，只有在治疗中肺腑体验的工作完成后才能使用（Malan，1986）。只有在完成了某个水平的肺腑体验的突破之后，精神动力学指导的修通过程才会发生。

治疗目标

ISTDP 治疗师的行为从首次评估开始，目的就是促进对被埋藏的情感和冲动的体验和表达。达凡卢借鉴了马伦著作中的一页，将初始会谈称作"试验性治疗"，并在同时将它用于诊断和治疗的目的。试验性治疗的目标是，通过从第一次和患者接触时的移情中的情感突破去触及潜意识的材料。如果成功了，患者的治疗动机就会有天文数字般的增长，会释放出一股帮助其加速的强大力量。后面的治疗包括反复的修通，触及更深的潜意识层面，因此是建立在最初的试验性治疗的基础上的。和 BP 一样，在 ISTDP 中，患者在初始治疗中拥有这种体验能力是适合治疗的最佳指标；再一次地，动力结构的标准在这里优先于功能损害的严重程度和症状的慢性程度（Davanloo，1980）。

让治疗师与患者的自我结盟，并通过强烈地攻击防御来与超我的力量开展激烈的战斗，在这个过程中，达凡卢不仅打破了要求治疗师中立和节制的禁忌，还打破了另一个禁忌，这几乎是一个社会禁忌——超越了赖希对性格防御的已经很激进的工作（Reich，1949），达凡卢发展了一系列的技术，明确地用来打断根深蒂固的防御模式的顺利运作。这些技术要求治疗师表现得"很糟糕"——毫不含糊地打断、责备、谈论患者的自我毁灭行为，有时如此地严厉到近乎冒犯。达凡卢坚信，帮助患者尽可能有效和迅速地接触到他的冲动是治疗师的任务，只要能达到目的就证明这些手段是值得的。达凡卢还打破了治疗师采取严厉、具有挑战性的立场的禁忌，指出"友好"并不等于有帮助和有效。如果患者的病理障碍有时需要不留情面和坚决（达凡卢认为常常需要如此），治疗师就有必要不拘小节，做他需要做的事情——就像即使可能会造成出血，外科医生也必须果断地使用手术刀那样。

达凡卢对 ISTDP 的贡献是深远的。

▼ 他是第一个开创深刻的体验性精神动力治疗，而且还能高效地利用时间的人。

▼ 他彻底、强烈、明确地将精神动力学技术的目标从领悟转变为对以前无法忍受的感受和冲动的发自肺腑的矫正性情感体验。

▼ 他探索了肺腑体验的现象学和不同体验领域的微观动力结构，尤其是愤怒 – 暴怒，还有悲悼。

▼ 他展示了核心情感和冲动的现象与这些同样的情感和冲动通过焦虑和防御的层面表达出的现象之间的差别。他对防御性 – 退行性情感（比如，哭泣和发脾气）与真正的核心情感（比如，悲伤或暴怒）所做的区分（Davanloo，1986—1988，1990）是高度原创性的；这对于准确地引导治疗师，最终也会引导患者是非常有帮助的。

然而，ISTDP 的理论和技术也存在一些主要的问题。

▼ISTDP 对治疗师提出了如此不同寻常的要求，只有少数人能够对它感到足够的舒服去掌握它，并真正地拥有它。ISTDP 治疗师需要的天生的攻击性水平是一种更常出现在庭审律师或政治家身上的人格特质，而不是那些被心理治疗所吸引的人所具备的。

▼许多患者都感到相似的不知所措，很难对 ISTDP 做出回应。

▼所有的精神病理都是由自我毁灭的目的（源于一个过分严厉的超我）所驱动这样的概念化，实际上只适用于有限的部分患者；源于这种概念化的干预并不能与许多患者的体验产生共鸣，因为它没有捕捉到这些体验的真正的实质。自我惩罚确实是精神病理的一个强大的制造者，但只是在一类特定的患者身上。

以上这些问题都严重地限制了 ISTDP 的适用性。接下来，我们来看 AET。

AET：无移情重复的矫正性情感体验

AET（Alpert，1992）产生于对患者（Luborsky & Mark，1991）和治疗师（Barber & Crits-Cristoph，1991）在 ISTDP 中遇到的困难的直接反应，从一开始就试图对患者更友好。在保留 ISTDP 的目标（即对高度阻抗的患者的强烈的体验性工作）的同时，AET 寻求发展一种更具广泛适用性的技术。ISTDP 通过旨在更有效地对防御和阻抗进行工作来缩短治疗，而 AET 则通过旨在帮助患者在与情感投入的治疗师的关系中感到安全的立场和技术，来降低患者防御的需要从而做到这一点（Alpert，1992）。在这个过程中，AET 打破了它自身的一些禁忌。

在 AET 中，焦点从患者做错了什么转移到患者做对了什么。其开创性的关系技术（Alpert，1992）来自一种明确的共情、关心和同情的彻底的立场，是从挑战、压力和不留情面的对质的一个 180°的转变。在 AET 中，治疗的加速是通过旨在最大限度地提高患者对治疗师的共情性情绪参与的体验来实现的（Alpert，1992，1996；B.Foote，1992；J.Foote，1992；Fosha，1992a，1992b；Sklar，1992，1993，1994）。

在 AET 中，继发于丧失的情绪痛苦被概念化为根本的、被致病性地回避的核心情感，而不是暴怒和施虐性冲动；AET 特别看重的驱动性的动机力量是理想的自我保护，而不是由内疚加剧的自我惩罚。对 ISTDP 来说，愤怒是典型的突破体验，在 AET 中悲伤扮演着同样的角色；愤怒、暴怒和其他负面情绪主要被认为是针对直接体验情绪痛苦的防御。

AET 假设，神经症性的和性格的病理学是患者保护自己免受由丧失导致的悲伤、痛苦和孤独的伤害而做出的防御性努力的产物。AET 治疗师的任务是帮助患者承受悲悼。

治疗师和患者一道建立起一种以现实为基础的、但富有同情心的和共同分享的环境，来
促进对悲悼的承受。……一个鼓励这样互动的富有同情心的环境会创造一个强大的联盟，
解开被埋藏的情感和相关的记忆（Alpert，1992，p.133；下划线部分为我所加）。

没有重复强迫的矫正性情感体验：AET 与传统精神动力学、BP 和 ISTDP 的差异

包括 BP 和 ISTDP 在内的大部分精神动力学模型，都假设重复场景是不可避免的，
治疗过程应该利用产生阻抗的重复，目的是在这次重复中实现不同的结局（Alexander &
French，1946）。AET 寻求消除治疗时间延长的医源性影响；从一开始，AET 治疗师的
目的就是激发患者的希望（如果谨慎的话），做好改变的准备，并通过一种矫正性情绪体
验来引导，避免重复 – 阻抗的路径（Fosha，1992b）。如果在第一次治疗刚开始时，患者
就感到被一位情绪在场的治疗师理解了，那么其自我表达和联结的驱动力就可以在防御
和阻抗的力量有机会积聚和启动之前取得优势。

在 AET 中，关系因素是至关重要的。对表现出关怀、同情与愿意分享和承受患者的
情绪痛苦的矫正性情绪体验的强调，反映了一种通过情绪参与来减少防御的基本概念。
在积极和明确地使用治疗师对患者的情绪反应上，AET 治疗师是非常优秀的。焦点集中
在三个技术方面：建立患者 – 治疗师的纽带——表现出关怀、同情和共情；减少患者和
治疗师之间的距离；促进悲悼过程。

建立患者 – 治疗师的纽带——表现出关怀、同情和共情

AET 技术（Alpert，1992，1996；Sklar，1993，1994）旨在快速地发展一种基于同
情和痛苦感受的情绪分享的治疗关系。治疗师共情地倾听患者的材料，并在治疗中自始
至终都共情性地与患者互动，并表现出同情。无论患者是在情绪上还是以增加的焦虑和
防御对这些表达性干预做出反应，他的反应都会以一种共情性的、支持性的和直接的方
式得到探索。在这个过程中，存在着一种对防御的重构和欣赏。就像在 ISTDP 中那样，
这不是在挑战患者的阻抗，在 AET 中，患者的防御需要会得到明确的共情（J.Foote，
1992），并被确认在过去产生这些防御的情景中是绝对需要的。不是向患者施加压力改变
和放弃防御的努力，而是承认患者已经做得很好，鼓励患者去除他要求自己做得更多的
压力，因为假定当他不再需要防御时，他就会不再依赖它们。

当治疗师卸掉患者的压力，并表达对患者所做的工作的理解时，患者和治疗师都会
受到鼓励。而且，当患者体验到治疗师的理解时，深刻的感受就会出现。类似地，如果
治疗师能接受患者提供的东西并处理这个时刻，而不是坚决认为他们应该遵循由事先形

成的假设所决定的路径，那么治疗师和患者都会享受这个工作。如果治疗师能分享她对患者进入治疗所携带的巨大焦虑的理解，患者的压力就会减少。（Alpert，1992，p.147）

减少患者－治疗师之间的距离

尽管 BP 和 ISTDP 鼓励患者积极参与治疗决策，但 AET 技术更根本的目的是减少患者和治疗师之间的距离。正如治疗师监测她自己的反应以及患者的反应一样，患者也被鼓励监测除了他自己的还包括治疗师的言语和非言语反应，并把他的观察和反应用言语表达出来，作为正在进行的治疗处理过程的一部分。阿尔伯特（1992）称之为"相互监测"。患者被邀请与治疗师一起分享他对治疗过程的评价以及他对过程事件的解释。因此，患者和治疗师不断地比较观点。患者还可以选择把治疗过程的录像带回家（Alpert，1996），以他自己的节奏回顾和处理治疗互动。患者被鼓励参与传统上为治疗师保留的活动（即相互监测、比较观点、可以接触到录像等）；治疗师被鼓励去探索治疗性的对反应的使用（即表达感受、自我暴露），这部分行为在传统上完全被指定为患者的领域。治疗师向患者暴露自己以及自己的感受；因此，自我暴露（Alpert，1992，1996）被用来绕过患者的防御，表明治疗师愿意与患者分享困难的、强烈的情感体验。

对于阿尔伯特（1992，p.147）来说，"全能感对治疗师来说是一个巨大的问题……她也有理由避免被视为一个真实的、因而是有缺陷的人。……照料者对全能感的防御常常掩盖着深深的恐惧、空虚和痛苦"。避免全能化在 AET 中变得非常重要，往往是通过治疗师暴露自己对治疗过程的不确定性和困惑来培养的。增强患者的把握感和自我尊重、增强对治疗师是"真实的"的感知、降低对治疗师是"全能的"的感知———一种失衡较少的治疗关系体验———这一切都伴随着自尊的提升，这是患者在对这些类型的干预做出反应时治疗师所寻求的结果（Alpert，1992，1996；Sklar，1993，1994）。

促进悲悼过程

由于 AET 认为丧失和悲伤是主要的致病因素，因此悲悼就成为问题解决的主要机制。这里讨论的技术被用来尝试促进对悲悼过程的接触及和深刻的体验。

患者被鼓励与伤痛、失望和丧失待在一起，尽可能充分地体验那些迄今为止无法忍受的感受——黑洞、深渊、崩溃、失去自我、完全孤立，让我们想起温尼科特提到的在经历创伤时难以承受的焦虑。防御被理解为患者以前在处理难以承受的失望和丧失时能够拥有的最好的机制。治疗师共情患者的体验以及这种分享的过程都患者减轻了痛苦，降低了焦虑，使现实成为焦点。当患者感到自己更有能力与治疗师一起体验这些埋藏的感受时，他会面临另一种痛苦——更充分地认识到他生命中重要的人无法忍受这些感受，他不得不寻找独自应对的方法。（Sklar，1994，p.8）

AET 将防御和由此产生的精神病理概念化为，为了免受与丧失相关的压倒性痛苦的伤害而做出的努力。因此，悲悼过程成为疗愈的主要途径。通过关怀、同情、共情和愿意分享他的痛苦，治疗师帮助患者感受与他的生命中主要的致病性丧失相关的悲伤。除了实际的丧失，丧失还包括那些由剥夺、失望和失去的良机导致的丧失。作为其充分体验的结果，随之而来的悲悼过程会带领患者走上康复之路。

AET 打破了要求治疗师在情绪上保持距离的禁忌。AET 明确的关怀和同情立场与传统的中立和节制立场的不同，就像与达凡卢的对质性挑战和施压立场和传统的不同；AET 和达凡卢也是截然相反的。建立在将反移情作为治疗性工作的基本工具的工作之上（Ehrenberg，1992；Gill，1982；Little，1951，1990；Mitchell，1993；Racker，1968；Searles，1979；Winnicott，1947），在 AET 中，治疗师的感受和反应明确地被用于治疗性干预中：AET 对自我暴露的大胆探索表明了这是一种强大的治疗技术。通过证实治疗师对自己感受的分享如何促进了患者对他的感受的体验和表达，AET 提供了另外一条帮助患者快速触及以前被埋藏的痛苦感受和记忆的路径。

通过阐述冲动体验的现象学领域，ISTDP 做出了极为重要的贡献；AET 的贡献在于，它阐述了关系情感体验的现象学。传统的精神分析心理治疗师熟悉的现象是患者以挫折为基础的治疗关系中的反应：如果没有一个公开的、有同情心的、有爱心的治疗师，就不可能完全理解对许多患者来说接受爱、关怀和赞赏可能是多么地困难。AET 体验性地和动力性地阐述了与面对丧失时感到孤独相关的现象，以及展示由关爱的和给予性的互动所引发的深层冲突，这些都是开创性的贡献。

在我们看到 AET 的力量的同时，也不能忽视它的局限性。尽管对治疗师来说，AET 比 ISTDP 的对质性要求更容易使用，更适用于广泛的患者群体，但 AET 仍然是一个单一立场、单一病因学、单一改变途径的治疗模式。

▼ 与 ISTDP 一样，AET 提供了一种特定的在情绪上与患者互动的方式；就像在 ISTDP 的工作中，自然的攻击性是一个优势，容易流泪在 AET 中是一个优势。然而，就像不是每个心理治疗师都能通过不留情面地挑战患者而感到自己是真实的那样，也不是每个心理治疗师都能在面对临床材料时自然地流泪。

▼ AET 持续地假定所有的痛苦都只有一个病因。虽然假设精神病理是防御丧失体验的结果比假设精神病理是对谋杀性冲动的自我惩罚的结果有更为广泛的解释效力，但它并非总是唯一的、甚至最简洁有效的假设。同样地，虽然对分离或丧失的体验带

来了悲悼的过程，这是情绪疗愈的一个主要途径，但对于任何特定的患者来说，它既不是唯一的也不总是最有效的途径。对某些患者来说，愤怒和暴怒是他们对更深层次的情绪痛苦的防御，处理前者并不能带来疗愈；对他们来说，当自我权力被侵犯时，疗愈在于能够充分地体验愤怒，通过感到愤怒来维护不可剥夺的自我权力，进而获得力量和自尊。

▼ 基于对治疗师反移情的外显化使用所做出的治疗性反应有时可能是强大的，有时候被证明是不足的，或是不需要的。

▼ 虽然 AET 在关系领域做出了极大的贡献，但它的精神动力学模型依然是关注内在心理的。有那么多治疗性工作发生在其中的"我们"（Emde，1988）的领域，但并没有在概念上得到明确的阐述。

AEDP：理论，情感促进，真实性

在保留 ISTDP 和 AET 彻底体验性的方面以及 AET 立场的许多方面的同时，AEDP 试图解决这里的一些问题。从根本上来说，在对直接体验的转化力量的概念性解释的探索指导下，以情感为导向的转变模式逐渐地、断断续续地发展出来，而且大都不是线性的；它指导了 AEDP 的临床实践（Fosha，2000；Fosha & Osiason，1996；Fosha & Slowiaczek，1997）。

在其精神、理论、立场和技术中，AEDP 热衷于多样性：精神发病机制中没有一种路径、一种核心情感、一种核心动力学可以解释各种各样的治疗师在治疗各种各样的患者时遇到的现象。对不同的核心有不同的路径，疗愈的动因有不同的改变机制。共同的潜在因素是在情绪投入的二元关系背景下的肺腑的情绪体验，这是一种转化的途径。

改变的情感模式：一种以情感为中心的关系精神动力学模式

以情感为导向的转变模式（即 AEDP 潜在的概念框架）希望能充分地解释由它的治疗立场和干预策略引发的核心情感现象的转化力量。AEDP 的概念根植于依恋理论学家（Ainsworth et al.，1978；Bowlby，1973，1980，1982；Fonagy et al.，1995；Fonagy，Leigh，Kennedy et al.，1995；Main，1995，1999）和临床发展学家（Beebe，Lachmann，1988，1994；Emde，1981，1988；Stern，1985，1998；Tronick，1989，1998）的以改变为导向的工作。

情绪和依恋——通过进化而根植于人类本性的自然现象——的运行促进了在特定的环境中个体所能做到的最佳适应。以情感为导向的转变模式引入了"情感胜任力"的概念，它使照料者能够提供一种自体可以得到发展的促进情感的环境：依恋关系保护个体免受危险进而免受恐惧的破坏性影响的伤害。通过时时刻刻的情感交流，发挥最佳功能的两个人实现了相互协调的状态，并发展出修复互动失败的能力。在促进情感的环境中，个体感到安全、得到帮助，并被深深地理解。而当情感体验超过了另一个人的情感胜任力时，个体就会独自与可怕的体验相处。病理障碍根植于个体通过防御的建立来应对压倒性的情感时所做的适应性努力。治疗师试图通过情绪肯定和情感参与的立场来消除促进情感失败的影响：患者不再独自一人，现在可以开始处理自己之前害怕无法承受的情感。通过促进一种情感开放和分享的治疗氛围，患者和治疗师可以发展一种相互的情感协调可以实现的关系，不需要防御性地排斥自我中至关重要的方面。当感到被支持和理解时，患者可以触及核心情感，收获它的回报，从而实现越来越真实的自我感。为了将这种理解转化为时时刻刻的临床工作，AEDP 引入了一种第三表征图式——自我－他人－情绪三角，表明情绪体验根植于自我－他人互动的关系矩阵中。

以疗愈为中心而不是以病理学为中心的模式

AEDP 对发展、精神病理学和心理治疗现象的理解受到对改变如何发生而不是对病理学如何维持的关注的影响。适应（这是情感和依恋理论的本质）是这个模式的核心：核心情感体验发掘和利用有机体的适应性的、信息处理的和疗愈的潜能。在 AEDP 中，适应性的努力、疗愈性力量和深刻的改变动机被承认、被重视、被促进和被加强。

非病理性反应的潜能表现在 AEDP 引入的用以结构化临床材料的另外的图式中。三个表征图式中的每一个都有两个版本：一个代表了个体最病理性的功能（在总是体验到不安全的条件下），另一个则代表了个体在他最佳状态时的功能（在体验到安全时的条件下）。

扩大的核心情感现象领域

AEDP 超越了冲动、悲痛和情绪痛苦，对核心情感做了更为广泛的定义：情感现象的范围扩大到包括自我和关系性的情感体验，以及核心状态，每一个都具有特征性的微观动力学和现象学。

AEDP 不仅擅长探索丧失、痛苦，以及接受爱和同情的困难（AET 阐述的现象学的和体验性的领域），还擅长探索愤怒、暴怒和悲痛（ISTDP 阐述的现象学的和体验性的领域）。此外，AEDP 正式地增加和阐述了另一个体验性的领域——元治疗过程及其特征性的疗愈性情感的领域。这些都是在对感到有效、感到获得帮助和为了更好地去改变而做出回应时产生的体验，包括喜悦、活力、感激和感动。从 AET 结束的地方（即阐述使患者难以接受治疗师的同情的动力学），AEDP 探索并阐述患者难以接受所有类型的积极体验的动力学，包括他自己的和关系的体验。

治疗立场

很能说明问题的是，E 在 AEDP 中代表的是体验性的（experiential），而 E 在 AET 中代表的是共情的（empathic）。AET 认为共情是一种互动和治愈的形式（Alpert，1992），而 AEDP 则超越了外显的共情：立场从只聚焦于共情变为努力同时保持共情和真实性的立场（Osiasen，1997；Slavin & Kriegman，1998）。在 AEDP 中，焦点在于促进患者的情感体验——无论它是如何实现的。AEDP 将共情定义为一种理解患者的特定的方式（它告诉患者，治疗师和他在一起），但在如何与患者互动上允许有各种各样的选择。至关重要的是，对导致患者核心情感体验的治疗性体验进行二元处理。

做到共情和努力促进情感——正如 AEDP 治疗师力争做到的——可能会显得自相矛盾（Rice & Greenberg，1991）。源于彻底地接纳患者现在的样子和集中精力帮助他尽可能地成为真正的自己之间的悖论会产生有益的建设性的张力，推动治疗的发展。对情感波动的时时刻刻的调谐决定了哪个方面的立场更重要。

和它三个体验性 STDP 家族成员一样，AEDP 的特征是高度的治疗性活动，选择性聚焦，患者作为治疗中积极的伙伴参与治疗，聚焦患者 – 治疗师互动的此时此地，相信体验性元素减少防御的力量，减轻恐惧，以及最大化地触及情感。从 BP 中，AEDP 承袭了根据基本的精神动力学结构快速识别和澄清时时刻刻的临床材料的技术。AEDP 整合了强有力的 ISTDP 的促进情感的技术，但没有对抗 – 对质立场。从 AET 中，AEDP 承袭了基于情感参与和共情立场来促进患者和治疗师的信任关系的迅速发展的系统性技术。和 AET 一样，AEDP 治疗师从一开始就致力于矫正性的、促进情感的关系，目的是绕过防御，促进触及核心情感的深刻体验。通过对彼此成就的认同和对由此产生的转化的探索，治疗工作得到了深化。

AEDP 打破了对积极体验的禁忌，更不用说积极的治疗性体验了，挑战了"变好比受苦更虚幻""消极体验在本质上比积极体验更真实""感觉糟糕比感觉良好更真实""愤怒比爱更真实""阻抗是普遍的而改变是虚假的"等流行理念。通过它的立场、技术和概念性工具的创新（两个版本的表征图式），AEDP 寻求为积极体验创造概念空间和临床空间：为健康也为病理障碍，为愉悦也为受苦，为放松和舒适也为紧张和焦虑，最重要的是，为积极的治疗体验也为阻抗的和挫败的体验。

AEDP 还打破了对治疗性谦逊的要求：承认治疗性收获是患者和治疗师一起努力工作的结果，这是一个极其重要的治疗性工作的途径。对患者和治疗师之间发展出的积极感受的探索也是如此，这些感受是拥有一个让患者感到被理解、被爱和被帮助的关系的结果。作为打破这些禁忌的结果，AEDP 阐述了疗愈关系及其特征性的核心情感现象的现象学领域。

小结

相比传统的长程精神动力心理治疗，短程动力心理治疗有时被视为局限于治疗特定目标明确的问题，目的是恢复基线功能。在本附录中描述的体验性 STDP 表明深入的精神动力学工作和有时间考量的治疗完全是可兼容的。BP、ISTDP、AET 和 AEDP 代表了通过真实情感体验领域的四种压缩时间的精神动力学路径，在这些路径中精神动力地修通先前潜意识材料是可以发生的。它们提供了潜意识现象稳定性的证据，表明它们随时引出并不依赖被动的、非指导性的技术，而是可以通过积极的技术来实现，这也显著地缩短了治疗时间。

这里我们从 AEDP 的角度，根据发展的路线讨论了 BP、ISTDP 和 AET。重要的是明确指出，它们都是活跃的、良好的和不断成长的重要方法。此外，相互影响的过程还在继续，因此，区分不同方法的清晰边界正在创造性地模糊了（Coughlin Della Selva，1996；Laikin，Winston & McCullough，1991；Magnavita，1997，1999；McCullough Vaillant，1997 ）。

在整个过程中，我一直聚焦在体验性 STDP 所打破的精神分析禁忌上。然而，这是一个重要的客观教训，即使精神分析打破了许多禁忌，它也产生自己的禁忌。避免抑制创造性发展的新的禁忌的一个方法就是，认识到没有一种方法能够解决所有患者—治疗师二元关系所面对的所有临床问题。

所有四种体验性 STDP 还打破了另一个精神分析禁忌：这最后一个是当前社会—建构主义的精神分析思潮的一部分，认为没有哪种心理体验比任何其他体验更应获得"特别优待"，所有的体验都只能从患者—治疗师互动中获得意义。这里描述的四种体验性 STDP "特别优待"情感和强烈的内在肺腑体验，而且是明确地和毫不客气地在这么做。

参考文献

Ainsworth, M. D. S., Blehar, M. C., Waters, E., & Wall, S. (1978). *Patterns of attach- ment: A psychological study of the strange situation*. Hillsdale, NJ: Lawrence Erlbaum.

Alexander, F., & French, T. M. (1946). *Psychoanalytic therapy: Principles and applica- tion*. New York: Ronald Press. Reprint. Lincoln, NE: University of Nebraska Press, 1980.

Alpert, M. C. (1992). Accelerated empathic therapy: A new short-term dynamic psychotherapy. *International Journal of Short-Term Psychotherapy, 7*(3), 133 – 156.

Alpert, M. C. (1996).Videotaping psychotherapy. *Journal of Psychotherapy Practice and Research, 5*(2), 93 – 105.

Bacal, H. A. (1995). The essence of Kohut's work and the progress of self psy- chology. *Psychoanalytic Dialogues, 5,* 353 – 366.

Barber, J. P. & Crits-Cristoph, P. (1991). Comparison of the brief dynamic thera- pies. In P. Crits-Cristoph & J. P. Barber (Eds.), *Handbook of short-term dynamic psy- chotherapy* (pp. 323–355). New York: Basic Books.

Bates, J. E., Maslin, C. A., & Frankel, K. A. (1985). Attachment security, mother- child interaction, and temperament as predictors of behavior-problem ratings at age three years. In I. Bretherton & E. Waters (Eds.), *Growing points of attachment theory and research. Monographs of the Society for Research in Child Development, 50*(1 – 2), serial no. 209, 167 – 193.

Beebe, B., Jaffe, J., & Lachmann, F. M. (1992). A dyadic systems view of commu- nication. In N. Skolnick & S. Warshaw (Eds.), *Relational perspectives in psychoanaly- sis* (pp. 61 – 81). Hillsdale, NJ: Analytic Press.

Beebe, B., & Lachmann, F. M. (1988). The contribution of mother-infant mutual influence to the origins of self- and object representations. *Psychoanalytic Psychol- ogy, 5,* 305 – 337.

Beebe, B., & Lachmann, F. M. (1994). Representation and internalization in infancy: Three principles of salience. *Psychoanalytic Psychology, 11*(2), 127 – 165. Beebe, B., Lachmann, F. M., & Jaffe. J. (1997). Mother-infant interaction struc-tures and pre-symbolic self and object representations. *Psychoanalytic Dialogues, 7,*133 – 182.

Benjamin, L. (1997). Interpersonal psychotherapy of personality disorders. Work- shop given at the Thirteenth

Annual Conference of the Society for the Explo- ration of Psychotherapy Integration (SEPI)：Embracing new approaches.Toronto, 24 April.

Blake, W. (1987). Augeries of innocence. In A. Ostriker (Ed.), *William Blake:The complete poems* (pp. 506 – 510). New York：Penguin Books.

Bohart, A. C., & Tallman, K. (1999). *How clients make therapy work:The process of active self-healing.* Washington, DC：American Psychological Association.

Bollas, C. (1987). *The shadow of the object: Psychoanalysis of the unthought known.* New York：Columbia University Press.

Bollas, C. (1989). *Forces of destiny: Psychoanalysis and human idiom.* London：Free Association Books.

Bowlby, J. (1973). *Attachment and loss:Vol. 2. Separation.* New York：Basic Books. Bowlby, J. (1977). The making and breaking of affectional bonds：Aetiology and psychopathology in the light of attachment theory. *British Journal of Psychiatry,130,* 201 – 210.

Bowlby, J. (1980). *Attachment and loss:Vol. 3. Loss, sadness, and depression.* New York：Basic Books.

Bowlby, J. (1982). *Attachment and loss:Vol. 1. Attachment* (2d ed.). New York：Basic Books.

Bowlby, J. (1988). *A secure base: Parent-child attachment and healthy human develop- ment.* New York：Basic Books.

Bowlby, J. (1991). Post-script. In C. M. Parkes, J. Stevenson-Hinde, & P. Marris (Eds.), *Attachment across the life cycle* (pp. 293 – 297). London：Routledge.

Braithwaite, R. L., & Gordon, E. W. (1991). *Success against the odds.* Cambridge, MA：Harvard University Press.

Brennan, T. (1995). Splitting word and flesh. Paper presented at The psychoana- lytic century：An international interdisciplinary conference celebrating the cen- tennial of Breuer and Freud's "Studies on Hysteria." New York University Post- doctoral Program, NY.

Brenner, C. (1974). On the nature and development of affects：A unified theory.*Psychoanalytic Quarterly, 53,* 550 – 584.

Brodkey, H. (1996). This wild darkness. *The New Yorker,* 5 February, pp. 52 – 54 Bucci, W. (1985). Dual coding：A cognitive model for psychoanalytic research. *Journal of the American Psychoanalytic Association, 33,* 571 – 608.

Casement, P. J. (1985). *On learning from the patient.* London：Tavistock. Cassidy, J. (1994). Emotion regulation：Influence of attachment relationships. *Monographs of the Society for Research in Child Development, 69*(240), 228 – 249.

Coates, S. W. (1998). Having a mind of one's own and holding the other in mind：Commentary on paper by Peter Fonagy and Mary Target. *Psychoanalytic Dialogues, 8,* 115 – 148.

Coen, S. J. (1996). Love between therapist and patient. *American Journal of Psy- chotherapy, 50,* 14 – 27.

Costello, P. C. (2000). *Attachment, communication and affect: Implications for psy- chotherapy.* Manuscript.

Coughlin Della Selva, P. (1996). *Intensive short-term dynamic psychotherapy.* New York：Wiley.

Crits-Christoph, P., & Barber, J. P. (Eds.). (1991). *Handbook of short-term dynamic psychotherapy.* New York：

Basic Books.

Csikszentmihalyi, M. (1990). *Flow:The psychology of optimal experience.* New York: HarperCollins.

Cuddihy, J. M. (1987). *The ordeal of civility: Freud, Marx, Lèvi-Strauss, and the Jewish struggle with modernity.* New York: Basic Books.

Damasio, A. R. (1994). *Descartes' error: Emotion, reason and the human brain.* New York: Grosset/Putnam.

Damasio, A. R. (1999). *The feeling of what happens: Body and emotion in the making of consciousness.* New York: Harcourt Brace.

Darwin, C. (1872/1965).*The expression of emotion in man and animals.* Chicago: University of Chicago Press.

Davanloo, H. (Ed.). (1978). *Basic principles and techniques in short-term dynamic psy- chotherapy.* New York: Spectrum.

Davanloo, H. (Ed.). (1980). S*hort-term dynamic psychotherapy.* New York: Jason Aronson.

Davanloo H. (1986 – 1988). Core training program. The International Institute of Short-Term Dynamic Psychotherapy. Montreal.

Davanloo, H. (1990). *Unlocking the unconscious: Selected papers of Habib Davanloo.*New York: Wiley.

Davies, J. M., (1996). Dissociation, repression and reality testing in the counter- transference: The controversy over memory and false memory in the psycho- analytic treatment of adult survivors of childhood sexual abuse. *Psychoanalytic Dialogues, 6,* 189 – 218.

Dozier, M., Stovall, K. C., & Albus, K. E. (1999). Attachment and psychopathol- ogy in adulthood. In J. Cassidy & P. R. Shaver (Eds.), *Handbook of attachment:The- ory, research and clinical applications* (pp. 497 – 519). New York: Guilford.

Eagle, M. N. (1995). The developmental perspectives of attachment and psy- choanalytic theory. In S. Goldberg, R. Muir, & J. Kerr (Eds.), *Attachment theory: Social, developmental and clinical perspectives* (pp. 407 – 472). Hillsdale, NJ: Analytic Press.

Eagle, M. N. (1996). Attachment research and psychoanalytic theory. In J. M. Masling & R. F. Bornstein (Eds.), *Psychoanalytic perspectives on developmental psy- chology* (pp. 105 – 149). Washington, DC: American Psychological Association.

Ehrenberg, D. (1992).*The intimate edge: Extending the reach of psychoanalytic interac- tion.* New York: W. W. Norton.

Ekman, P. (1983). Autonomic nervous system activity distinguishes among emo- tions. *Science, 221,* 1208 – 1210.

Ekman, P. (1984). Expression and the nature of emotion. In K. R. Scherer & P. Ekman (Eds.), *Approaches to emotion* (pp. 319 – 343). Hillsdale, NJ: Lawrence Erl- baum.

Ekman, P., & Davidson, R. J. (Eds.). (1994). *The nature of emotion: Fundamental questions.* New York: Oxford University Press.

Ekman, P., & Friesen, W.V. (1969). The repertoire of non-verbal behavior: Cate- gories, origins, usage, and coding. *Semiotica, 1,* 49 – 98.

Emde, R. N. (1980). Toward a psychoanalytic theory of affect. Part 1. The orga- nizational model and its propositions. In S. Greenspan & G. Pollack (Eds.), *The course of life: Psychoanalytic contributions toward understanding personality and develop- ment*. Bethesda, MD: Mental Health Study Center, NIMH.

Emde, R. N. (1981). Changing models of infancy and the nature of early devel- opment: Remodeling the foundation. *Journal of the American Psychoanalytic Associ- ation, 29,* 179 – 219.

Emde, R. N. (1983). The pre-representational self and its affective core. *Psychoan- alytic Study of the Child, 38,* 165 – 192.

Emde, R. N. (1988). Development terminable and interminable. *International Journal of Psycho-Analysis, 69,* 23 – 42.

Emde, R. N., Klingman, D. H., Reich, J. H., & Wade, J. D. (1978). Emotional expression in infancy: I. Initial studies of social signaling and an emergent model. In M. Lewis & L. Rosenblum, (Eds.), *The development of affect*. New York: Plenum Press.

Epstein, M. (1995). *Thoughts without a thinker: Psychotherapy from a Buddhist per- spective*. New York: Basic Books.

Erickson, M. F., Sroufe, L. A., & Egeland, B. (1985). The relationship between quality of attachment and behavior problems in a preschool high-risk sample. *Monographs of the Society for Research in Child Development, 50,* 147 – 166.

Ezriel, H. (1952). Notes on psychoanalytic group therapy: Interpretation and research. *Psychiatry, 15,* 119 – 126.

Ferenczi, S. (1920/1980). The further development of an active therapy in psy- cho-analysis. In M. Balint (Ed.), E. Mosbacher (Trans.), *Further contributions to the theory and technique of psycho-analysis* (pp. 198 – 216). New York: Brunner/Mazel.

Ferenczi, S. (1925/1980). Contra-indications to the "active" psycho-analytic technique. In M. Balint (Ed.), E. Mosbacher (Trans.), *Further contributions to the theory and technique of psycho-analysis* (pp. 217 – 229). New York: Brunner/Mazel.

Ferenczi, S. (1931/1980). Child analysis in the analysis of adults. In M. Balint (Ed.), E. Mosbacher (Trans.), *Final contributions to the problems and methods of psy- choanalysis* (pp. 126 – 142). New York: Brunner/ Mazel.

Ferenczi, S. (1933/1980). Confusion of tongues between adults and the child. In M. Balint (Ed.), E. Mosbacher (Trans.), *Final contributions to the problems and meth- ods of* psychoanalysis (pp. 156 – 167). New York: Brunner/Mazel.

Ferenczi, S., & Rank, O. (1925/1987). The development of psycho-analysis. In G. H. Pollack (Ed.), C. Newton (Trans.), *Classics in psychoanalysis monograph series,*monograph 4. Madison, CT: International Universities Press.

Flegenheimer, W. (1982). *Techniques of brief psychotherapy*. New York: Jason Aron- son.

Flem, L. (1997). *Casanova:The man who really loved women*. New York: Farrar, Straus & Giroux.

Fonagy, P. (1997). Multiple voices vs. meta-cognition: An attachment theory per- spective. *Journal of Psychotherapy Integration, 7,* 181 – 194.

Fonagy, P., Leigh, T., Kennedy, R., Matoon, G., Steele, H., Target, M., Steele, M.,& Higgitt, A. (1995). Attachment, borderline states and the representation of emotions and cognitions in self and other. In D. Cicchetti, S. L. Toth et al. (Eds.), *Emotion, cognition and representation* (pp. 371 – 414). Rochester, NY: University of Rochester Press.Schore, A.N.（2012）. The science of the art of psychotherapy. New York: W. W. Norton & Company.

Fosha, D.（2001）. Trauma reveals the roots of resilience. Constructivism in the Human Sciences, 6（1&2）, 7–15.

Fosha, D.（2007）. "Good Spiraling:" The Phenomenology of Healing and the Engendering of Secure Attachment in AEDP. Connection & Reflection, the Gains Quarterly, Summer, 2007.

Lamagna, J. & Gleiser, A, G.（2007）. Building a secure internal attachment: An intra-relational approach to ego strengthening and emotional processing with chronically traumatized clients. Journal of Trauma and Disassociation, 2007.

Russell, E. & Fosha, D.（2008）. Transformational Affects and Core State in AEDP: The Emergence and Consolidation of Joy, Hope, Gratitude, and Confidence in（the Solid Goodness of）the Self. Journal of Psychotherapy Integration, 18（2）, 167–190.

Yeung, D.（2021）. What went right? What happens in the brain during AEDP's metatherapeutic processing. In D. Fosha（Ed）, Undoing aloneness and the transformation of suffering into flourishing: AEDP 2.0, Chapter 13, APA.

Lipton, B.（2023）. Cultivating therapeutic presence to heal relational trauma in AEDP, EFT and Transtheoretically, class communication.

Prenn, N., & Halliday, K.（2020）. See Me Feel Me: An AEDP Toolbox for Creating Therapeutic Presence Online, Journal of Transformance, August, 2020.

Fonagy, P., Steele, M., Steele, H., Higgitt, A., & Target, M. (1994). The theory and practice of resilience. *Journal of Child Psychology and Psychiatry, 35,* 231 – 257.

Fonagy, P., Steele, M., Steele, H., Leigh, T., Kennedy, R., Matoon, G., & Target,M. (1995). Attachment, the reflective self, and borderline states. In S. Goldberg,R. Muir, & J. Kerr (Eds.), *Attachment theory: Social, developmental and clinical per- spectives* (pp. 233 – 278). Hillsdale, NJ: Analytic Press.

Fonagy, P., Steele, M., Steele, H., Moran, G. S., & Higgitt, A. (1991). The capacity for understanding mental states: The reflective self in parent and child and its significance for security of attachment. *Infant Mental Health Journal, 12,*201 – 218.

Fonagy, P., & Target, M. (1998). Mentalization and the changing aims of child psychoanalysis. *Psychoanalytic Dialogues, 8,* 87 – 114.

Foote, B. (1992). Accelerated empathic therapy: The first self-psychological brief therapy? *International Journal of Short-Term Psychotherapy, 7*(3), 177 – 192.

Foote, J. (1992). Explicit empathy and the stance of therapeutic neutrality. *Inter- national Journal of Short-Term Psychotherapy, 7*(3), 193 – 198.

Fosha, D. (1988). Restructuring in the treatment of depressive disorders with Davanloo's intensive short-term dynamic psychotherapy. *International Journal of Short-Term Psychotherapy, 3*(3), 189 – 212.

Fosha, D. (1990). Undoing the patient's omnipotence. Paper presented at the conference on short-term dynamic therapy: A developing therapy. The Graduate Center of the City University of New York, NY.

Fosha, D. (Ed.). (1992a). Accelerated Empathic Therapy (AET): History, develop- ment and theory. *International Journal of Short-Term Psychotherapy, 7*(3).

Fosha, D. (1992b). The interrelatedness of theory, technique and therapeutic stance: A comparative look at intensive short-term dynamic psychotherapy and accelerated empathic therapy. *International Journal of Short-Term Psychotherapy, 7*(3), 157 – 176.

Fosha, D. (1995). Technique and taboo in three short-term dynamic psychother- apies. *Journal of Psychotherapy Practice and Research, 4,* 297 – 318.

Fosha, D. (in press). Meta-therapeutic processes and the affects of transformation: Affirmation and the healing affects. *Journal of Psycotherapy Integration.*

Fosha, D., & Osiason, J. (1996). Affect, "truth" and videotapes: Accelerated expe- riential/dynamic therapy. Presented at the spring meeting of Division 39 (Psy- choanalysis) of the American Psychological Association, New York, NY.

Fosha, D., & Slowiaczek, M. L. (1997). Techniques for accelerating dynamic psy- chotherapy. *American Journal of Psychotherapy, 51,* 229 – 251.

Frank, J. D. (1971). Therapeutic factors in psychotherapy. *American Journal of Psy- chotherapy, 25,* 350 – 361.

Frank, J. D. (1974). Psychotherapy: The restoration of morale. *American Journal of Psychiatry, 131,* 271 – 274.

Frank, J. D. (1982). Therapeutic components shared by all psychotherapies. In J.H. Harvey & M. M. Parks (Eds.), *Psychotherapy research and behavior change.* Wash- ington, DC: American Psychological Association.

Freud, A. (1937/1966). *The ego and the mechanisms of defense* (C. Baines, Trans.). New York: International Universities Press.

Freud, S. (1912a/1958). The dynamics of transference. In J. Strachey (Ed. and Trans.), *The standard edition of the complete psychological works of Sigmund Freud* (Vol. 12, pp. 97 – 108). London: Hogarth Press.

Freud, S. (1912b/1958). Recommendations to physicians practicing psychoanaly- sis. In J. Strachey (Ed. and Trans.), *The standard edition of the complete psychological works of Sigmund Freud* (Vol. 12, pp. 109 – 120). London: Hogarth Press.

Freud, S. (1915/1958). Observations on transference-love. In J. Strachey (Ed. and Trans.), *The standard edition of the complete psychological works of Sigmund Freud* (Vol. 12, pp. 157 – 173). London: Hogarth Press.

Freud, S. (1917/1958). Mourning and melancholia. In J. Strachey (Ed. and Trans.), *The standard edition of the complete psychological works of Sigmund Freud* (Vol. 14, pp. 243 – 258). London: Hogarth Press.

Freud, S. (1923/1958). Beyond the pleasure principle. In J. Strachey (Ed. and Trans.), *The standard edition of the complete psychological works of Sigmund Freud* (Vol. 18, pp. 7 – 64). London: Hogarth Press.

Freud, S. (1926/1959). Inhibitions, symptoms and anxiety. In J. Strachey (Ed. and Trans.), *The standard edition of the complete psychological works of Sigmund Freud* (Vol. 20, pp. 75 – 175). London: Hogarth Press.

Frijda, N. H. (1986). *The emotions.* Cambridge: Cambridge University Press. Frijda, N. H. (1988). The laws of emotion. *American Psychologist, 43,* 349 – 358. Garfield, A. S. (1995). *Unbearable affect: A guide to the psychotherapy of psychosis.*New York：Wiley.

Gendlin, E. (1991). On emotion in therapy. In J. D. Safran & L. S. Greenberg, (Eds.), *Emotion, psychotherapy & change* (pp. 255 – 279). New York：Guilford.

George, C., & Solomon, J. (1999). Attachment and caregiving：The caregiving behavioral system. In J. Cassidy & P. R. Shaver (Eds.), *Handbook of attachment: Theory, research and clinical applications* (pp. 649 – 670). New York：Guilford.

Ghent, E. (1995). Interaction in the psychoanalytic situation. *Psychoanalytic Dia- logues, 5,* 479 – 491.

Gianino, A., & Tronick, E. Z. (1988). The mutual regulation model：The infant's self and interactive regulation. Coping and defense capacities. In T. Field, P. McCabe, & N. Schneiderman (Eds.), *Stress and coping* (pp. 47 – 68). Hillsdale, NJ：Lawrence Erlbaum.

Gill, M. (1982). *Analysis of transference:Vol 1.Theory and technique.* New York：International Universities Press.

Gluck, L. (1995). Circe's power. *The New Yorker,* 10 April, p. 90.

Gold, J. R. (1994). When the patient does the integrating：Lessons for theory and practice. *Journal of Psychotherapy Integration, 4,* 133 – 154.

Gold, J. R. (1996). *Key concepts in psychotherapy integration.* New York：Plenum Press.

Goleman, D. (1995). *Emotional intelligence:Why it can matter more than IQ.* New York：Bantam Books.

Greenberg, L. S., Elliott, R., & Lietaer, G. (1994). Research on humanistic and experiential psychotherapies. In A. E. Bergin & S. L. Garfield (Eds.), *Handbook of psychotherapy and behavior change* (4th ed., pp. 509 – 539). New York：Wiley.

Greenberg, L. S., Rice, L. N., & Elliott, R. (1993). *Facilitating emotional change:The moment-by-moment process.* New York：Guilford.

Greenberg, L. S., & Safran, J. D. (1987). *Emotion in psychotherapy.* New York：Guil- ford.

Guntrip, H. (1961). *Personality structure and human interaction.* London：Hogarth Press.

Guntrip, H. (1969). *Schizoid phenomena, object relations and the self.* New York：International Universities Press.

Gustafson, J. D. (1986). *The complex secret of brief psychotherapy.* New York: W. W. Norton.

Guterson, D. (1995). *Snow falling on cedars.* New York：Vintage.

Hanson, N. R. (1958). *Patterns of discovery.* Cambridge：Cambridge University Press.

Harris, A. (1996). False memory? False memory syndrome? The so-called false- memory syndrome? *Psychoanalytic Dialogues, 6,* 155 – 187.

Hart, J. (1991). *Damage.* New York：Columbine Fawcett.

Heatwole, H. (1988). *Guide to Shenandoah National Park and Skyline Drive.* Shenandoah Natural History Association, Bulletin no. 9, Luray,VA.

Herman, J. L. (1982). *Trauma and recovery.* New York：Basic Books.

Hesse, E. (1999). The adult attachment interview：Historical and current per- spectives. In J. Cassidy & P. R.

Shaver (Eds.), *Handbook of attachment:Theory, research and clinical applications* (pp. 395 – 433). New York: Guilford.

Høeg, P. (1993). *Smilla's sense of snow.* (T. Nunnally, Trans.). New York: Dell. Izard, C. E. (1977). *Human emotions.* New York: Plenum.

Izard, C. E. (1990). Facial expressions and the regulation of emotion. *Journal of Personality and Social Psychology, 58,* 487 – 498.

Jacobson, J. G. (1994). Signal affects and our psychoanalytic confusion of tongues. *Journal of the American Psychoanalytic Association, 42,* 15 – 42.

James, W. (1902/1985). *The varieties of religious experience: A study in human nature.* Penguin Books.

Joffe, W. G., & Sandler, J. (1965). Pain, depression and individuation. *Psychoanalytic Study of the Child, 20,* 394 – 424.

Jordan, J.V. (1991). Empathy and self boundaries. In J.V. Jordan, A. G. Kaplan, J.B. Miller, I. P. Stiver, & J. L. Surrey (Eds.), *Women's growth in connection:Writings from the Stone Center.* New York: Guilford.

Kelly,V. C. (1996). Affect and the redefinition of intimacy. In D. L. Nathanson (Ed.), *Knowing feeling: Affect, script and psychotherapy* (pp. 55 – 104). New York: W.W. Norton.

Kentgen, L., Allen, R., Kose, G., & Fong, R. (1998). The effects of rerepresentation on future performance. *British Journal of Developmental Psychology, 16,* 505 – 517.

Kiersky, S., & Beebe, B. (1994). The reconstruction of early nonverbal relatedness in the treatment of difficult patients: A special form of empathy. *Psychoanalytic Dialogues, 4*(3), 389 – 408.

Kihlstrom, J. (1987). The cognitive unconscious. *Science, 237,* 1445 – 1452.

Kissen, M. (1995). *Affect, object, and character structure.* New York: International Universities Press.

Klinnert, M. D., Campos, J. J., Sorce, J. F., Emde, R. N., & Svejda, M. (1983). Emotions as behavior regulators: Social referencing in infancy. In R. Plutchik & H. Kellerman (Eds.), *Emotion:Theory, research and experience: Vol. 2.* New York: Academic Press.

Kohut, H. (1977). *The restoration of the self.* New York: International Universities Press.

Kohut, H. (1984). *How does psychoanalysis cure?* Chicago: University of Chicago Press.

Kuhn, T. (1970). *The structure of scientific revolutions* (Rev. ed.). Chicago: University of Chicago Press.

Lachmann, F. M., & Beebe, B. (1992). Reformulations of early development and transference: Implications for psychic structure formation. In J. W. Barron, M. N. Eagle, & D. Wolitzy (Eds.), *Interface of psychoanalysis and psychology* (pp. 133 – 153). Washington, DC: American Psychological Association.

Lachmann, F. M., & Beebe, B. (1996). Three principles of salience in the organi- zation of the patient-analyst interaction. *Psychoanalytic Psychology, 13,* 1 – 22.

Lachmann, F. M., & Lichtenberg, J. (1992). Model scenes: Implications for psy- choanalytic treatment. *Journal of the American Psychoanalytic Association, 40,*117 – 137.

Laikin, M. (1999). Personal communication.

Laikin, M., Winston, A., & McCullough, L. (1991). Intensive short-term dynamic psychotherapy. In P. Crits-Christoph & J. P. Barber (Eds.), *Handbook of short-term dynamic psychotherapy* (pp. 80 – 109). New

York: Basic Books.

Lamb, M. E. (1987). Predictive implications of individual differences in attach- ment. *Journal of Consulting and Clinical Psychology, 55,* 817 – 824.

Lazarus, R. S. (1991). *Emotion and adaptation.* New York: Oxford University Press.

LeDoux, J. (1996). *The emotional brain:The mysterious underpinnings of emotional life.* New York: Simon & Schuster.

Levine, L.V., Tuber, S. B., Slade, A., & Ward, M. J. (1991). Mother's mental repre- sentations and their relationship to mother-infant attachment. *Bulletin of the Menninger Clinic, 55,* 454 – 469.

Lindemann, E. (1944). Symptomatology and management of acute grief. *Ameri- can Journal of Psychiatry, 101,* 141 – 148.

Lindon, J. (1994). Gratification and provision in psychoanalysis. *Psychoanalytic Dialogues, 4,* 549 – 582.

Little, M. (1951). Countertransference and the patient's response to it. *Interna- tional Journal of Psychoanalysis, 32,* 32– 40.

Little, M. (1990). *Psychotic anxieties and containment.* Northvale, NJ: Jason Aronson. Lubin-Fosha, M. S. (1991). Personal communication.

Luborsky, L. & Mark, D. (1991). Short-term supportive-expressive psychoanalytic psychotherapy. In P. Crits-Christoph & J. P. Barber (Eds.), *Handbook of short-term dynamic psychotherapy* (pp. 110–136). New York: Basic Books.

Lyons-Ruth, K., & Jacobvitz, D. (1999). Attachment disorganization: Unresolved loss, relational violence, and lapses in behavioral and attentional strategies. In J. Cassidy & P. R. Shaver (Eds.), *Handbook of attachment:Theory, research and clinical applications* (pp. 520 – 554). New York: Guilford.

Magnavita, J. J. (1993). The evolution of short-term dynamic psychotherapy: Treatment of the future? *Professional Psychology: Research and Practice, 24,*360 – 365.

Magnavita, J. J. (1997). *Restructuring personality disorders: A short-term dynamic approach.* New York: Guilford.

Magnavita, J. J. (1999). *Relational therapy for personality disorders.* New York: Wiley.

Mahler, M. S., Pine, F., & Bergman, A. (1975). *The psychological birth of the human infant.* New York: Basic Books.

Mahrer, A. R. (1996). *The complete guide to experiential psychotherapy.* New York: Wiley.

Mahrer, A. R. (1999). How can impressive in-session changes become impressive postsession changes? In L. S. Greenberg, J. C. Watson, & G. Lietaer (Eds.), *Hand- book of experiential psychotherapy* (pp. 201 – 223). New York: Guilford.

Main, M. (1995). Recent studies in attachment: Overview with selected impli- cations for clinical work. In S. Goldberg, R. Muir, & J. Kerr (Eds.), *Attachment theory: Social, developmental and clinical perspectives* (pp. 407 – 472). Hillsdale, NJ: Analytic Press.

Main, M. (1999). Epilogue. Attachment theory: Eighteen points with suggestions for future studies. In J. Cassidy & P. R. Shaver (Eds.), *Handbook of attachment:The- ory, research and clinical applications* (pp.

845 – 888). New York: Guilford.

Main, M., & Goldwyn, R. (1990). Adult attachment rating and classification sys- tem. In M. Main (Ed.), *A typology of human attachment organization assessed in dis- course, drawings and interviews*. New York: Cambridge University Press.

Main, M., & Hesse, E. (1990). The insecure disorganized/disoriented attachment pattern in infancy: Precursors and sequelae. In M. T. Greenberg, D. Cichetti, & E. M. Cummings (Eds.), *Attachment in the preschool years:Theory, research and inter- vention* (pp. 161 – 182). Chicago: University of Chicago Press.

Malan, D. H. (1963). *A study of brief psychotherapy*. New York: Plenum Press. Malan, D. H. (1976). *The frontier of brief psychotherapy*. New York: Plenum Press.

Malan, D. H. (1979). *Individual psychotherapy and the science of psychodynamics*. Lon- don: Butterworth.

Malan, D. H. (1980). The most important development in psychotherapy since the discovery of the unconscious. In H. Davanloo (Ed.), S*hort-term dynamic psy- chotherapy* (pp. 13 – 23). New York: Jason Aronson.

Malan, D. H. (1986). Beyond interpretation: Initial evaluation and technique in short-term dynamic psychotherapy. Parts I & II. *International Journal of Short-Term Psychotherapy, 1*(2), 59 – 106.

Malan, D. M., & Osimo, F. (1992). *Psychodynamics, training, and outcome in brief psy- chotherapy*. London: Butterworth-Heinemann.

Mann, J. (1973). *Time-limited psychotherapy*. Cambridge, MA: Harvard University Press.

Mann, J., & Goldman, R. (1982). *A casebook in time-limited psychotherapy*. New York: McGraw-Hill.

Marke, J. (1993). Cognitive and affective aspects of dissociative experiences: Implications for the STDP of early trauma. Paper presented at the conference on short-term dynamic therapy: Healing the wounds of childhood. The Graduate Center of the City University of New York, NY.

Marke, J. (1995). *A manual of short-term dynamic psychotherapy*. Manuscript. McCullough, L. (1991). Intensive short-term dynamic psychotherapy: Change mechanisms from a cross-theoretical perspective. In R. Curtis and G. Stricker (Eds.), *How people change: Inside and outside of therapy*. New York: Plenum Press.

McCullough, L., Winston, A., Farber, B., Porter, F., Pollack, J., Laikin, M.,Vin- giano, W., & Trujillo, M. (1991). The relationship of patient-therapist interaction to outcome in brief psychotherapy. *Psychotherapy, 28,* 525 – 533.

McCullough Vaillant, L. (1997). *Changing character: Short-term anxiety-regulating psy- chotherapy for restructuring defenses, affects, and attachment*. New York: Basic Books.

McGuire, K. N. (1991). Affect in focusing and experiential psychotherapy. In J.D. Safran & L. S. Greenberg (Eds.), *Emotion, psychotherapy & change* (pp. 227 – 254). New York: Guilford.

Menninger, K. (1958). *Theory of psychoanalytic technique*. New York: Basic Books.

Messer, S. B., & Warren, C. S. (1995). *Models of brief dynamic psychotherapy: A com- parative approach*. New York: Guilford.

Miller, A. (1981). *Prisoners of childhood:The drama of the gifted child and the search for the true self*. R. Ward (Trans.). New York: Basic Books.

Mitchell, S. A. (1988). *Relational concepts in psychoanalysis: An integration.* Cam- bridge, MA：Harvard University Press.

Mitchell, S. A. (1993). *Hope and dread in psychoanalysis.* New York：Basic Books. Molnos, A. (1986). The process of short-term dynamic psychotherapy and the four triangles. *International Journal of Short-Term Psychotherapy, 1,* 112 – 125.

Nathanson, D. L. (1992). *Shame and pride: Affect, sex and the birth of the self.* New York：W. W. Norton.

Nathanson, D. L. (1996). About emotion. In D. L. Nathanson (Ed.), *Knowing feel- ing: Affect, script and psychotherapy* (pp. 1 – 21). New York：W. W. Norton.

Okin, R. (1986). Interpretation in short-term dynamic psychotherapy. *Interna- tional Journal of Short-Term Psychotherapy, 1,* 271 – 280.

Orlinsky, D. E., Grawe, K., & Parks, B. K. (1994). Process and outcome in psy- chotherapy– *Noch einmal.* In A. E. Bergin & S. L. Garfield (Eds.), *Handbook of psy- chotherapy and behavior change* (4th ed., pp. 270 – 378). New York：Wiley.

Osiason, J. (1995). Accelerated empathic therapy：A model of short-term dynamic psychotherapy. Paper presented at the symposium on short-term models of psychotherapy. The IV Congress of Psychology, Athens, Greece.

Osiason, J. (1997). Personal communication.

Pao, P. N. (1979). *Schizophrenic disorders:Theory and treatment from a psychodynamic point of view.* New York：International Universities Press.

Perls, F. S. (1969). *Gestalt therapy verbatim.* Lafayette, CA：Real People Press.

Person, E. S. (1988). *Dreams of love and fateful encounters:The power of romantic pas- sion.* New York：W. W. Norton.

Phillips, A. (1997). Making it new enough：Commentary on paper by Neil Alt- man. *Psychoanalytic Dialogues, 7,* 741 – 752.

Preston Girard, J. (1994). *The late man.* New York：Signet/Onyx Books.

Racker, H. (1968). *Transference and counter-transference.* London：The Hogarth Press.

Radke-Yarrow, M., Zahn-Waxler, C., & Chapman, M. (1983). Children＇s proso- cial dispositions and behaviour. In P. M. Mussen (Ed.), *Handbook of child psychol- ogy:Vol. 4* (4th ed.), E. M. Hetherington (Ed.). New York：Wiley.

Reich, W. (1954). *Character analysis* (3d ed.).V. R. Carfagno (Trans.). Reprint. New York：Farrar, Straus & Giroux, 1972.

Rice, L. N., & Greenberg, L. S. (1991). Two affective change events in client- centered therapy. In J. D. Safran & L. S. Greenberg (Eds.), *Emotion, psychotherapy & change.* New York：Guilford.

Rogers, C. R. (1957). The necessary and sufficient conditions of therapeutic per- sonality change. *Journal of Consulting Psychology, 21,* 95 – 103.

Rogers, C. R. (1961). *On becoming a person.* Boston：Houghton Mifflin.

Safran, J. D., & Greenberg, L. S. (Eds.). (1991). *Emotion, psychotherapy & change.* New York：Guilford.

Safran, J. D. & Muran, J. C. (1996). The resolution of ruptures in the therapeutic alliance. *Journal of Consulting and Clinical Psychology, 64,* 447–458.

Safran, J. D., Muran, J. C. & Samstag, L. (1994). Resolving therapeutic alliance ruptures: a task analytic investigation. In A. O. Horvath & L. S. Greenberg (Eds.), *The working alliance:Theory, research, and practice* (pp. 225–255). New York: Wiley.

Safran, J. D., & Segal, Z.V. (1990). *Interpersonal process in cognitive therapy.* New York: Basic Books.

Sandler, J. (1960). The background of safety. *International Journal of Psychoanalysis, 1,* 352 – 356.

Sandler, J., & Joffe, W. G. (1965). Notes on childhood depression. *International Journal of Psychoanalysis, 46,* 88 – 96.

Schore, A. N. (1994). *Affect regulation and the origin of the self:The neurobiology of emotional development.* Hillsdale, NJ: Lawrence Erlbaum.

Searles, H. (1958/1965). Positive feelings in the relationship between the schizo- phrenic and his mother. *Collected papers in schizophrenia and related subjects.* New York: International Universities Press.

Searles, H. F. (1979). *Countertransference and related papers.* New York: International Universities Press.

Seligman, S. (1998). Child psychoanalysis, adult psychoanalysis, and developmen- tal psychology: An introduction. *Psychoanalytic Dialogues, 8,* 79 – 86.

Shane, M. S., Shane, E., & Gales, M. (1997). *Intimate attachments:Toward a new self psychology.* New York: Guilford.

Sifneos, P. E. (1987). *Short-term dynamic psychotherapy: Evaluation and technique* (2d ed.). New York: Plenum Press.

Sklar, I. (1992). Issues of loss and accelerated empathic therapy. Paper presented at the conference on brief therapy approaches: The sequelae of trauma. STDP Institute, Denville, NJ.

Sklar, I. (1993). The use of eye contact in AET: Working with separation and loss. Grand Rounds, Saint Clare's Medical Center, Denville, NJ.

Sklar, I. (1994). The corrective emotional experience in AET. Paper presented at the conference on empathic interactions on STDP. The Graduate Center of the City University of New York, NY.

Slavin, M. O., & Kriegman, D. (1998). Why the analyst needs to change: Toward a theory of conflict, negotiation, and mutual influence in the therapeutic process. *Psychoanalytic Dialogues, 8*(2), 247 – 284.

Slochower, J. (1999). Interior experience within analytic process. *Psychoanalytic Dialogues, 9,* 789 – 809.

Spezzano, C. (1993). Affect in psychoanalysis: A clinical synthesis. Hillsdale, NJ: Analytic Press.

Sroufe, L. A. (1995). *Emotional development:The organization of emotional life in the early years.* Cambridge: Cambridge University Press.

Steele, H., Steele, M., & Fonagy, P. (1996). Associations among attachment classi- fications of mothers, fathers and their infants: Evidence for a relationship-specific perspective. *Child Development, 67,* 541 – 555.

Stein, R. (1999). From holding receptacle to interior space– the protection and facilitation of subjectivity: Commentary on paper by Joyce Slochower. *Psychoan- alytic Dialogues, 9,* 811 – 823.

Stern, D. N. (1985). *The interpersonal world of the infant: A view from psychoanalysis and developmental psychology.* New York: Basic Books.

Stern, D. N. (1994). One way to build a clinically relevant baby. *Infant Mental Health Journal, 15,* 9 – 25.

Stern, D. N. (1998). The process of therapeutic change involving implicit knowl- edge: Some implications of developmental observations for adult psychotherapy. *Infant Mental Health Journal, 19*(3), 300 – 308.

Stern, D. N., Sander, L. W., Nahum, J. P., Harrison, A. M., Lyons-Ruth, K., Mor- gan, A. C., Bruschweiler-Stern, N., & Tronick, E. Z. (1998). Non-interpretive mechanisms in psychoanalytic psychotherapy: The "something more" than inter- pretation. *International Journal of Psychoanalysis, 79,* 903 – 921.

Strupp, H. H., & Binder, J. L. (1984). *Psychotherapy in a new key: A guide to time- limited dynamic psychotherapy.* New York: Basic Books.

Sullivan, H. S. (1953). *The interpersonal theory of psychiatry.* New York: W. W. Nor- ton.

Sullivan, H. S. (1956). *Clinical studies in psychiatry.* New York: W. W. Norton.

Suttie, I. D. (1935/1988). *The origins of love and hate.* London: Free Association Books.

Terr, L. (1990). *Too scared to cry.* New York: Basic Books.

Tomkins, S. S. (1962). *Affect, imagery, and consciousness:Vol. 1.The positive affects.* New York: Springer.

Tomkins, S. S. (1963). *Affect, imagery, and consciousness:Vol. 2.The negative affects.* New York: Springer.

Tomkins, S. S. (1970). Affect as amplification: Some modifications in a theory. In R. Plutchik & H. Kellerman (Eds.), *Emotions:Theory, research and experience* (pp. 141 – 164). New York: Academic Press.

Tronick, E. Z. (1989). Emotions and emotional communication in infants. *Ameri- can Psychologist, 44*(2), 112 – 119.

Tronick, E. Z. (1998). Dyadically expanded states of consciousness and the process of therapeutic change. *Infant Mental Health Journal, 19*(3), 290 – 299.

Tronick E. Z., Als, H., Adamson, L., Wise, S., & Brazelton, T. B. (1978). The infant's response to entrapment between contradictory messages in face-to-face interaction. *Journal of Child Psychiatry, 17,* 1 – 13.

Truax C. B., & Carkhuff, R. R. (1967). *Toward effective counseling and psychother- apy:Training and practice.* Chicago: Aldine.

Urban, J., Carlson, E., Egeland, B., & Sroufe, L. A. (1991). Patterns of individual adaptation across childhood. *Development and Psychopathology, 3,* 445 – 560.

Vaillant, G. (1993). *Wisdom of the ego.* Cambridge, MA: Harvard University Press.

van den Boom, D. (1990). Preventive intervention and the quality of mother- infant interaction and infant exploration in irritable infants. In W. Koops (Ed.), *Developmental psychology behind the dykes* (pp. 249 – 270). Amsterdam: Eburon.

Volkan,V. (1981). *Linking objects and linking phenomena: A study of the forms, symp- toms, metapsychology and therapy of complicated mourning.* New York: International Universities Press.

Vygotsky, L. S. (1935/1978). *Mind and society:The development of higher psychologi- cal processes.* M. Cole,V. John-Steiner, S. Scribner, & E. Souberman (Eds.). Cam- bridge, MA: Harvard University Press.

Wachtel, P. L. (1993).*Therapeutic communication: Principles and practice.* New York: Guilford.

Wachtel, P. L. (1999). Personal communication.*Webster's new collegiate dictionary.* (1961). Springfield, MA: G.

C. Merriam. Weiss, J. (1952). Crying at the happy ending. *Psychoanalytic Review, 39*(4), 338.

Weiss, J., Sampson, H., & The Mount Zion Psychotherapy Research Group (1986). *The psychoanalytic process:Theory, clinical observations & empirical research.* New York: Guilford.

White, E. B. (1952). *Charlotte's web.* New York: Harper & Row.

White, R. W. (1959). Motivation reconsidered: The concept of competence. *Psy- chological Review, 66,* 297 – 333.

White, R. W. (1960). Competence and the psychosexual stages of development. In M. R. Jones (Ed.), *Nebraska symposium on motivation* (pp. 97 – 141). Lincoln: University of Nebraska Press.

Winnicott, D. W. (1947/1975) Hate in the countertransference. In *Through paedi- atrics to psycho-analysis* (pp. 194 – 203). New York: Basic Books.

Winnicott, D. W. (1949/1975). Mind and its relation to the psyche-soma. In *Through paediatrics to psycho- analysis* (pp. 243 – 254). New York: Basic Books. Winnicott, D. W. (1960/1965). Ego distortion in terms of true and false self. In *The maturational process and the facilitating environment* (pp. 140 – 152). New York: International Universities Press.

Winnicott, D. W. (1962/1965). Ego integration in child development. In *The maturational process and the facilitating environment* (pp. 56 – 63). New York: Interna- tional Universities Press.

Winnicott, D. W. (1963a/1965). Communicating and not communicating lead- ing to a study of certain opposites. In *The maturational process and the facilitating environment* (pp. 179 – 192). New York: International Universities Press.

Winnicott, D. W. (1963b/1965). The development of the capacity for concern. In *The maturational process and the facilitating environment* (pp. 73 – 82). New York: International Universities Press.

Winnicott, D. W. (1963c/1965). From dependence towards independence in the development of the individual. In *The maturational process and the facilitating envi- ronment* (pp. 83 – 92). New York: International Universities Press.

Winnicott, D. W. (1965). *The maturational process and the facilitating environment.* New York: International Universities Press.

Winnicott, D. W. (1972). The basis for self in body. *International Journal of Child Psychotherapy, 1,* 7 – 16.

Winnicott, D. W. (1974). *Playing and reality.* London: Pelican.

Winnicott, D. W. (1975). *Through paediatrics to psycho-analysis.* New York: Basic Books.

Winston, A., Laikin, M., Pollack, J., et al. (1994). Short-term psychotherapy of personality disorders. *American Journal of Psychiatry, 151,* 190 – 194.

Yeats, W. B. (1921/1956). The second coming. In *The collected poems of W. B.Yeats* (pp. 184 – 185). New York: Macmillan.

Zahn-Waxler, C., & Radke-Yarrow, M. (1982). The development of altruism: Alternative research strategies. In N. Eisenberg (Ed.), *The development of prosocial bevavior.* New York: Academic Press.

Zajonc, R. B. (1985). Emotion and facial efference: A theory reclaimed. *Science, 228,* 15 – 22.

The Transforming Power of Affect：A Model for Accelerated Change

ISBN-13：978-0-465-09567-4

Copyright © Diana Fosha，2000

This edition published by arrangement with Basic Books, an imprint of Perseus Books, LLC, asubsidiary of Hachette Book Group. Inc.. New York, New York, USA.

Published by arrangement with Basic Books through Bardon-Chinese Media Agency.

Simplified Chinese translation copyright © 2024 by China Renmin University Press Co., Ltd.

All rights reserved.

北京阅想时代文化发展有限责任公司为中国人民大学出版社有限公司下属的商业新知事业部，致力于经管类优秀出版物（外版书为主）的策划及出版，主要涉及经济管理、金融、投资理财、心理学、成功励志、生活等出版领域，下设"阅想·商业""阅想·财富""阅想·新知""阅想·心理""阅想·生活"以及"阅想·人文"等多条产品线，致力于为国内商业人士提供涵盖先进、前沿的管理理念和思想的专业类图书和趋势类图书，同时也为满足商业人士的内心诉求，打造一系列提倡心理和生活健康的心理学图书和生活管理类图书。

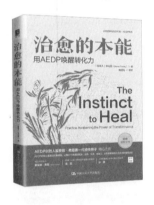

《治愈的本能：用 AEDP 唤醒转化力》

- 每个人都具有治愈的本能，AEDP 可以唤醒它，让我们不再感到孤独、沮丧，像个空心人一样感到生活无意义。
- AEDP 创始人戴安娜·弗霞第一代嫡传弟子杨兆前倾心之作。
- 戴安娜·弗霞、上海市精神卫生中心副主任医师徐勇、舒辅（上海）信息技术有限公司顾问吴霞作序推荐。
- 赠送思维导图。

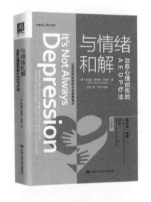

《与情绪和解：治愈心理创伤的 AEDP 疗法》

- 这是一本可以改变人们生活的书，书中探讨了我们可以怎样治疗心理问题，怎样从防御式生活状态变为自我导向、目的明确且自然本真的生活状态。
- 学会顺应情绪，释放情绪，与情绪和谐相处，让内心重归宁静，让你在受伤的地方变得更强大。

《治愈情绪痛苦：转化心理痛苦的情绪聚焦疗法》

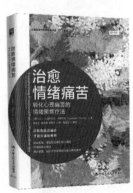

- 第二代 EFT 专家提姆拉克详解情绪转化模型；
- 深入了解情绪痛苦形成的根源和机制；
- 三类核心痛苦（孤独、羞耻和恐惧）及其对应的三类未满足的基本需求（联结、认可和安全感）；
- 运用第二代 EFT 情绪转化模型，触及并识别核心痛苦情绪及相关的未满足的核心需求，最终通过慈悲和保护性愤怒转化不良情绪；
- 转化情绪痛苦的实用技巧和策略，以及如何处理治疗中可能遇到的典型困难等。